Vorwort

Schon seit langer Zeit ist bekannt, dass ein Klinikaufenthalt Komplikationen wie Krankenhausinfektionen nach sich ziehen kann, was durch Maßnahmen der Krankenhaushygiene vermieden werden soll. Unter Berufung auf das im Jahre 2000 in Kraft getretene Infektionsschutzgesetz und weiterer Regelwerke wird von aufsichtsführenden Behörden stationärer Einrichtungen wie Alten- und Pflegeheimen die nachweisliche Einhaltung hygienischer Rahmenbedingungen und Arbeitsabläufe verlangt. Dieser Ruf nach organisierter Hygiene ist auch dadurch erklärbar, dass die Bewohner solcher Institutionen einen zunehmend hohen Grad an Pflegebedürftigkeit und Immundefiziten aufweisen und parallel hierzu vermehrt medizinisch-pflegerische Maßnahmen in Alten- und Pflegeheimen Einzug halten. Wie aber soll die Hygiene für Altenheime, Seniorenresidenzen oder Pflegeeinrichtungen aussehen und inwiefern unterscheidet sie sich von der Krankenhaushygiene?

Dieses Buch soll einen Beitrag leisten, die Frage umfassend zu beantworten. Nach einem ausführlichen Grundlagenteil wird Ihnen eine breit gefächerte Palette unterschiedlicher Hygieneaspekte in Verbindung mit praxisnahen Organisationsvorschlägen und Interventionen vorgestellt. Ergänzend hierzu finden Sie in diesem Werk Checklisten, Desinfektionspläne und einen detaillierten Begehungs- und Analysekatalog. Eine verständliche Sprache sowie zahlreiche Tabellen, Zeichnungen und Fotos sollen Ihnen die geschilderten Sachverhalte und Forderungen nachvollziehbar verdeutlichen. Die Konzeption dieses Buches erlaubt die Nutzung als Lehrbuch, als Nachschlagewerk und als Grundlage für die Erstellung eines hauseigenen Hygieneplanes.

»Hygiene in Altenpflegeeinrichtungen« wendet sich an hygienebeauftragte Personen, Pflegekräfte und Entscheidungsträger von stationären Einrichtungen, aber auch an Schüler und Unterrichtende von Pflegeschulen und Fort- und Weiterbildungsstätten. Ich hoffe, dass dieses Buch dem Leser ein willkommener Partner bei der Auseinandersetzung mit einem anspruchsvollen Thema ist und ihm in seinem Arbeitsalltag die gewünschten Informationen liefert.

Ganz herzlich bedanke ich mich bei allen, die zur Entstehung dieses Buches beigetragen haben. Hervorheben möchte ich die wertvolle Hilfe von Fr. Dr. Heymann-Schramm und Herrn Apstolides aus dem St. Bernward-Krankenhaus Hildesheim, Herrn Schumacher vom Christophorusstift Hildesheim, den Mitarbeitern des Niedersächsischen Landesgesundheitsamtes, Herrn Helmsen von der Seniorenresidenz Nordstemmen, der Hygienefachkraft Frau Bauer sowie Frau Papadopoulos und Frau Graf vom Urban und Fischer Verlag.

Hildesheim im August 2003
Peter Bergen

Abbildungsnachweis

Abkürzungsverzeichnis

AbfBestV	**Abf**all**best**immungs**v**erordnung
AbfG	**Abf**all**g**esetz
AbfRestÜberwV	**Abf**all- und **Rest**stoff**überw**achungs-**V**erordnung
BGR	**B**erufs**g**enossenschaftliche **R**egeln
BGV	**B**erufs**g**enossenschaftliche **V**orschriften
BioStoffV	**Biostoffv**erordnung
CMV	**Z**yto**m**egalie**v**irus
DGKH	**D**eutsche **G**esellschaft für **K**rankenhaus**h**ygiene
DRG	**D**iagnostic **R**elated **G**roups, eine Methode zur Abrechnung medizinischer Leistungen
EBV	**E**pstein-**B**arr-**V**irus, u.a. Erreger von Mononukleose
EHEC	**E**ntero**h**ämorrhagische **E**scherichia **c**oli, eine toxinbildende Art von Colibakterien
ETEC	**E**ntero**t**oxinbildende **E**scherichia **c**oli, eine toxinbildende Art von Colibakterien
GefStoffV	**Gef**ahr**stoffv**erordnung
HACCP	**H**azard **A**nalysis **C**ritical **C**ontrol **P**oint, ein Kontrollkonzept
HAV	**H**epatitis-**A**-**V**irus
HBV	**H**epatitis-**B**-**V**irus
HCV	**H**epatitis-**C**-**V**irus
HDV	**H**epatitis-**D**-**V**irus
HeimG	**Heim**gesetz
HeimMinBauV	**Heim**min**dest**bau**v**erordnung
HEV	**H**epatitis-**E**-**V**irus
HIV	**h**uman **i**mmundeficiency **v**irus, Erreger der Immunschwächekrankheit AIDS
HSV	**H**erpes-**s**implex-**V**irus
HTLV	**h**uman-**T**-**c**ell-**l**eukemia-**v**irus, Erreger einer Leukämieform
IfSG	**I**n**f**ektions**s**chutz**g**esetz
LMHV	**L**ebens**m**ittel**h**ygiene**v**erordnung
MDK	**M**edizinischer **D**ienst der **K**rankenversicherung
MHD	**M**indest**h**altbarkeits**d**atum
MHK	**M**inimale **H**emmhof-**K**onzentration, eine bei Resistenzbestimmungen verwendete Maßeinheit
MPBetreibV	**M**edizin**p**rodukte**betreib**er**v**erordnung
MPG	**M**edizin**p**rodukte**g**esetz
PQSG	**P**flege**q**ualitäts**s**icherungs**g**esetz
ProdHaftG	**Prod**ukt**haft**ungs**g**esetz
RAL	Einstmals »**R**eichs**a**usschuss für **L**ieferbedingungen«, heute »Deutsches Institut für Gütesicherung und Kennzeichnung e.V.«, welches sich u.a. mit Gütedefinitionen befasst.
RKI	**R**obert **K**och-**I**nstitut
RLT-Anlage	**R**aum**l**uft**t**echnische Anlage
RNS	**R**ibo**n**uclein**s**äure (wird auch als RNA abgekürzt), Moleküle, die in Verbindung mit der Erbsubstanz DNS Eiweiße produzieren
SGB	**S**ozial**g**esetz**b**uch
STIKO	**St**ändige **I**mpf**ko**mmission am Robert Koch-Institut
TrinkwV	**Trinkw**asser**v**erordnung
TRGS	**T**echnische **R**egeln für **G**efahr**s**toffe
UVV	**U**nfall**v**erhütungs**v**orschriften
VZV	**V**arizellen-**Z**oster-**V**irus, Erreger von Windpocken und Gürtelrose

Inhaltsverzeichnis

1 Definitionen und Erläuterungen von Grundbegriffen

Jede Auseinandersetzung mit einem Fachgebiet verlangt eine genaue Kenntnis über die Bedeutung von Fachbegriffen. Hierzu gehört natürlich auch die präzise Deutung des Wortes »Hygiene«, mit welcher sich das Kapitel 1.2 befasst. Da die Hygiene sich mit der Vermeidung von Gesundheitsstörungen und hierauf bezogen mit der Erlangung und Sicherung von Qualität befasst, sollen auch die Begriffe »Gesundheit« und »Qualität« in den Kapiteln 1.1 und 1.3 näher erläutert werden.

1.1 Gesundheit und Krankheit

Gesundheit und Krankheit

Die Begriffe »Gesundheit« und »Krankheit« sind nicht eindeutig definierbar. Die allgemein gebräuchliche anspruchsorientierte Definition der WHO setzt Gesundheit mit Wohlbefinden gleich. Eine in der Hygiene populäre Definition verfolgt einen eher biologisch orientierten Ansatz:

»Gesundheit ist die Fähigkeit, sich an eine gegebene belebte, unbelebte und soziale Umwelt sowohl in seelischer, wie auch in körperlicher Hinsicht ständig neu und jeweils optimal anzupassen.«
(Beck)

Der Anpassungsaspekt

Krank machen demnach variable Umgebungsfaktoren, an die wir uns nicht (oder nicht mehr) anpassen (adaptieren) können. Faktoren wie Lärm, Strahlung, Temperatur, Nahrung, Mikroorganismen oder soziale Anforderungen wirken als **Exposition** auf uns ein. Von unserer momentanen Verfassung, unserer **Disposition,** hängt es ab, inwiefern wir diese Einwirkungen mit Hilfe unseres Nerven-, Hormon- und Immunsystems, unserer weiteren physischen Fähigkeiten, unserer Sinne und unserer intellektuellen Fähigkeiten »verarbeiten« können. Was nicht »verarbeitet« werden kann, ist mit einer Überforderung gleichzusetzen und erzeugt einen Zustand, der als **Stress** bezeichnet wird. Umgebungsfaktoren, die Stress erzeugen, werden **Stressoren** genannt.

Homöostase

Die Fähigkeit des gesunden Körpers, trotz äußerer Veränderungen das Gleichgewicht seiner Funktionen aufrecht zu erhalten, wird als »**Homöostase**« bezeichnet. Durch die Regelmechanismen der Homöostase sind wir stets »relativ gesund« oder »relativ krank«.

Situation des Bewohners

Die Ausgangssituation eines Heimbewohners wird durch **Dispositionen** wie Alter, bislang durchgemachte Erkrankungen, erlittene Traumata, Ernährungszustand usw. bestimmt. Ein Alten- und Pflegeheim als Stätte von Pflege, Versorgung und Unterkunft stellt für den **Bewohner** eine Umgebung dar, die zwar als Wohnung gedacht ist, aber für ihn mit zahlreichen Stressoren in Form von Biorhythmusverschiebungen, Ernährungsumstellung, wechselnden Bezugspersonen, Immobilität, Pflegeabhängigkeit und Konfrontationen mit Allergenen und Krankheitserregern verbunden sein kann. Hinzu kommen der Verlust des Eigenheimes und damit das Aufgeben von persönlicher Selbständigkeit. Dies erfordert vom Bewohner Anpassungsleistungen, die er vielfach nicht (mehr) erbringen kann. Ein Versagen dieser Belastungsfähigkeit kann je nach Ursache als Verwirrtheit, Infektionserkrankung, Dekubitus usw. in Erscheinung treten.

Situation des Personals

Auch das **Personal** wird mit Stressoren wie Schichtdienst, Verantwortung, Rückenbelastung und Verletzung konfrontiert, was Folgen wie Berufsunfälle, Rückenschäden oder das »Burnout-Syndrom« nach sich ziehen kann.

Fazit

Demnach ist die Gesundheit von Bewohner und Personal in einem Alten- und Pflegeheim schon vom Ansatz her bedroht. Die Würdigung dieses Aspektes zwingt zu einem präventiv ausgerichteten Handeln, welches als **Hygiene** bezeichnet wird.

1.2 Hygiene

Das Wort »Hygiene« leitet sich ab von dem Begriff »Hygieia«, der die griechische Göttin der Gesundheit bezeichnet. Es lässt sich mit Begriffen wie »Gesunderhaltung« oder »Gesundheitsvorsorge« übersetzen.

Durch Maßnahmen der Hygiene soll verhindert werden, dass Krankheitszustände eintreten. Sie bedient sich Mitteln der Vorsorge und Fürsorge. Das Fachwort für Vorsorge ist »**Prävention**«.

1.2.1 Expositions- und Dispositionsprophylaxe

Die Hygiene kennt zwei grundsätzliche **Präventionsprinzipien:**
- **Expositionsprophylaxe,** d. h. die unbelebte, belebte und soziale Umwelt von Menschen so zu beeinflussen, dass aus ihr eine möglichst geringe Gefahr für den Menschen hervorgeht und er sich ihr anpassen kann. Beispiel: Um einer Grippe-Ansteckung durch Atemtröpfchen vorzubeugen, ist es sinnvoll, einen Mundschutz zu tragen oder erkrankte Personen von gesunden zu trennen.
- **Dispositionsprophylaxe,** d. h. Menschen so zu fördern und zu beeinflussen, dass sie sich den Anforderungen ihrer Umwelt anpassen können. Beispiel: Um einer Grippe-Erkrankung vorzubeugen, ist es sinnvoll, sich gegen die mutmaßlichen Infektionserreger impfen zu lassen.

1.2.2 Krankenhaushygiene

Aktuelle Regelwerke wie das Infektionsschutzgesetz oder die Richtlinien des Robert Koch-Institutes (RKI) lassen erkennen, dass sowohl der Begriff der Krankenhaushygiene als auch der Begriff der Krankenhausinfektion (nosokomiale Infektion) ebenso auf Sachverhalte in Arztpraxen, Rehabilitationseinrichtungen oder Alten- und Pflegeheime angewendet werden soll. Dies ist u. a. am nachfolgenden Definitionsvorschlag des RKI erkennbar:

Definitionsvorschlag des Robert Koch-Institutes 1999

»*Unter* Krankenhaushygiene *soll die Wissenschaft und Lehre von der Verhütung, Erkennung und Kontrolle von Gesundheitsrisiken, insbesondere von Infektionen von Patienten und medizinischem Personal, im Krankenhaus und sonstigen medizinischen Einrichtungen verstanden werden, wobei systematische Risikoanalyse und Entwicklung von Präventions- und Kontrollstrategien wesentliche Arbeitsfelder sind. Die Krankenhaushygiene erarbeitet Kriterien, wie Krankenhäuser und andere Einrichtungen des Gesundheitswesens geplant, gebaut, mit den Mitarbeitern in effizienter Weise organisiert, betrieben und unterhalten werden können, um sicherzustellen, dass*
- *keine Gesundheitsschäden, insbesondere Infektionen, auftreten (Prävention)*
- *auftretende Gesundheitsschäden und Infektionen so zeitnah wie möglich erkannt werden*
- *diese so rasch wie möglich unter Kontrolle gebracht werden, so dass ihre Weiterverbreitung verhindert wird.*«

1.2.3 Hygiene in Alten- und Pflegeheimen

Heutige Bewohner von Alten- und Pflegeheimen weisen in der Regel eine der drei Pflegestufen auf und sind in vielfacher Hinsicht auf das Bemühen um Prävention angewiesen. Durch angewandte Fürsorge und Vorsorge soll z. B. ausgeschlossen werden, dass der Bewohner immobil wird, dass er stürzt oder sich infiziert. Pflegende achten durch Vorsorgemaßnahmen darauf, dass Dehydration oder Exsikkose eines Bewohners verhindert wird und dass er keine Druckstellen entwickelt. Auch die Aufgabe, beim Bewohner einen psychischen Hospitalismus zu vermeiden, erfordert fachgerechte, gegenlenkende Maßnahmen, **bevor** das Problem auftritt. All dies kann durchaus als Hygiene bezeichnet werden.

Im allgemeinen Sprachgebrauch hat sich jedoch etabliert, den Begriff »Krankenhaushygiene« als Synonym für »Infektionsverhütung« in Krankenhäusern zu verwenden. In den nachfolgenden Abhandlungen wird analog zur Definition des Robert Koch-Instituts der Begriff **»Altenheimhygiene«** im Sinne einer Infektionsprävention, -erkennung und -kontrolle innerhalb von Alten- und Pflegeheimen Verwendung finden.

In Zukunft ist damit zu rechnen, dass durch die Veränderung der Krankenhausfinanzierung, vor allem durch die Fallpauschalen (Diagnostic Related Groups, DRGs), eine weitere Verkürzung der Liegezeit und eine Hinwendung zu ambulanten medizinischen Maßnahmen stattfinden wird. Hierdurch werden Alten- und Pflegeheime vermehrt mit der medizinisch-pflegerischen Versorgung kranker, alter und infektionsanfälliger Menschen betraut, die bislang innerhalb stationärer Krankenhausaufenthalte stattfand. Insofern ist seitens der Hygiene zu unterscheiden, ob es sich bei der Betreuung, Versorgung und Unterbringung alter Menschen eher um ein Altenheim mit Bewohnern oder um ein Pflegeheim mit Patienten handelt. Im letzteren Fall werden die Anforderungen der Krankenhaushygiene sehr viel stärker zur Geltung kommen als im ersteren.

Abgesehen von allgemeinen gesundheitsfördernden Maßnahmen gibt es für die Bewohner bzw. Patienten wenige Möglichkeiten zur Dispositionsprophylaxe, sodass es sich bei der **Hygiene zum Schutz der Bewohner** fast ausschließlich um Expositionsprophylaxe handelt:

- Hygienegerechte Gestaltung der baulichen Umgebung und der Einrichtung
- Hygienisch sichere Versorgung mit Lebensmitteln, Arzneimitteln, Wäsche usw.
- Vermeidung von Infektionsübertragungen bei der Entsorgung von Abfällen und Schmutzwäsche
- Hygienisch zuverlässige Aufbereitung von Instrumentar und Geräten
- Präventionsorientierte Regelung von Betriebs- und Arbeitsabläufen
- Schutz vor infizierten Mitpatienten und anderen Keimpotentialen.

Für das **Personal** gibt es dagegen sehr wohl die Möglichkeit, die Disposition durch Impfungen (z. B. gegen Hepatitis B), Aufklärung (z. B. vor Kanülenstichverletzungen) oder Einübung gesundheitsfördernder Techniken (z. B. Rückenschule) günstig zu beeinflussen. Hinzu kommen wirkungsvolle Maßnahmen zum Schutz vor Expositionen (z. B. durch Schutzkleidung).

1.2.4 Traditionelle und evidenzbasierte Krankenhaushygiene

Bis in die Neunzigerjahre hinein basierten in Deutschland Hygienemaßnahmen in Krankenhäusern meist auf **Empfehlungen von Arbeitskreisen oder Experten**. Abgeleitet wurden diese Empfehlungen oft von traditionellen Vorstellungen, logischen Rückschlüssen, mikrobiologischen Nachweisen oder Qualitätsansprüchen. Dabei wurden folgende Themen schwerpunktmäßig behandelt:

- Bauliche Gestaltung bestimmter Krankenhausbereiche
- Desinfektions- und Sterilisationsmaßnahmen
- Betriebsorganisatorische Fragen.

Über die Effizienz solcher Empfehlungen ließen sich allenfalls indirekte Aussagen treffen, z. B. anhand der Verringerung von Keimpotentialen; inwiefern dies den Patienten oder den Bewohnern zugute kam, blieb dagegen weitgehend offen.

In den Achtzigerjahren begann man in den USA auf Initiative des Centers for Disease Control gezielt, mit Hilfe von zum Teil groß angelegten, kontrollierten Studien zu erforschen, inwiefern Hygienemaßnahmen und Arbeitsabläufe dazu geeignet sind, Krankenhausinfektionen seltener zu machen. Als Ergebnis konnte man über Kategorien festlegen, welche Hygieneempfehlungen (Leitlinien) belegbar und beweisbar (evident) sind und auf welche das weniger oder gar nicht zutrifft.

Als Resultat dieser Forschungsarbeiten ist man auch in Deutschland dazu übergegangen, diese Vorgehensweise zu übernehmen und Hygieneempfehlungen in **Kategorien** einzuteilen:

Kategorien	Wissenschaftliche oder rechtliche Beurteilungskriterien
Kategorie I A	Empfehlungen mit wissenschaftlich nachweisbarer Effizienz
Kategorie I B	Empfehlungen auf Grund eines Expertenkonsenses mit wahrscheinlicher Effizienz
Kategorie II	Empfehlungen ohne Aussage zur Effizienz
Kategorie III	Keine Empfehlung oder ungelöste Fragen
Kategorie IV	Anforderungen, Maßnahmen und Verfahrensweisen, die aufgrund gesetzlicher Bestimmungen, durch autonomes Recht oder Verwaltungsvorschriften vorgeschrieben sind

Tab. 1.1: Hygieneempfehlungen nach Kategorieneinteilung

1.3 Qualität

1.3.1 Definition

Die Deutsche Gesellschaft für Qualitätssicherung (DGQ) definiert Qualität als „*die Gesamtheit der Merkmale, die ein Produkt oder eine Dienstleistung zur Erfüllung vorgegebener Forderungen geeignet macht*«.

Die DIN EN ISO 9000 bringt es auf den Punkt, indem sie mit der Definition »*Qualität ist das Verhältnis zwischen realisierter und geforderter Beschaffenheit*« einen Zusammenhang zwischen Erwartung und Realität herstellt.

1.3.2 Verpflichtung zur Qualität

Das **Sozialgesetzbuch (SGB) XI** befasst sich im 11. Kapitel innerhalb der Paragraphen 112 bis 120 mit dem Thema Qualitätssicherung und trifft dabei in § 112 Abs. 2 »Grundsätze« folgende Aussage:

»*Die zugelassenen Pflegeeinrichtungen sind verpflichtet, sich an Maßnahmen zur Qualitätssicherung zu beteiligen und in regelmäßigen Abständen die erbrachten Leistungen und deren Qualität nachzuweisen; bei stationärer Pflege erstreckt sich die Qualitätssicherung neben den allgemeinen Pflegeleistungen auch auf die medizinische Behandlungspflege, die soziale Betreuung, die Leistungen bei Unterkunft und Verpflegung (§ 87) sowie auf die Zusatzleistungen (§ 88).*«

Das Sozialgesetzbuch XI wurde durch das am 01.01.2002 in Kraft getretene **Pflegequalitätssicherungsgesetz** (PQsG) in zahlreichen Passagen geändert. Der Tenor dieser Änderungen geht dahin, dass Alten- und Pflegeheimträger zur Einführung und Weiterentwicklung eines umfassenden einrichtungsinternen Qualitätsmanagement verpflichtet werden. Hiermit verbunden ist die Forderung nach Transparenz und Überprüfbarkeit.

Ein nahezu identischer Wortlaut zu § 112 SGB XI findet sich in § 80 des **Pflegeversicherungsgesetzes** (PflegeVG). Dort wird zudem in § 11 Abs. 1 gefordert:

»*Die Pflegeeinrichtungen pflegen, versorgen und betreuen die Pflegebedürftigen, die ihre Leistungen in Anspruch nehmen, entsprechend dem allgemein anerkannten Stand medizinisch-pflegerischer Erkenntnisse. Inhalt und Organisation der Leistungen haben eine humane und aktivierende Pflege unter Achtung der Menschenwürde zu gewährleisten.*«

Weitere Regelwerke machen indirekte Aussagen zu Qualitätsforderungen:

- So wird in § 36, Abs. 1 des **Infektionsschutzgesetzes** (IfSG) im Rahmen vergleichbarer Einrichtungen für Alten- und Pflegeheime die Existenz eines Hygieneplanes gefordert.
- Das **Heimgesetz** (HeimG) sieht in § 3 vor, dass das Bundesministerium für Familie und Senioren im Einvernehmen mit weiteren Ministerien Mindestforderungen für die Räume, insbesondere die Wohn-, Aufenthalts-, Therapie- und Wirtschaftsräume sowie die Verkehrsflächen und die sanitären Anlagen, sowie für die Eignung des Leiters des Heimes und der Beschäftigten festlegen kann.
- Die **Lebensmittelhygieneverordnung** (LMHV) fordert in § 4 ein Eigenkontrollkonzept, meist als HACCP-Konzept bezeichnet, um schädliche Einflüsse im Zusammenhang mit Lebensmitteln auszuschalten.
- Auch das **Medizinproduktegesetz** (MPG) und die damit verbundene **Medizinproduktebetreiberverordnung** (MPBetreibV) ist darauf ausgerichtet, hinsichtlich der Betriebssicherheit und der Bedienung medizinisch-technischer Geräte und Medizinprodukte Qualität zu schaffen und zu sichern. In beiden Regelwerken wird wiederholt gefordert, »*... nach anerkannten Regeln der Technik...*« vorzugehen, wodurch zum Ausdruck kommt, dass Qualität nicht als Konstante, sondern als sich ständig verbessernde Variable betrachtet wird.

Begehungskatalog: Hygieneplan Standards/Standardthemen ☞ Kap. 14.2.4
Begehungskatalog: Hygieneplan Standards/Ergänzende und geplante Themen ☞ Kap. 14.2.5
Hygieneplaninhalte ☞ Kap. 15.9

Anteile der Qualitätssicherung

Innerhalb der Qualitätssicherung werden Anforderungen an die Struktur, den Prozess und das Ergebnis einer bestimmten Leistung gestellt, die sich z. B. auf die Verfügungstellung von Wohnraum oder die Anwendung pflegerischer Maßnahmen beziehen.

- Als **Strukturqualität** bezeichnet man Rahmenbedingungen einer Leistung, d. h. die räumlichen, materiellen, personellen Gegebenheiten. Innerhalb der Strukturqualität werden auch die Kompetenzen und Zuständigkeiten der an einer Leistung beteiligten Personen festgelegt.
- **Prozessqualität** bezieht sich auf den Ablauf einer Leistung, wobei gewährleistet werden soll, dass die jeweilige Leistung in einer reproduzierbaren Weise dem aktuellen Stand des Wissens entspricht und nachweislich in allen Qualitätsmerkmalen erbracht wurde. Grundlage der Prozessqualität sind in der Regel Pläne, Checklisten und Standards.
- Die **Ergebnisqualität** misst den Zustand nach Erbringung einer Leistung. Dadurch, dass Gesundheit eine schlecht messbare Variable darstellt, gibt es bei der Festlegung patientenorientierter Qualitätskriterien immer noch erhebliche Schwierigkeiten.

Qualitätsprüfung

Durch die Qualitätsprüfung soll sichergestellt werden, dass die mit einer Qualitätssicherung verbundenen Anforderungen erfüllt werden. Im Rahmen der Hygiene erfolgen Qualitätsprüfungen in Form von

- Begehungen durch hausinterne (z. B. hygienebeauftragte Pflegende oder Heimleitung) und -externe Institutionen (z. B. Heimaufsicht, MDK)
- festgelegten Messungen und Checklisten, z. B. im Rahmen der Lebensmittelverarbeitung oder der Instrumentenaufbereitung

- regelmäßigen mikrobiologischen Untersuchungen hygienerelevanter Einrichtungen oder Geräte, z B. von Trinkwasseranlagen, Spülmaschinen oder Desinfektionsmittelzumisch-geräten.

Hinweis

In den Richtlinien des Robert Koch-Instituts befasst sich das Kapitel 5.6 mit Qualitäts-prüfung.

Qualität im Sinne der Altenheimhygiene

Qualität im Sinne der Altenheimhygiene liegt vor, wenn die am Bewohner erbrachten Leistungen, bezogen auf Unterbringung, Versorgung und das Erbringen medizinischer, pflegerischer oder rehabilitativer Leistungen, nachweislich so durchgeführt werden, dass alle dem heutigen Wissensstand entsprechenden Maßnahmen und Vorkehrungen getroffen wurden, um vermeidbare Gesundheitsschädigungen belegbar und nachvollziehbar auszuschließen. Dementsprechend schließt das Pflegequalitätssicherungsgesetz eine Verpflichtung zu einer qualitativ hochwertigen, dem wissenschaftlichen Kenntnisstand entsprechenden Hygiene ein. Um dieser Verpflichtung nachzukommen, sind sowohl Fachkenntnisse als auch die individuelle Anpassung des hygienerelevanten Handelns an die speziellen Gegebenheiten der jeweiligen Einrichtung notwendig. So können die im Krankenhausbereich durchaus sinnvollen Hygienemaßnahmen nicht einfach unreflektiert auf Alten- und Pflegeheime übertragen werden.

2 Infektiologische Grundkenntnisse

Der Begriff Hygiene wird in der Praxis vor allem mit dem Schutz vor Infektionsübertragungen gleichgesetzt. Das Verständnis von Hygieneprinzipien und -maßnahmen setzt somit Grundkenntnisse über die Entstehung und Übertragung von Infektionen und über die Reaktionen des Körpers bei einer Infektion voraus.

Im Kapitel 2.1 werden wichtige epidemiologische und infektiologische Fachbegriffe erklärt. Auf die allgemeine Infektionsentstehung sowie auf die Ressourcen der köpereigenen Abwehr wird im Kapitel 2.2 eingegangen. Es folgen Erläuterungen zur Entstehung und Übertragung von nosokomialen Infektionen (☞ Kap. 2.3) und detaillierte Ausführungen über die Ursachen spezifischer Infektionen in Alten und Pflegeheimen (☞ Kap. 2.4).

2.1 Grundbegriffe

Infektion, Kolonisation, Kontamination

Unter einer **Infektion** versteht man die Aufnahme von Mikroorganismen (Keimen, Erregern) und deren Vermehrung in einem Wirt sowie die damit verbundene Auslösung von Reaktionen (Symptomen) des Wirtsorganismus.

Wenn trotz Eindringen und Vermehrung eines Mikroorganismus innerhalb des Wirtsorganismus keine Symptome ausgelöst werden, spricht man von einer **Kolonisation**. Der wesentliche Unterschied zwischen Infektion und Kolonisation besteht also darin, dass bei einer Infektion der betreffende Mensch krank ist, bei einer Kolonisation dagegen nicht.

Die Begriffe Infektion und Kolonisation nehmen auf bestehende Wirtsverhältnisse Bezug und finden daher nur im Zusammenhang mit Lebewesen Anwendung. Wenn Gegenstände (z. B. Flächen, Instrumente oder Abfälle), Materialien (z. B. Lebensmittel, Flüssigkeiten oder Arzneimittel) mit Mikroorganismen behaftet sind, wird von einer **Kontamination** gesprochen.

Epidemiologische Grundbegriffe

Die **Epidemiologie** (Seuchenlehre) beschäftigt sich mit der Verteilung von Krankheiten und Gesundheitsstörungen in der Bevölkerung und mit den damit zusammenhängenden sozialen und volkswirtschaftlichen Folgen. Wie andere Wissensgebiete auch gibt es innerhalb der Epidemiologie eine Reihe von Fachbegriffen, die z. B. in Fachartikeln oder behördlichen Ausführungen Verwendung finden.

Begriffe zur Bezeichnung eines **Infektionsübertragungsweges:**
- **Anthroponose** ist die Übertragung von Mensch zu Mensch, z. B. bei Lepra.
- **Zoonose** ist die Übertragung von Tier zu Mensch, z. B. bei Pest.

Begriffe, welche auf die **Ausbreitung einer Infektionskrankheit** innerhalb der Bevölkerung Bezug nehmen:
- **Epidemie** ist eine im zeitlichen und örtlichen Zusammenhang stehende Häufung einer bestimmten Infektionskrankheit, z. B. das Auftreten von zehn Fällen Cholera infolge Wasserverunreinigung innerhalb eines Dorfes.
- **Pandemie** ist das Auftreten einer über Länder und Kontinente verbreiteten Infektionskrankheit, z. B. bei Tuberkulose.
- **Endemie** bedeutet eine Dauerverseuchung, d. h. die Infektionskrankheit ist, bei meist gleich bleibenden Ansteckungsbedingungen, innerhalb eines bestimmten geografischen Gebiets ständig vorhanden, z. B. Borrelliose oder Gelbfieber,.

Bezeichnungen, welche die **Auswirkungen einer Infektionskrankheit** innerhalb der Bevölkerung beschreiben:
- **Morbidität** (Krankheitshäufigkeit). Häufigkeit einer Krankheit bezogen auf die gesamte Bevölkerung. Wenn z. B. darüber berichtet wird, dass im Jahre 1992 13 von 10 000 Einwohner in Deutschland an Salmonellose erkrankten, drückt dies die Morbidität aus.

- **Mortalität** (Sterblichkeit). Zahl der Todesfälle, bezogen auf eine bestimmte Krankheit, z. B. auf AIDS, in Relation zur Gesamtbevölkerung. Eine Todesursachenstatistik arbeitet mit Mortalitätszahlen.
- **Letalität.** Zahl der Todesopfer, bezogen auf die Zahl der an einer bestimmten Krankheit Erkrankten, wird meist in Prozent angegeben.

2.2 Allgemeine Entstehung und Übertragung von Infektionen

Grundsätzlich gibt es die Möglichkeit, an körpereigenen (endogenen) oder an körperfremden (exogenen) Mikroorganismen zu erkranken.

2.2.1 Entstehung endogener Infektionen

Resident- und Transientflora

Durch die unbelebte, belebte und soziale Umwelt werden Mikroorganismen in millionen- und milliardenfacher Stückzahl an den Menschen herangetragen. Somit sind bestimmte Körperstellen, z. B. Haut, Verdauungstrakt oder Vagina, mit Mikroorganismen dauerhaft besiedelt. Diese dauerhafte und natürliche Besiedelung wird als **Resident- oder Standortflora** bezeichnet.

Wenn zur Residentflora andere, körperfremde Mikroorganismen hinzukommen oder wenn »untypische« Keime die normale Flora ersetzen, spricht man von einer **Transientflora**. Eine Transientflora stellt eine potenzielle Gefahr dar, indem über sie – im Falle einer Abwehrschwäche oder Übertragung auf andere Körperareale – Infektionen ausgelöst werden können.

Die **Residentflora** leistet dagegen für den Körper wertvolle Arbeiten, z. B. ist sie Verdauungshilfe im Darm, oder erfüllt eine Schutzfunktion, indem sie die Ansiedlung krankheitsverursachender (pathogener) Mikroorganismen im Sinne einer Platzhalterfunktion erschwert. Ihre gesunderhaltende (physiologische) Wirkung kann jedoch nur gewährleistet werden, wenn bestimmte Bedingungen gegeben sind:

- Die körpereigene Abwehr muss funktionieren.
- Das umgebende Milieu, z. B. Feuchtigkeit, pH-Wert, Luftzirkulation, muss stimmen.
- Das jeweilige Gewebe (z. B. Haut) oder Organ (z. B. Darm) muss intakt sein.

Störung der Residentflora

Wenn sich diese Faktoren verändern, kann es dazu kommen, dass sich die Residentflora uferlos ausbreitet oder dass sich ihre Zusammensetzung zu Ungunsten des Wirtes ändert. Auf diese Weise kann ohne Ortsveränderung des Infektionserregers, allein durch die Störung der Residentflora, eine endogene, durch die »eigenen« Mikroorganismen hervorgerufene, Infektionserkrankung entstehen. Typisches Beispiel ist der Mundsoor.

Verschleppung von Floraanteilen

Neben dauerhaft mit Mikroorganismen besiedelten Körperstellen gibt es auch zahlreiche Orte im menschlichen Körper, die normalerweise keimfrei sein müssen. Hierzu zählen z. B. die Lungenbläschen (Alveolen), die Gelenkhöhlen, der obere Anteil des Dünndarms, die Harnblase und alle innere Organe wie die Leber oder die Nieren. Teilweise befinden sich dauerhaft besiedelte Gebiete, z. B. die oberen Atemwege, direkt neben keimfreien Lokalitäten, z. B. den untere Atemwegen, so dass es durch Verschleppung von Floraanteilen zu einer Infektion kommen kann. Typisch hierfür ist z. B. die Verschleppung körpereigener Bakterien von der Harnröhrenmündung in die Harnblase durch eine transurethrale Katheterisierung.

2.2.2   Entstehung exogener Infektionen

Es gibt sehr unterschiedliche Wege, um körperfremde Mikroorganismen in einen Wirtsorganismus gelangen zu lassen. Exogene Infektionen entstehen über:

- **Alimentäre Übertragung,** d. h. über den Verdauungstrakt, indem mikrobiell verunreinigtes Wasser oder kontaminierte Lebensmittel konsumiert werden. Beispiele: Salmonellose, Typhus, Hepatitis A.
- **Aerogene Übertragung,** d. h. über den Atmungstrakt durch erregerhaltige Tröpfchen, Stäube oder Luft. Beispiele: Tuberkulose, Lepra, Masern.
- **Kontakt-Übertragung,** d. h. durch Kontakte zwischen Mensch und Mensch (homolog) oder Mensch und Tier (heterolog). Als Eintrittspforten kommen Haut, Schleimhaut, Wunden sowie alle Körperöffnungen in Frage. Bei der Kontakt-Übertragung wird unterschieden, ob es sich um eine direkte Berührung (direkter Kontakt, z. B. Hand in Wunde) oder um einen kontaminierten Zwischenträger (indirekter Kontakt, z. B. über ein Handtuch) handelt. Beispiele: Tetanus, Wundinfektionen, Zystitis nach Katheterismus.
- **Geschlechtsinfektionen** sind eine wichtige Untergruppe der Kontaktinfektionen, wobei Keime durch Sexualkontakte übertragen werden, z. B. bei Syphilis oder Gonorrhoe.
- **Transmissive Übertragung,** d. h. über Zwischenwirte (Vektoren), z. B. Säugetiere oder Insekten. Häufig handelt es sich hierbei um Infektionserreger, die verschiedene Entwicklungszyklen durchlaufen, wobei der Mensch Endwirt oder ebenfalls Zwischenwirt sein kann. Beispiele: Malaria, Gelbfieber.

2.2.3   Infektionsabwehr

Nach einer endogenen oder exogenen Übertragung von Mikroorganismen kommt es innerhalb des Körpers zu einer Konfrontation zwischen Keim- und Immunpotential.

Keimpotential versus Immunpotential

Als **Keimpotential** bezeichnet man die Menge und die Virulenz der übertragenen Mikroorganismen. Von **Virulenz** spricht man, wenn die Summe infektionsauslösender Eigenschaften wie Übertragbarkeit, Anhaftvermögen und Giftigkeit gemeint ist.

Dem setzt der Körper ein **Immunpotential** entgegen, welches aus Barrieren, unspezifischer und spezifischer Abwehr besteht:

- Als **Barrieren** bezeichnet man Schutzmechanismen, z. B. die unverletzte Haut, das Flimmerepithel der Luftwege, die Magensäure oder die Platzhalterfunktion der Residentflora.
- Bei der **unspezifischen Abwehr** handelt es sich um körpereigene, keimschädigende Substanzen, z. B. Interferon oder Lysozym, die im Blut gelöst sind (humoral) sowie um spezielle Fresszellen (Granulozyten und Makrophagen), die auch ohne vorherige Erregerkonfrontation in der Lage sind, Eindringlinge, Fremdkörper und Zelltrümmer zu beseitigen.
- Das Wirkprinzip der **spezifischen Abwehr** besteht darin, Fremdkörper und Eindringlinge (Antigene) mit im Blut gelösten (humoralen) Antikörpern zu markieren, um sie anschließend durch T-Lymphozyten vernichten zu lassen, welche durch die Verbindung des Antigens mit dem Antikörper (Antigen-Antikörper-Komplex) aktiviert werden. Das Zustandekommen dieser Verbindung wird als »Antigen-Antikörper-Reaktion« bezeichnet. Eine wirkungsvolle spezifische Abwehr bedingt also, dass zunächst eine Auseinandersetzung mit einem Infektionserreger stattfinden muss, d. h. eine Markierung mit Antikörpern, ehe die Vernichtung erfolgen kann.

Impfungen

Mängel der spezifischen Abwehr lassen sich durch aktive oder passive **Impfungen** beseitigen. Bei der **aktiven Impfung** werden Hüllen, Bestandteile oder apthogene bzw. abgeschwächte »Kollegen« von Infektionserregern in den Wirtsorganismus gebracht. Dieser bildet daraufhin Antikörper, was jedoch Wochen dauern kann.

Bei einer **passiven Impfung** werden dagegen fertige Antikörper gegeben, die den Wirt sofort, aber nicht dauerhaft schützen.

2.2.4 Reaktionen des Körpers bei einer Infektion

Infektionsausbreitung

Für das Überleben eines in den Wirt eingedrungenen Erregers ist entscheidend, wie schnell er sich vermehren und über das Blut (hämatogen), über die Lymphbahnen (lymphogen), über das Nervengewebe (neurogen), innerhalb des Gewebes oder innerhalb von Körperflüssigkeiten ausbreiten kann.

Krankheitserzeugende Faktoren

Nachdem ein Infektionserreger in den Körper gelangen und sich dort ausbreiten konnte, können nachfolgend mehrere krankheitserzeugende Faktoren wirksam werden:
- Der Erreger löst Abwehrreaktionen aus (Fieber, Gefäßweitstellungen, Einkapselung), die sich schädigend auswirken (z. B. abwehrbedingte Gelenkschädigung bei Rheuma).
- Der Erreger schädigt oder zerstört im Zuge seiner Verbreitung Gewebe, Organe oder sogar Organsysteme, z. B. indem er Zellen zur eigenen Vermehrung missbraucht oder sie zur Nährstoffgewinnung nutzt.
- Der Erreger sondert Gifte (Toxine) ab, die als Enzyme wirken oder ihn vor Angriffen schützen können. Eine andere Möglichkeit besteht darin, dass sich Bestandteile eines Erregers (z. B. im Falle einer Keimabtötung) wie ein Gift auswirken können.

Infektionsverlauf

Wenn das Infektionsgeschehen auf einen Körperbezirk, z. B. auf einen Finger, beschränkt bleibt, spricht man von einer **lokalen Infektion.** Beispiele: Abszesse, Wundinfektionen oder Nagelwalleiterungen. Die Symptome einer lokalen Infektion sind Rötung, Schwellung, Schmerz und eingeschränkte Funktion.

Wenn sich der Infektionserreger dagegen z. B. hämatogen im ganzen Körper ausbreitet, ist dies eine allgemeine oder **systemische Infektion,** z. B. bei Masern oder Malaria, wobei zwei **Verlaufsformen** unterschieden werden:
- **Inapparent,** ohne erkennbare Symptome, allenfalls labortechnisch nachweisbar
- **Manifest,** mit Symptomen, z. B. mit Ausschlag oder Fieber.

Von der Aufnahme eines Infektionserregers bis zur Auslösung von Reaktionen (Symptomen) ist eine unterschiedlich große Zeitspanne notwendig, die als **Inkubationszeit** bezeichnet wird. Wenn der Beginn der Erkrankung mit relativ uncharakteristischen Symptomen, z. B. Kopfschmerzen, einhergeht, wird die Dauer dieser Symptome **Prodromalstadium** genannt.

Ausscheidung von Krankheitserregern

Vor allem im Rahmen einer systemischen Infektion kommt es meist über Ausscheidungen, Körperflüssigkeiten, Atemluft oder Wundsekrete zur Ausscheidung von Krankheitserregern, sodass der Erkrankte zur Erregerquelle wird und zur Übertragung einer Infektionserkrankung auf andere Personen beiträgt. Je nach Art der Erkrankung, können die Erreger während der Inkubationszeit, während der Erkrankungszeit oder nach der Erkrankung ausgeschieden werden.

Um die Gefahr einzudämmen, dass aus einer vereinzelten Infektion ein epidemisches Geschehen wird, gibt es gesetzliche Regelungen, die im **Infektionsschutzgesetz** (IfSG) und in weiteren Verordnungen und Gesetzen hinterlegt sind. Das Infektionsschutzgesetz ist der Nachfolger des bis zum Jahre 2000 gültigen Bundesseuchengesetzes. Über die im Infektionsschutzgesetz geregelte Meldepflicht müssen bestimmte Infektionserkrankungen ärztlicherseits dem Gesundheitsamt gemeldet werden. Neu ist die Meldepflicht über Labore, wenn bestimmte Krankheitserreger mit akuten Erkrankungen in Verbindung stehen.

2.3 Entstehung und Übertragung nosokomialer Infektionen

2.3.1 Definition und Auslegung des Begriffes

In § 2 des Infektionsschutzgesetzes (IfSG) wird der Begriff »nosokomiale Infektion« wie folgt definiert:

»Eine nosokomiale Infektion ist eine Infektion mit lokalen oder systemischen Infektionszeichen als Reaktion auf das Vorhandensein von Erregern oder ihrer Toxine, die im zeitlichen Zusammenhang mit einem Krankenhausaufenthalt oder einer ambulanten medizinischen Maßnahme steht, soweit die Infektion nicht bereits vorher bestand.«

Nosokomiale Infektionen werden auch als **Krankenhausinfektionen** bezeichnet. Gemäß der obigen Definition ist der Begriff aber nur bedingt an einen Klinikaufenthalt gebunden. Wenn eine in Tageskliniken, Rehabilitationseinrichtungen, Arztpraxen oder Pflegeheimen durchgeführte medizinische Maßnahme, z. B. die transurethrale Katheterisierung, eine Infektion nach sich zieht, wird auch dies als nosokomiale Infektion bezeichnet.

2.3.2 Verteilung und Ursachen

Typische nosokomiale Infektionen kommen meist dadurch zustande, dass im Zuge von Diagnostik- und Therapiemaßnahmen Mikroorganismen verschleppt, übertragen oder begünstigt werden und damit die Immunkompetenz der Patienten überfordert wird.

Die **häufigsten nosokomialen Infektionen** sind:
- Harnwegsinfektionen
- Infektionen der unteren Atemwege
- Postoperative Wundinfektionen
- Primäre Sepsiserkrankungen.

Solche Infektionen sind in der Regel Folgeerscheinungen von medizinischen Eingriffen, z. B.:
- Transurethralen Harnableitungen
- Künstlichen Beatmungen
- Operationen
- Infusionstherapien.

Begünstigend kommt hinzu, dass etliche Patienten schon vor dem Klinikaufenthalt gravierend vorschwächt sind. Sie sind durch **Dispositionen** (Vorschwächung, Krankheitsbegünstigungen), z. B. Alter, Exsikkose, Abwehrschwäche oder Vorerkrankungen, gefährdet.

Die Anzahl und Art nosokomialer Infektionen innerhalb einer Einrichtung oder Abteilung hängt also maßgeblich davon ab, welche Bewohner sich dort aufhalten und welche Maßnahmen unter welchen Bedingungen an ihnen durchgeführt werden.

2.3.3 Erreger nosokomialer Infektionen

Gemäß der Definition nosokomialer Infektionen kann im Prinzip jeder Infektionserreger auch nosokomiale Infektionen verursachen. Betrachtet man aber das Gros, kommt man zu folgenden Aussagen über die Erreger:
- Die meisten Erreger nosokomialer Infektionen sind Bakterien, die aus der Residentflora des Menschen stammen und/oder Bestandteil einer Transientflora sein können.
- Sie sind normalerweise als Keime einzustufen, die den Körper ohne krankmachende Folgen besiedeln wie Kommensalen, z. B. Hautkeime, oder ihm sogar nützen wie Symbionten, z. B. Darmkeime (☞ Kap. 3.2.2). Ungeachtet dessen sind sie auch in der Umwelt lange überlebensfähig, da sie meist geringe Nährstoffansprüche haben und sehr anpassungsfähig sind.
- Sie entwickeln relativ schnell umfassende Antibiotikaresistenzen.

- Es kommen meist verschiedene endogene und exogene Infektionsmechanismen in Frage. Fast alle Erreger nosokomialer Infektionen können unterschiedliche Krankheitsbilder auslösen.
- Sie sind fakultativ pathogen, d. h. sie führen nur unter bestimmten Bedingungen zur Infektion, z. B. wenn der Wirt eine Abwehrschwäche hat oder künstlich geschaffene Eintrittspforten (z. B. Katheter, Venenzugang) aufweist.
- Infektionen durch Krankenhauskeime können bis auf wenige Ausnahmen nicht durch passive und/oder aktive Impfungen verhindert werden.

2.4 Entstehung und Übertragung von Infektionen in Alten- und Pflegeheimen

2.4.1 Infektionsdispositionen alter Menschen

Die Immunkompetenz des Menschen leidet mit zunehmendem Alter erheblich und macht ihn infektionsanfällig. Hierbei ist es die Regel, dass mehrere infektionsfördernde Faktoren in Kombination vorliegen.

Immundefizite / Infektionsfördernde Faktoren	Mögliche Folgen
Eingeschränkte Mobilität	Druckulzera, Minderbelüftung der Atemwege
Herabgesetzte Funktion der Atemwege	Atemwegsinfektionen
Bewusstseinsstörungen	Aspirationsgefahr, hierdurch Atemwegsinfektionen
Dünnere Haut	Wunden, Hautinfektionen
Mangelnder Säuregehalt des Magens	Infektionen des Verdauungstraktes
Restharnbildung (z. B. bei Prostatavergrößerung)	Chronische Harnwegsinfektionen
Grunderkrankungen wie Diabetes mellitus, chronisch-obstruktive Atemwegserkrankungen, Tumorleiden, Durchblutungsstörungen	Allgemeine Erhöhung der Infektanfälligkeit
Frühzeitige Übernahme von Krankenhauspatienten	Nosokomiale Infektionen
Häufige Antibiotikagaben	Kolonisationen und Infektionen mit resistenten Erregern

Tab. 2.1: Immundefizite, infektionsfördernde Faktoren und mögliche Folgen

Die Erkenntnisse darüber, welche Infektionen in welcher Häufigkeit und Verteilung in Alten- und Pflegeheimen vorkommen, sind sehr viel spärlicher als bei den in Krankenhäusern vorkommenden Infektionen. Die Gründe liegen darin, dass die Symptome bei Infektionen alter Menschen oft gering ausgeprägt sind und eine systematische Infektionserfassung und -auswertung (Surveillance) auf diesem Gebiet kaum stattfindet. Schätzungen zufolge muss in Langzeiteinrichtungen mit 3 bis 7 Infektionen auf 1000 Pflegetage gerechnet werden.

2.4.2 Infektionen von Bewohnern in Alten- und Pflegeheimen

Harnwegsinfektionen

Dadurch, dass viele Bewohner in Alten- und Pflegeheimen eine dauerhafte Harndrainage vorweisen, sind bei diesen Personen Bakterien im Urin (Bakteriurie) zu erwarten. Darauf folgend tritt häufig eine Harnwegsinfektion auf (☞ Kap. 11.3.3). Auch unabhängig davon besteht bei alten Menschen durch Restharnbildung, Inkontinenz, Flüssigkeitsmangel (Exsikkose) usw. ein hohes Risiko, an einer oft chronischen Harnwegsinfektion zu erkranken. Die hieran beteiligten Mikroorganismen lassen sich sowohl durch direkte Kontakte, z. B. über die Hände, als auch durch indirekte Kontakte, z. B. über Urinsammelgefäße, leicht übertragen.

Atemwegsinfektionen

Ähnlich wie im Krankenhaus trägt im Alten- und Pflegeheim bei Atemwegsinfektionen die hohe Vorschwächung (Disposition) der Bewohner zur Infektionsentstehung bei. Demnach sind vor allem alte, immobile, kreislaufkranke Menschen mit bereits bestehenden Lungenerkrankungen, z. B. COLD, infektionsgefährdet. Infektionsfördernd ist auch die Aspiration (Ansaugen von Stoffen beim Atmen, »Verschlucken«) auf Grund von Bewusstseinsstörungen, neuralen Ausfällen und/oder funktionellen Einschränkungen des Schluckvorganges. Bei häufigen oder chronischen bakteriellen Atemwegsinfektionen nehmen als Folgeerscheinung wiederholter Antibiotikagaben resistente Infektionserreger zu, die vor allem durch direkte Kontakte, z. B. über Hände, und indirekte Kontakte, z. B. kontaminierte Abfälle, aber auch aerogen, z. B. durch Tröpfchen, übertragbar sind.

- Epidemische Atemwegsinfektionen können sich durch **Influenzaviren** ergeben, wobei die Gefahr natürlich deutlich geringer ist, wenn flächendeckende Grippeschutzimpfungen sowohl von den Bewohnern als auch vom Personal wahrgenommen werden.
- Ein besonderes Problem stellt die **Lungentuberkulose** dar, da die Gefahr besteht, dass eine früher geschlossene Tuberkulose reaktiviert und damit wieder zur offenen und somit ansteckungsfähig wird. Aus diesem Grund wird in § 36 des Infektionsschutzgesetzes (IfSG) die Aussage getroffen, dass ein ärztliches Zeugnis auf Tuberkulose-Freiheit für jeden neu aufgenommen Bewohner erforderlich ist. Bei einem positiven Befund erfolgt eine umgehende Meldung an das Gesundheitsamt durch den untersuchenden Arzt. Die Person kann vorerst nicht als Bewohner eines Alten- und Pflegeheimes aufgenommen werden. In der Praxis ist es ratsam, die konkrete Vorgehensweise mit dem zuständigen Gesundheitsamt abzuklären.
- Relativ selten, aber gefürchtet sind **Atemwegsinfektionen mit Legionellen** (Legionellose), die durch den Gebrauch bakteriell verunreinigten Leitungswassers entstehen (☞ Kap. 8.2) und mit einer hohen Sterblichkeitsrate (Mortalität) verbunden sind.

Haut- und Weichteilinfektionen

Bei Haut- und Weichteilinfektionen kann es sich um sehr unterschiedliche Ursachen, Erreger und Übertragungsmöglichkeiten handeln:

- **Dekubital- und Unterschenkelgeschwüre** (Ulcus cruris) sowie andere schwer heilende, chronische Wunden sind meist mit gramnegativen Bakterien, z. B. Pseudomonas aeruginosa, kolonisiert oder infiziert, die nach häufigen Antibiotikagaben umfangreiche Resistenzen entwickeln können. Diese Keime sind durch direkte Kontakte, z. B. Hände, und indirekte Kontakte, z. B. benutzte Instrumente, übertragbar und können in den Blutkreislauf übergehen (sekundäre Bakteriämie), was für den Betroffenen mit schwerwiegenden Folgen, z. B. einer »Blutvergiftung« (Sepsis) verbunden sein kann.
- Schwerstpflegebedürftige Bewohner leiden häufig an **Hautpilz-** (meist Candida-) **Infektionen** (Hautmykosen). Fördernd wirken sich hier Inkontinenz, mangelnde Hautpflege und Antibiotikagaben aus. Eine Übertragbarkeit durch Kontakte ist auch hier möglich.
- Eine mangelnde Körperpflege kann einem **Ekto- oder Endoparasitenbefall**, z. B. durch Läuse oder Krätzmilben (☞ Kap. 12.3), Vorschub leisten. Bis auf Ausnahmen wie Scabies crustosa bzw. norvegica ist die Übertragbarkeit jedoch begrenzt.

- Ein spezielles Problem stellen **Herpes-simplex-Infektionen** dar (Herpes labialis, Herpes zoster), die bei Mitbewohnern und Personal ohne Immunschutz über aerogene Übertragungen und Kontaktübertragungen ansteckungsfähig sind.

Bakteriämie und Sepsis

Eine **Bakteriämie** liegt vor, wenn im Blut Bakterien nachgewiesen wurden; das kann, muss aber nicht mit Krankheitszeichen (Symptomen) verbunden sein.

Eine **Sepsis** ist dagegen ein lebensgefährliches Krankheitsbild, einhergehend mit Fieber, Blutdruckabfall und deutlich verminderter Harnausscheidung (Oligurie).

- Eine Bakteriämie oder Sepsis kann sich als Folge einer Harnwegs-, Atemwegs- oder Wundinfektion ergeben, indem die Infektionserreger in das Kreislaufsystem eingedrungen sind. In diesem Fall spricht man von einer **sekundären Sepsis.**
- Bei Patienten, bei denen eine Infusionstherapie durchgeführt wird (☞ Kap. 11.3.5), können dagegen bakterielle Erreger durch das Infusionssystem bzw. den Venenzugang oder entlang des Venenzuganges in das Blut eindringen, was man als **primäre Sepsis** bezeichnet.

Infektionen des Verdauungstraktes

Durchfälle (Diarrhoen) sind in Alten- und Pflegeheimen häufig zu verzeichnen, was verschiedene Ursachen haben kann.

- Bestimmte **nichtinfektiologische Grunderkrankungen** (z. B. ungenügender Säuregehalt der Magensäure), Antibiotikagaben, Abführmittelabusus oder Unverträglichkeit von Sondennahrung können Durchfälle bewirken.
- Anders sieht es aus, wenn **Nahrungsmittel-assoziierte Infektionen** vorliegen (☞ Kap. 12.2.4), bei denen verdorbene bzw. bakteriell verunreinigte Lebensmittel oder Getränke konsumiert wurden, was Lebensmittelinfektionen (Lebensmittelvergiftungen), z. B. Salmonellose, zur Folge haben kann. Da es sich meist um Gemeinschaftsverpflegung handelt, kann dies ein epidemisches Geschehen, also eine Massenerkrankung, nach sich ziehen.
- Darüber hinaus gibt es bestimmte, meist **virale Magen-Darmerkrankungen** (☞ Kap. 12.2.4), z. B. durch Rota- oder Norwalkviren, die über Schmierinfektionen, d. h. über Kontakte mit Fäkalspuren vermittelt werden. Wenn es sich bei den Betroffenen um inkontinente Bewohner handelt und/oder Mängel in der Basishygiene, vor allem der Händehygiene, bestehen, sind Epidemien keine Seltenheit.

Infektionen mit multi-resistenten Bakterien

Als multiresistent bezeichnet man Bakterien, die gegen üblicherseits einsetzbare Antibiotika unempfindlich geworden sind. Sie sind meist die Folge eines häufigen und falschen Gebrauchs von antibiotischen Arzneimitteln (☞ Kap. 3.2.4). Probleme dieser Art sind vor allem in Krankenhäusern, speziell auf den Intensivstationen anzutreffen. Da aber Bewohner in Alten- und Pflegeheimen häufig Krankenhausaufenthalte haben und ebenso häufig zahlreiche Antibiotikatherapien durchlaufen, bekommen auch diese Institutionen zunehmend Probleme mit multiresistenten Bakterien wie Methicillin-resistenten Staphylococcus aureus (MRSA ☞ Kap. 12.2.5), Vancomycin resistente Enterokokken (VRE) oder multiresistenten Pseudomonaden.

3 Mikrobiologische Grundkenntnisse

Die Mikrobiologie ist neben der Infektiologie und der Epidemiologie eine weitere Wissenschaftsrichtung, die mit der Hygiene in besonderer Weise verbunden ist.

Grundbegriffe der Mikrobiologie werden im Kapitel 3.1 erklärt. In den Kapitel 3.2 bis 3.5 folgen Ausführungen zum allgemeinen Aufbau und zu den Eigenschaften, Bedürfnissen und Lebensgewohnheiten von Mikroorganismen wie Bakterien, Pilzen, Protozoen und Viren, ehe die für Alten- und Pflegeheime relevanten Infektionserreger im Detail vorgestellt werden. In Verbindung mit den einzelnen Erregergruppen wird auch über den Nachweis und die Therapiemöglichkeiten berichtet.

3.1 Grundbegriffe

Mikrobiologie

Medizinische Mikrobiologie ist die Lehre und Wissenschaft von den Mikroorganismen, die für den Menschen als Krankheitserreger von Bedeutung sind.

Untergruppen der medizinischen Mikrobiologie:

- **Bakteriologie.** Lehre von den Bakterien.
- **Virologie.** Lehre von den Viren.
- **Mykologie.** Lehre von den Pilzen.

Hiervon abzugrenzen ist die **Parasitologie,** die sich mit Lebewesen befasst, deren Existenz obligatorisch mit der Schädigung eines Wirtes einhergeht, z.B. bei Würmern, Flöhen oder Läusen.

Mikroorganismen

Mikroorganismen sind Kleinstlebewesen in Form von Bakterien, Viren, Pilzen und Protozoen, die teilweise in der Lage sind, Infektionserkrankungen im menschlichen Körper zu erzeugen. Mikroorganismen wie Pilze, Protozoen oder Bakterien sind bedingt mit einer Körperzelle vergleichbar. Bei Viren handelt es sich dagegen um eine Art »vagabundierende Erbsubstanz«, welche zur Vermehrung stets auf eine Wirtszelle angewiesen ist.

3.2 Bakterien

3.2.1 Aufbau

Bakterien sind einzellige Mikroorganismen, die sich in ihrer Größe (ca. 0,5 bis 5 µm), ihrer Form und ihren Eigenschaften erheblich unterscheiden. Ihr grundsätzlicher **Aufbau** (☞ Abb. 3.1) besteht aus:

- Einer **Zellwand,** welche dem Bakterium eine äußere Stabilität verleiht.
- Einer **Zytoplasmamembran,** welche als Pufferzone das Bakterium gegen Druckschwankungen schützt, die Aufnahme von Nahrung und die Abgabe von Ausscheidungen steuert sowie am Aufbau der Zellwand beteiligt ist.
- Einem **Kernäquivalent,** welches als Zellkernersatz fungiert.

Darüber hinaus kann ein Bakterium über **zusätzliche Anlagen** verfügen wie:

- Eine **Kapsel,** welche das Bakterium vor äußeren Einflüssen schützt.
- Eine oder mehrere **Geißeln,** welche dem Bakterium eine gewisse selbständige Fortbewegung ermöglichen.
- **Fimbrien** und **Pili,** welche dem Bakterium ein besseres Anhaftvermögen verleihen und evtl. auch den Austausch ringförmiger Partikel (Plasmide) mit Erbinformation gestatten.
- Einige Bakterien können höchst widerstandsfähige Dauerformen, so genannte »**Sporen**« bilden.

Als wichtiger ergänzender Faktor kommt die Fähigkeit einiger Bakterien hinzu, Gifte (Toxine) oder Eiweiß spaltende Stoffe (Enzyme) bilden zu können. Stoffe dieser Art können krankheitsauslösend in Erscheinung treten. Man unterscheidet Gifte, die vom Bakterium aktiv abgesondert werden (Exotoxine) und Gifte, die erst beim Zerfall des Bakteriums frei werden (Endotoxine).

Abb. 3.1: Allgemeiner Aufbau von Bakterien [L157]

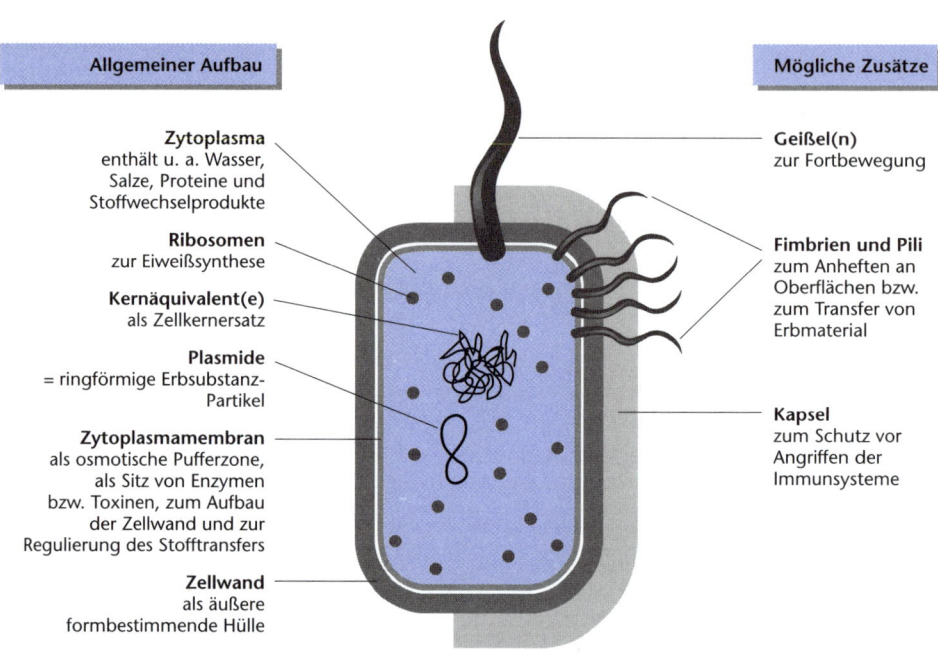

Allgemeiner Aufbau

Zytoplasma
enthält u. a. Wasser, Salze, Proteine und Stoffwechselprodukte

Ribosomen
zur Eiweißsynthese

Kernäquivalent(e)
als Zellkernersatz

Plasmide
= ringförmige Erbsubstanz-Partikel

Zytoplasmamembran
als osmotische Pufferzone, als Sitz von Enzymen bzw. Toxinen, zum Aufbau der Zellwand und zur Regulierung des Stofftransfers

Zellwand
als äußere formbestimmende Hülle

Mögliche Zusätze

Geißel(n)
zur Fortbewegung

Fimbrien und Pili
zum Anheften an Oberflächen bzw. zum Transfer von Erbmaterial

Kapsel
zum Schutz vor Angriffen der Immunsysteme

3.2.2   Eigenschaften und Einteilung

Bakterien vermehren sich durch Zellteilung, indem das Bakterium wächst und sich einschnürt, sodass zwei gleiche Kopien entstehen. Durch bestimmte Mechanismen wie Mutation oder Transformation können dennoch Varianten entstehen. Die für den Menschen bedeutsamen Bakterien vermehren sich am schnellsten bei Körpertemperatur. Sie brauchen ebenso wie andere Lebewesen gewisse Grundnahrungsmittel, z. B. Kohlenstoff, Wasser, Vitamine, wobei die Bedürfnisse von Art zu Art variieren.

Bakterien können darüber hinaus in vielfacher Hinsicht unterschiedliche Merkmale aufweisen, wodurch die Vielzahl der Eigenschaften unterschiedliche Einteilungsmöglichkeiten ergeben.

Färbeverhalten

Um Bakterien unter dem Lichtmikroskop sichtbar zu machen, werden sie eingefärbt. Routinemäßig findet die so genannte »Gramfärbung« Anwendung, welche eine Einteilung in grampositiv, also einer einschichtigen dicken Zellwand, und gramnegativ, also mit einer mehrschichtigen dünnen Zellwand, erlaubt.

Form und Anlagerungsverhalten

Die Form und das Anlagerungsverhalten eines Bakterium geben Anhaltspunkte darüber, um welches Bakterium es sich handelt. Unterschieden werden:

• **Kokken.** Kugelförmige Bakterien.
• **Stäbchen.** Längliche, stabförmige Bakterien (Bakterien im engeren Sinne).
• **Schrauben.** Spiralförmige, stabförmige Bakterien, die sich haufen-, ketten- oder paketförmig sowie paarweise anlagern können.

Sauerstoffbedarf

Bakterien, die auf das Vorhandensein von Luftsauerstoff (O_2) angewiesen sind, werden als obligat aerob bezeichnet. Bakterien, die keinen Luftsauerstoff vertragen, bezeichnet man als obligat anaerob und Bakterien, die sich beiden Zuständen anpassen können, als fakultativ aerob oder anaerob.

Wirtsverhältnisse

Ein Bakterium kann vor allem auf Grund seiner Nährstoffbedürfnisse eine wirtsgebundene oder ungebundene Lebensweise entwickeln, wobei folgende Unterteilung getroffen wird:

- **Saprophyten.** Wirtsungebundene Bakterien, die überall (ubiquitär) in der Natur verbreitet sind.
- **Kommensalen.** Wirtsgebundene Bakterien, die von einem Wirtsstoffwechsel leben, ohne ihn zu schädigen.
- **Symbionten.** Wirtsgebundene Bakterien, die dem Wirt nützlich sind, z. B. indem sie Verdauungsarbeit leisten oder durch ihr Vorhandensein die Ansiedlung von Parasiten verhindern.
- **Parasiten.** Wirtsgebundene Bakterien, die den Wirt schädigen.

Pathogenität

Die weitaus meisten Bakterien sind für den Menschen ungefährlich und damit apathogen. Wenn eine Bakterienart bei einem ungeimpften Menschen in der Regel eine Infektion hervorruft, gilt sie als obligat pathogen. Fakultativ pathogene Bakterien verursachen nur unter ganz bestimmten Umständen, speziell bei einer Abwehrschwäche eine Infektion.

Das Resistenzproblem

Bakterien können eine »angeborene« (primäre) und/oder eine »erworbene« (sekundäre) Widerstandskraft gegen antibakteriell wirkende Arzneimittel (Antibiotika) besitzen oder entwickeln. Große Probleme bereiten vor allem die zunehmenden **sekundären Resistenzen,** die u. a. für Krankenhauskeime typisch sind, aber auch im Bereich der Alten- und Pflegeheime immer mehr Ausbreitung finden, z. B. MRSA. Dies hat dazu beigetragen, dass in Krankenhäusern und Pflegeeinrichtungen ein Sockel stets wiederkehrender, schwer therapierbarer Keimtypen im Sinne einer Endemie anzutreffen ist. Die Ursachen sind vor allem in der falschen Handhabung von Antibiotika zu suchen:

- Mangelnde Empfindlichkeitsprüfung der Erreger (Kultur und Resistenzuntersuchung) im Infektionsfall und im Zuge einer antibiotischen Therapie
- Unterdosierung antibiotischer Arzneimittel
- Anwendung wenig geeigneter Präparate gegen den betreffenden Mikroorganismus
- Zu frühes Beenden einer antibiotischen Therapie
- Vorkommen antibiotischer Rückstände in Lebensmitteln, z. B. im Fleisch.

Die unsachgemäße Anwendung antimikrobiell wirksamer Substanzen gehört zu den häufigsten Therapiefehlern. Resistenzfördernd ist besonders die im osteuropäischen Ausland oder Ländern der dritten Welt übliche Praxis, Antibiotika auf Basis der Selbstmedikation zu geben oder aus Geldmangel Therapien vorzeitig abzubrechen.

3.2.3 Nachweis

Ausgangssituation und Fragestellungen

Aufgrund bestimmter Krankheitszeichen (Symptome) vermutet der Arzt, dass bei einem Patienten eine Infektion vorliegt. Er sollte erregerhaltiges Material entnehmen und es ins bakteriologische Labor schicken. Um eine Diagnose stellen zu können und Aufschluss über die mögliche Therapie zu gewinnen, soll dort herausgefunden werden, ob das Material Mikroorganismen enthält. Wenn ja, müssen folgende Fragen beantwortet werden:

- Um welche Mikroorganismen handelt es sich, welche Art, welcher Typ ist es?
- Welche Arzneimittel können zur Bekämpfung eingesetzt werden? Gegen welche Arzneimittel ist der Erreger resistent?

● Wie hoch ist die Erregeranzahl? Diese Frage ist nur manchmal relevant, z. B. um abzuklären, ob es sich um eine Kolonisation oder um eine Infektion handelt.

Bei manchen Fällen ist abzuklären, ob bestimmte Antikörper vorhanden sind. Die Frage ist dann relevant, wenn auf die Erreger kein Zugriff besteht oder lediglich gefragt ist, ob eine Konfrontation mit einem bestimmten Infektionserreger stattfindet oder stattgefunden hat. Auch der Erfolg einer aktiven Impfung wird daran gemessen, wieviele Antikörper im Blut vorhanden sind.

Entnahme von Untersuchungsmaterial

Um diese Fragen beantworten zu können, muss geeignetes Untersuchungsmaterial beschafft werden. Die Entnahme und der Transport von erregerhaltigem Material muss grundsätzlich so erfolgen, dass

● die Erreger möglichst optimale Bedingungen vorfinden
● das Untersuchungsmaterial nicht durch Hinzukommen weiterer Mikroorganismen verunreinigt wird
● keine Erreger in die Umgebung verschleppt werden
● keine Gefährdung des Personals und weiterer Personen stattfinden kann.

Eine ordnungsgemäße Entnahme von Untersuchungsmaterial erfolgt, indem z. B. mit Hilfe eines Stieltupfers (Abstrich), einer Spritze oder eines Skalpells erregerhaltiges Material unter sterilen Bedingungen entnommen und auf ein Nährmedium in geeigneten Gefäßen übertragen wird. Bei **Nährmedien** kann es sich um Böden (Agar) oder Flüssigkeiten (Bouillon) unterschiedlicher Beschaffenheit handeln.

Mögliche Untersuchungsmaterialien

● **Blut:** Jeweils 5 ml Blut werden mit einem speziellen Entnahmebesteck in 2 Flaschen mit Bouillon, eine für aerobe, eine für anaerobe Bakterien, gegeben.
● **Eiter, Wundsekret, Genitalsekret, Spülflüssigkeit, Material aus dem Respirationstrakt:** Die erregerhaltige Flüssigkeit wird in ein steriles Röhrchen gegeben, in der verschlossenen Entnahmespritze belassen oder mit einem Stieltupfer als Abstrich entnommen, wobei der Tupfer unmittelbar danach in ein steriles Röhrchen mit einem Nährboden gesteckt wird.
● **Stuhl:** Eine bohnengroße Portion pro Untersuchung wird in ein sauberes Gefäß (evtl. mit einem Nährmedium) gefüllt. Manchmal werden auch Rektalabstriche mit Hilfe eines Stieltupfers vorgenommen, wobei der Tupfer unmittelbar danach in ein steriles Röhrchen mit einem Nährboden gesteckt wird.
● **Urin:** Verunreinigungen durch Keime der Harnröhrenöffnung lassen sich bei der Urinentnahme nur schwer ausschließen. Als zuverlässigste Methode gilt die Blasenpunktion oder die Gewinnung von Katheterurin. In den meisten Fällen genügt jedoch der Mittelstrahlurin, bei dem der Patient den ersten Harnstrahl in die Toilette ablässt, einen weiteren in einen sterilen Becher und den Rest wieder in die Toilette.

Grundsätze bei der Entnahme

Erregerhaltiges Material soll sicher verschlossen und möglichst unverzüglich der Untersuchung zugeleitet werden. Kontakte mit Untersuchungsmaterialien müssen durch Arbeitsschutzmaßnahmen (Schutzhandschuhe) ausgeschlossen werden. Zum Versand sind spezielle Behältnisse zu verwenden, die von den Untersuchungslaboren zur Verfügung gestellt werden und deren genaue Handhabung (Bedienungsanleitung) unbedingt beachtet werden muss. Wenn aus dem Material eine Kultur angezüchtet werden soll, wird eine Lagerung bei möglichst 36 °C bis zur Untersuchung empfohlen. Für eine Keimzahlbestimmung ist dagegen eine kühle Lagerung bei ca. 4 bis 6 °C notwendig.

Laboruntersuchungen

Einfärbung und mikroskopische Untersuchung
Bakterien sind unter 1000-facher Vergrößerung mit dem Lichtmikroskop zu erkennen. Da sie sich jedoch sehr kontrastarm darstellen, müssen sie hierzu eingefärbt oder mit selbstleuchtenden (fluoreszierenden) Farbstoffen markiert werden. Die Einfärbung richtet sich nach der Fragestellung. Routinemäßig kommt die Gramfärbung zur Anwendung (☞ Kap. 3.2.2).

Anlegen einer Kultur

Das Untersuchungsmaterial befindet sich bereits in oder auf einem geeignetem Nährmedium oder wird auf ein Nährmedium übertragen. Danach wird es, abhängig vom Erreger, meist bei 36 °C bebrütet, bis sich, meist nach ein bis zwei Tagen, Kolonien gebildet haben. Durch Zählen der koloniebildenden Einheiten kann die Keimzahl bestimmt werden. Anhand einer Bakterienkultur lässt sich auch die Resistenz des Bakteriums ermitteln. Daher werden beide Untersuchungen meist als »Kultur- und Resistenznachweis« kombiniert angeordnet (☞ Abb. 3.2)

Ermittlung von Stoffwechselleistungen

Um über die Stoffwechselleistungen Anhaltspunkte für die Zuordnung eines Bakteriums zu gewinnen, wird häufig eine so genannte »Bunte Reihe» angelegt. Hierbei handelt es sich um viele verschiedene chemische Reagenzien, die mit der Bakterienkultur in Verbindung gebracht werden und an deren Farbumschlag eine genaue Bestimmung des Erregers erfolgen kann.

Ermittlung der Antigenstruktur

Wenn konkrete Hinweise auf einen ganz bestimmten Erreger bestehen, kann mit Hilfe einer künstlich herbeigeführten Antigen-Antikörper-Reaktion dessen Nachweis erbracht werden.

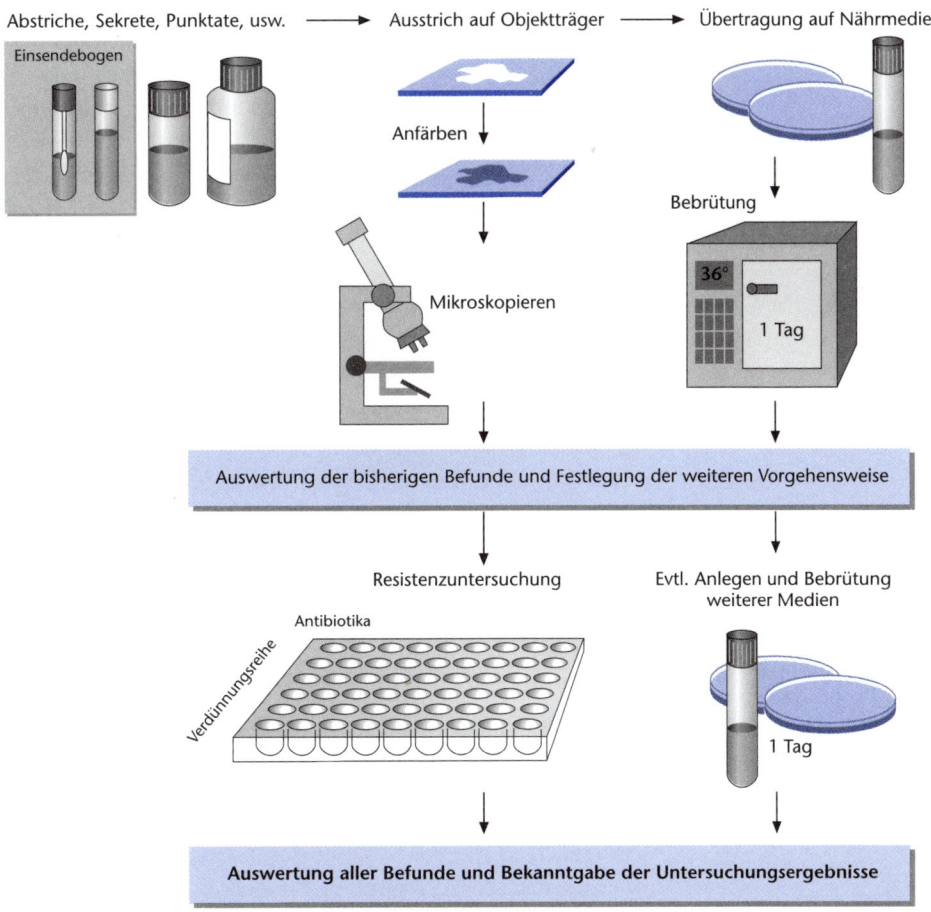

Abb. 3.2: Schematische Darstellung einer Kultur- und Resistenzuntersuchung [L157]

Antikörpernachweis

Bei einem Antikörpernachweis ist es umgekehrt: Mit Hilfe bekannter Erreger (Antigenen) werden vorhandene Abwehrstoffe in Form von Antikörpern nachgewiesen. Die nachgewiesene Menge wird als **Titer** bezeichnet. Je nachdem, welche Art von Antikörper man in welcher Menge nachgewiesen hat, erlaubt dies Rückschlüsse auf akut bestehende oder bereits durchgemachte Infektionen sowie über den Erfolg aktiver Impfungen.

Resistenznachweis

Eine durch Anzüchtung erzeugte Kultur wird mit verschiedenen Antibiotika konfrontiert (☞ Abb. 3.2). Daraufhin misst oder beurteilt man, inwiefern es dem Medikament gelungen ist, die Kolonie abzutöten (bakterizide Wirkung) oder in ihrem Wachstum zu stoppen (bakteriostatische Wirkung) und erhält dadurch Rückschlüsse für die Arzneimitteltherapie.

3.2.4 Antibakterielle Therapie

Wenn bei bakteriellen Infektionen die körpereigene Abwehr mit der Infektionsbekämpfung überfordert ist, werden Bakterien abtötende (bakterizide) oder vermehrungshemmende (bakteriostatische) Arzneimittel verordnet, deren Hauptgruppe die Antibiotika sind.

Antibiotika wie Penicillin, Tetracyclin, Chloramphenikol sind bis auf wenige Ausnahmen von Pilzen oder Bakterien hergestellte Stoffe, die schon in sehr geringen Konzentrationen bakterizid oder bakteriostatisch wirksam sind.

Jedes Antibiotikum wirkt nur gegen bestimmte Gruppen oder Arten (selektive Wirkung). Wenn ein Mittel nur gegen wenige Bakteriengruppen und -arten einsetzbar ist, spricht man von einem **Schmalspektrumantibiotikum** – ist es gegen viele einsetzbar, von einem **Breitspektrumantibiotikum** (Breitbandantibiotikum).

Zu berücksichtigen ist, dass einerseits bestimmte Bakterienarten für einige antibiotische Wirkstoffe von vornherein kein Angriffsziel bieten, andererseits einstmals wirksame Arzneimittel versagen, weil die betreffende Bakterienart »gelernt« hat, sich gegen diese Arzneimittel zur Wehr zu setzen. Ersteres beschreibt die **primäre, natürliche Resistenz,** die zweite Wirkungslosigkeit von Antibiotika wird **sekundäre, erworbene Resistenz** genannt.

Auch hinsichtlich der **Desinfizierbarkeit** gibt es bei Bakterien erhebliche Unterschiede: Nicht sporenbildende Bakterien oder Bakterien, die sich nicht in Sporenform befinden, lassen sich mit den üblichen Desinfektionsmitteln in der Regel gut abtöten. Als Sporen sind Bakterien dagegen so resistent, dass einige Bakterienarten, z. B. der Gasbranderreger, durch Desinfektionsmittel nicht bekämpft werden können.

3.2.5 Bakterien im Detail

Die Auswahl der nachfolgend aufgeführten Bakterien ist auf Erreger beschränkt, die im Zusammenhang mit Alten- und Pflegeheimen in Erscheinung treten könnten. Es wurde eine alphabetische Reihenfolge gewählt. Die Überschriften am Rand beziehen sich auf in der Praxis geläufige Bezeichnungen.

Acinetobacter

Bakterien der Gattung Acinetobacter sind gramnegativ, anspruchslos und stäbchenförmig. Ihr gewöhnlicher Lebensraum ist die Natur und der Darm, wobei sie sowohl im feuchten als auch im trockenen Milieu lange überleben können. Sie werden hauptsächlich durch indirekte Kontakte sowie durch Wasser auf den Menschen übertragen und sind in der Lage, verschiedene nosokomiale Infektionen zu erzeugen. Acinetobacter haben in den letzten Jahren umfassende Antibiotika-Resistenzen entwickelt. Dies hat u. a. dazu geführt, dass sie im Wirkungsspektrum vieler Breitbandantibiotika nicht mehr enthalten sind.

Campylobacter

Der wichtigste Vertreter dieser Gattung, **Campylobacter jejuni,** ist ein gramnegativer, beweglicher bakterieller Parasit, der in die Darmschleimhaut einwandert und sie durchdringt. Er ist eine der häufigsten Ursachen für schwere, durch Nahrungsmittel übertragene Durchfallerkrankungen (Campylobacter-Enterocolitis).

Chlamydien

Chlamydien sind gramnegative Bakterien, die sich nur in den Körperzellen vermehren und die in zwei Formen auftreten: als Elementarkörperchen, die der Umwelt außerhalb der Wirtszelle angepasst sind, und als Retikularkörperchen zum Leben innerhalb der Wirtszelle.

- **Chlamydia psittaci** wird meist durch Einatmen von Stäuben erregerhaltigen Vogelkotes auf den Menschen übertragen, wodurch die Psittakose (Papageienkrankheit) ausgelöst wird.
- **Chlamydia trachomatis** ist eine durch Kontakte von Mensch zu Mensch übertragene Anthroponose, die das Trachom, eine Augenerkrankung und eine Reihe von Genital- und Harnwegsinfektionen erzeugt.
- **Chlamydia pneumoniae** wird aerogen von Mensch zu Mensch übertragen und verursacht grippeähnliche Infekte der Atmungsorgane.

Colibakterien

Das Colibakterium (Escherischia coli) ist ein bewegliches, anspruchsloses gramnegatives Stäbchenbakterium, welches über ein gutes Anhaftvermögen (Adhärenz) verfügt. Einige Stämme, z. B. EHEC oder ETEC, können Toxine bilden, die das gefährliche und meldepflichtige hämolytische urämische Syndrom (HUS) auslösen können. Der ursprüngliche Aufenthaltsort ist der Darm, wobei E. coli auch in der Analregion und im Genitalbereich nachweisbar ist. Insofern erzeugt dieses Bakterium vor allem endogene Harnwegsinfektionen und postoperative Wundinfektionen (☞ Kap. 2.2.1).

Enterobacter

Enterobacteriaceen sind gramnegative Stäbchenbakterien, die sowohl im Verdauungstrakt als auch im Erdreich oder im Wasser vorkommen. Enterobacter können vor allem bei abwehrgeschwächten (immunsupprimierten) Menschen sowohl auf endogenem als auch auf exogenem Wege Infektionen verursachen.

Enterobacter species wie **Klebsiella pneumoniae, Serratia marcescens** und **Proteus mirabilis** treten vorwiegend als Erreger nosokomialer Infektionen in Form von Harnwegs-, Atemwegs-, Wund- und Hautinfektionen sowie von »Blutvergiftungen« in Erscheinung und sind in der Lage umfassende sekundäre Resistenzen zu bilden.

Enterokokken

Enterokokken, z. B. **Enterococcus faecium,** sind grampositive Bestandteile der Darm- oder Genitalflora. Enterokokken verursachen vor allem endogene Infektionen im Abdominalbereich und sind häufig an Mischinfektionen beteiligt. Antibiotikaresistenzen sind zwar in Deutschland noch nicht die Regel, kommen aber zunehmend häufiger vor.

Helicobacter

Helicobacter (Helicobacter pylori), ähnelt in seiner Form und seinen Eigenschaften den Campylobacter-Bakterien und ist in der Lage die Magenschleimhaut zu besiedeln. Er sondert dort Gifte ab, welche im Magen eine Magenschleimhautentzündung (Gastritis) hervorrufen.

Legionellen

Legionellen (Legionella pneumophila) sind gramnegative Stäbchenbakterien, welche sich bei einem Temperaturoptimum zwischen 35 °C und 45 °C vor allem in stehendem Leitungswasser vermehren (☞ Kap. 8.2). Über Kontakte, z. B. beim Waschen oder aerogen beim Duschen, kann es zu einer Übertragung kommen, die vor allem bei männlichen, älteren Personen zu einer gefährlichen Form von Lungenentzündung, der Legionellose, führen kann.

Neisserien

Neisserien sind gramnegative, kugelförmige bakterielle Parasiten der Schleimhaut, die außerhalb des menschlichen Organismus rasch absterben.

- **Neisseria gonorrhoeae** (Gonokokken) wird durch Geschlechtsverkehr auf Schleimhäute übertragen, dringt dort ein und erzeugt die Gonorrhoe (Tripper).
- **Neisseria meningitidis** (Meningokokken) wird vorwiegend aerogen durch Tröpfchen übertragen. Bei 5 bis 10 % der Bevölkerung hält sich dieses Bakterium im Nasen-Rachen-Raum auf und kann unter bestimmten Bedingungen durch die Schleimhaut weiter in den Körper vordringen. Von dort ausgehend kann es zu einer Ansiedelung im Zentralnervensystem mit der Folge einer Meningitis kommen. Ebenfalls können sich die Erreger in der Lunge, im Herzinnenbeutel oder in Gelenken ansammeln. Meningokokken können Epidemien verursachen, die vor allem im Winter und Frühjahr auftreten. Bei Verdacht, Erkrankung oder Tod ist Meningokokken-Meningitis oder -Sepsis meldepflichtig gemäß Infektionsschutzgesetz (☞ Kap. 12.1).

Pseudomonaden

Der wichtigste Vertreter der Pseudomonaden, **Pseudomonas aeruginosa,** ist ein gramnegatives, anspruchsloses, widerstandsfähiges und feuchtigkeitsliebendes Stäbchenbakterium. Der natürliche Standort ist die Umwelt, wobei Pseudomonas aeruginosa zeitweilig auch den Mund-Rachenraum und andere mit einer Flora versehene Körperareale besiedeln kann. Pseudomonas aeruginosa hat ein gutes Anhaftvermögen (Adhärenz) und erzeugt eine Reihe von Toxinen und Enzymen, die zur Zerstörung von Zellen oder Geweben führen können.

Staphylokokken

Staphylokokken sind grampositive, kugelförmige Bakterien, die in ihren Bedürfnissen anspruchslos und gegenüber Umwelteinflüssen widerstandsfähig sind. Staphylokokken können zum natürlichen Bestandteil der Standortflora von Haut und Genitale gehören und sind deshalb leicht exogen und endogen übertragbar.

- **Staphylococcus aureus** ist einer der häufigsten Erreger nosokomialer Infektionen und produziert eine Vielzahl an Toxinen und Enzymen. Manche Stämme haben umfassende Resistenzen gegen Antibiotika gebildet, sodass gegen sie kaum noch Arzneimittel eingesetzt werden können. Zu diesen Erregern gehört auch der MRSA.
- **Koagulasenegative Staphylokken,** z.B. Staphylococcus epidermidis, galten lange Zeit als apathogen. Sie bereiten erst dann Probleme, wenn der Wirt immuninkompetent ist oder wenn Implantate, z.B. Herzklappen, Venenkatheter, besiedelt sind. Auch der Staphylococcus epidermidis bildet schnell umfassende Resistenzen.

Streptokokken

Streptokokken sind grampositive, sich in Ketten oder paarweise anordnende Kommensalen oder Parasiten, die vorzugsweise über Kontakte oder aerogen übertragen werden. Streptokokken bilden hämolysierende (erythrozytenzerstörende, »blutauflösende«) Substanzen.

- **Streptococcus pyogenes** (A-Streptokokken) besitzt Exotoxine und Enzyme, die Fieber, Schock und spezielle Krankheitsbilder auslösen können. A-Streptokokken sind die Verursacher von Scharlach, akutem rheumatischem Fieber und bestimmten Hautentzündungen, z.B. dem Erysipel.
- **Streptococcus agalactiae** (B-Streptokokken) besitzt weniger Toxine, so dass er nur bei abwehrgeschwächten Personen Hautentzündungen, Lungenentzündungen, Harnwegsentzündungen, Septitiden oder Kindbettfieber verursacht.
- **Streptococcus pneumoniae** (Pneumokokken) ist in der Lage, eine Kapsel zu bilden, die ihn vor dem Zugriff der körpereigenen Abwehr schützt. Pneumokokken können Lungenentzündungen, Hirnhautentzündungen und »Blutvergiftungen« verursachen. Sie werden meist endogen übertragen. Gegen Pneumokokken gibt es eine aktive Impfung (☞ Kap. 13.1).

Tuberkel

Als Tuberkel bezeichnet man den Tuberkelbazillus, (Mycobacterium tuberculosis), ein grampositives, mit einer Wachshülle überzogenes Stäbchenbakterium, welches die **Tuberkulose** (TBC), eine gewebszerstörende Entzündung, auslöst. Tuberkel können zwar von den Fresszellen der körpereigenen Abwehr (Makrophagen) einverleibt, dort aber zunächst nicht abgetötet werden, sodass sie sich innerhalb der Makrophagen vermehren. Einige Typen der Tuberkel sind sehr resistent gegenüber Antibiotika, was eine antibiotische Kombinationstherapie erforderlich macht. Tuberkulose kann sich in verschiedenen Organen manifestieren, wobei die offene Lungentuberkulose die ansteckendste und gleichzeitig häufigste Organmanifestation ist. Gegen Tuberkulose gibt es eine aktive Impfung (BCG-Impfung). Bei Erkrankung oder Tod an einer behandlungsbedürftigen Tuberkulose sowie bei Verweigerung der Behandlung besteht **Meldepflicht** gemäß Infektionsschutzgesetz (☞ Kap. 12.1).

3.3 Pilze

Pilze im Sinne der Mikrobiologie sind einzellige Lebewesen (Mikrophyten), die gegenüber Bakterien größer, differenzierter und grundsätzlich unbeweglich sind. Das Reich der Pilze umfasst ca. 50 000 verschiedene Arten, unter denen weniger als 300 als Krankheitserreger für Menschen in Frage kommen. Von diesen 300 Erregern machen wiederum nur ca. ein Dutzend mehr als 90 % der durch Pilze verursachten Infektionen aus.

3.3.1 Aufbau und Einteilung

In ihrem **Aufbau** (☞ Abb. 3.3) unterscheidet man die Strukturen:
- **Kern,** welcher durch eine Zellmembran abgegrenzt ist und einen Chromosomensatz besitzt
- **Zytoplasma,** in welchem sich neben Einheiten zur Eiweißproduktion (Ribosomen) auch Zellorganellen zur Energiegewinnung (Mitochondrien) befinden
- **Zellwand,** die aus Chitin und Polysacchariden aufgebaut ist.

Abb. 3.3: Allgemeiner Aufbau von Pilzen [L157]

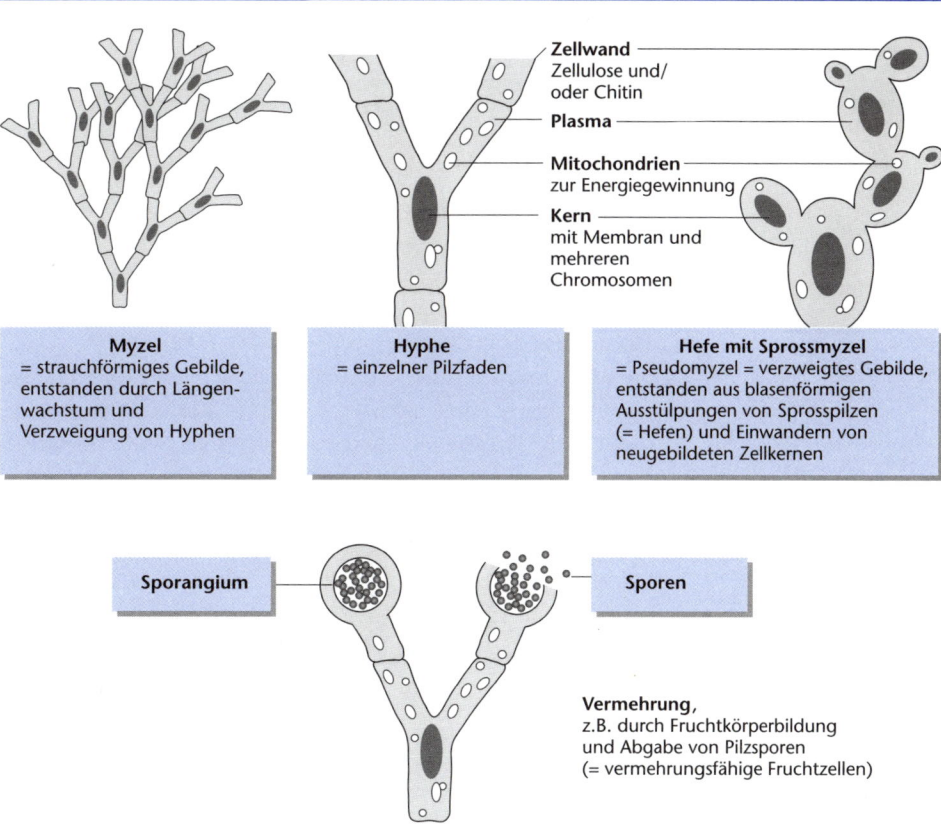

Zellwand
Zellulose und/
oder Chitin

Plasma

Mitochondrien
zur Energiegewinnung

Kern
mit Membran und
mehreren
Chromosomen

Myzel
= strauchförmiges Gebilde,
entstanden durch Längenwachstum und
Verzweigung von Hyphen

Hyphe
= einzelner Pilzfaden

Hefe mit Sprossmyzel
= Pseudomyzel = verzweigtes Gebilde,
entstanden aus blasenförmigen
Ausstülpungen von Sprosspilzen
(= Hefen) und Einwandern von
neugebildeten Zellkernen

Sporangium

Sporen

Vermehrung,
z.B. durch Fruchtkörperbildung
und Abgabe von Pilzsporen
(= vermehrungsfähige Fruchtzellen)

Pilze können zwei **Erscheinungsformen** aufweisen:

- **Hyphe.** Grundelement so genannter filamentöser Pilze, die verzweigt und fadenförmig wachsen (Strauchform). Ein Geflecht von Hyphen wird als **Myzel** bezeichnet, die Gesamtheit eines Myzels als Pilzthallus oder Pilzkolonie.
- **Hefe.** Grundelement der unizellulären Pilze, die blasenförmig (Sprosswachstum) wachsen. Einige Hefen können langgestreckte Blasenzellen erzeugen, die kettenförmig aneinanderhängen und ein Pseudomyzel bilden.

Einige Pilze können in Abhängigkeit von Umgebungsfaktoren sowohl in der Hyphen- als auch in der Hefenform vorkommen (Dimorphismus).

3.3.2 Eigenschaften

Lebensbedingungen

Pilze sind auf organische Nährstofflieferanten für Kohlenstoff angewiesen und benötigen zudem meist Sauerstoff. Pilze mit pathogener Bedeutung wachsen in der Regel auf einfachsten Nährmedien, sind gegenüber Umweltfaktoren anspruchslos, bevorzugen eine Temperatur zwischen 30 und 37 °C und kommen überall in der Umwelt vor. Ihre vielfältigen Stoffwechselleistungen werden in der Lebensmittel- und in der Pharmaindustrie genutzt, können u. U. aber auch krankheitsverursachend in Erscheinung treten.

Vermehrung

Zur Vermehrung wachsen **Hyphen** (vergleichbar mit Bakterien) in die Länge, schnüren sich ein und bilden eine Querwand, welche die einzelnen Zellen voneinander trennt.

Hefen bilden dagegen Ausstülpungen, die mit Zytoplasma gefüllt werden und in die Zellkerne einwandern. Bei einer gewissen Größe bildet die »Tochterblase« eine Abschnürung zur Mutterzelle (ohne Querwand).

Davon unabhängig sind viele Pilze in der Lage, sich mit Hilfe von Reproduktionsorganen über große Entfernungen zu vermehren. Bei diesen Verbreitungsformen werden Fortpflanzungspartikel, so genannte »**Sporen**« gebildet (nicht zu verwechseln mit bakteriellen Sporen). Sporen dieser Art bilden sich **asexuell** oder **sexuell**.

Pathogenität

Über die **krankmachenden Faktoren** weiß man bei Pilzen wenig. Die meisten Pilze sind auf eine wirtsunabhängige Existenz ausgerichtet (☞ Kap. 3.2.2). Einige Pilze bilden jedoch schädigende Enzyme und Toxine (z. B. Aspergillus fumigatus oder Candida albicans), andere schädigen die spezifische und/oder unspezifische Immunabwehr (z. B. Cryptococcus neoformans). Davon unabhängig können Pilze allergische Reaktionen auslösen.

Die **Infektabwehr** des gesunden Menschen erweist sich als sehr effektiv gegenüber den in unseren Breitengraden vorkommenden Pilzen, sodass meist **begünstigende Faktoren** vorliegen müssen, ehe es zu einer Pilzinfektion kommt:

- Abwehrschädigende (immunsupprimierende) Erkrankungen, wie AIDS oder Leukämie
- Allgemeine Hinfälligkeit, z. B. durch Alter oder Austrocknung (Exsikkose)
- Abwehrschädigende Therapiemaßnahmen, wie Zytostase, Strahlentherapie, Transplantation
- Ungesunde Kleidung, wie Turnschuhe oder Kunststoffgewebe

Bei einer durch Pilze verursachten Infektion (Mykose) kann es sich um ein systemisches, d. h. den Gesamtorganismus betreffendes, oder um ein lokales, d. h. eine Körperstelle betreffendes, Geschehen handeln. Während eine **lokale Mykose** in der Regel gut therapierbar ist und für die betroffene Person meist folgenlos bleibt, können sich **systemische Mykosen** lebensbedrohlich auswirken.

3.3.3 Nachweis

Die Ausgangssituation und die Gewinnung von Untersuchungsmaterial zum Nachweis von Pilzen ähnelt der bei bakteriellen Infektionen. Da Pilze im Gegensatz zu Bakterien nur in Ausnahmen sekundäre Resistenzen entwickeln, steht bei der Diagnose einer Pilzinfektion meist von vorn herein fest, welches Medikament wirksam ist.

- Bei **lokalen Mykosen** reicht meist eine mikroskopische Untersuchung aus, so dass das Anlegen einer Kultur oder eine biochemische Differenzierung selten notwendig ist.
- Bei **systemischen Mykosen** ist das Anlegen einer Kultur möglich. Darüber hinaus können spezielle Antikörper gegen Pilzantigene im Blut des Patienten nachgewiesen werden. Auch ein Nachweis pilzlicher Antigene in Untersuchungsmaterialien ist durchführbar.

3.3.4 Antimykotische Therapie

Pilze sind leicht und zuverlässig mit Desinfektionsmitteln zu bekämpfen.

Die **Arzneimitteltherapie lokaler Pilzinfektionen** ist mit Ausnahme der Behandlung pilzbefallener Nägel unproblematisch. Gegen Pilze wirksame Substanzen (Antimykotika) wie Amphotericin B, Nystatin oder Clotrimazol können als Salben, Cremes oder Lösungen relativ problemlos gegeben werden.

Problematisch ist dagegen die **Therapie systemischer Pilzinfektionen.** Arzneimittel wie Amphotericin B, Flucytosin, Imidazole oder Griseofulvin können bei oraler oder intravenöser Gabe zu erheblichen Nebenwirkungen führen. In bestimmten Fällen kann es zu sekundären Resistenzen kommen.

Gegen Pilzerkrankungen gibt es keine **Impfungen.**

3.3.5 Pilze im Detail

Die Auswahl der nachfolgend aufgeführten Pilze ist auf Erreger beschränkt, die im Zusammenhang mit Alten- und Pflegeheimen in Erscheinung treten könnten. Es wurde eine alphabetische Reihenfolge gewählt. Die Überschriften am Rand beziehen sich auf umgangssprachliche Bezeichnungen.

Aspergillen

Die Gattung Aspergillus ist ein allgegenwärtiger (ubiquitärer) Schimmelpilz, wobei die Arten **Aspergillus fumigatus** und **Aspergillus niger** am bekanntesten sind. Aspergillen entstehen massenhaft in Bioabfällen, feuchtem Mauerwerk oder Topfpflanzen. Von Aspergillus-Infektionen (Aspergillose), speziell einem Befall des Respirationstraktes, sind vor allem abwehrgeschwächte Personen bedroht. Davon abgesehen sind Aspergillen in der Lage Vergiftungen und Allergien auszulösen.

Candida-Pilze

Pilze der Gattung Candida sind allgegenwärtige (ubiquitäre) Sprosspilze. Von den ca. 150 Arten sind nur wenige für den Menschen bedeutsam, wobei **Candida albicans** am wichtigsten ist. Candida-Pilze sind häufig Kommensalen der Mund-, Haut- oder Darmflora. Candida-Infektionen haben somit meist einen endogenen Ursprung. Bei Verschlechterung der Abwehrlage des Wirtes oder beim Vorliegen begünstigender Umgebungsfaktoren kann es zu lokalen (z. B. Befall der Mundhöhle oder der Vagina, Windeldermatitis) oder systemischen (z. B. Sepsis, Pneumonie, Herzinnenbeutelentzündung) Infektionen kommen. Lokale Candida-Infektionen werden auch als **Soor** bezeichnet.

Kryptokokken

Kryptokokken sind Sprosspilze, deren Zellen von einer Schleimkapsel umgeben sind. Die einzige für den Menschen bedeutsame Art, **Cryptococcus neoformans,** ist allgegenwärtig (ubiquitär) und wird vor allem durch Einatmen von trockenen Vogelkotpartikeln übertragen. Das daraus entstehende (in unseren Breitengraden seltene) Krankheitsbild, die Kryptokokkose, befällt hauptsächlich abwehrgeschwächte Menschen (z. B. AIDS-Patienten), wobei zunächst die Atmungsorgane erkranken und über eine den Blutkreislauf erfolgende (hämatogene) Streuung eine meist tödlich verlaufende Hirnhautentzündung (Meningitis) hervorgerufen wird.

Dermatophyten

Dermatophyten sind Erreger von Hautmykosen, die durch ihre speziellen Enzyme Hornsubstanz auflösen und in den verhornenden Hautanteilen wachsen können.
- **Trichophyten** können Haut, Nägel und Haare befallen. Begünstigend erweisen sich Faktoren wie übermäßiges Schwitzen, ungeeignete Fußbekleidung oder die Nutzung von Saunen, Duschräumen oder Sportanlagen.
- **Mikrosporidien** befallen hauptsächlich das Kopfhaar von Kindern, wobei der Pilz im Innern des Haares wächst und sich über hochansteckungsfähige Sporen vermehrt. Mikrosporen können bei Erwachsenen auch Hautmykosen verursachen. Die Übertragung erfolgt meist durch Kontakt mit Tieren (☞ Kap. 12.2).
- **Epidermophyten** befallen Haut und Nägel, aber nie das Haar. Die begünstigenden Faktoren sind mit denen der Trichophyten weitgehend identisch.

Mucorales-Pilze

Als Mucorales-Pilze fasst man die Gattungen Mucor, Rhizopus, Rhizomucor und Absidia zusammen, die alle in der Lage sind, so genannte Mucormykosen zu verursachen. Hierbei kann es sich um den Befall unterschiedlicher Organe und Organstrukturen handeln, z. B. Haut, Unterhaut, Innenohr, Lunge, Gehirn. Gefährdet sind vor allem geschwächte, vorgeschädigte Menschen wie Verbrennungspatienten, Diabetiker, Patienten mit bestimmten Leukämieformen und unter Chemotherapie.

3.4 Protozoen

3.4.1 Eigenschaften

Protozoen sind einzellige, relativ große, hoch entwickelte Lebewesen, die auch als »Urtierchen« bezeichnet werden. Protozoen sind meist mit einer Vielzahl von **Organellen** ausgestattet, Einrichtungen, die zur Energiegewinnung, zur Fortbewegung oder zur Herstellung von Enzymen und Toxinen dienen.

Die **Vermehrung** erfolgt meist ungeschlechtlich durch Zwei- oder Vielfachteilung. Protozoen durchlaufen häufig komplizierte Entwicklungszyklen, teilweise mit wechselnden Wirtsorganismen.

Die **Lebensgewohnheiten** von Protozoen und ihren **Übertragungsformen** sind sehr individuell. Einige Protozoen sind in der Lage Dauerformen, so genannte »**Zysten**« zu bilden, die gegen Umwelteinflüsse besonders widerstandsfähig sind und die bei oraler Aufnahme in einen Wirtsorganismus zur Infektion führen können.

Zur **Diagnostik** stehen bei Protozoenerkrankungen der mikroskopische Nachweis und der Nachweis von Antikörpern im Blut im Vordergrund.

Für die meisten Protozoenerkrankungen gibt es Arzneimittel, aber keine Impfungen. Sie sind gegen die meisten Desinfektionsmittel empfindlich.

3.4.2 Protozoen im Detail

Die Auswahl der nachfolgend aufgeführten Protozoen ist auf Erreger beschränkt, die im Zusammenhang mit Alten- und Pflegeheimen in Erscheinung treten können. Es wurde eine alphabetische Reihenfolge gewählt. Die Überschriften am Rand beziehen sich auf umgangssprachliche Bezeichnungen.

Kryptosporidien

Der wichtigste Vertreter der Kryptosporidien, **Cryptosporidium parvum,** verursacht die Kryptosporidiose, eine vom Tier auf den Menschen durch orale Aufnahme von Dauerformen des Erregers, der Zysten bildet, übertragene Infektionskrankheit. Bei in ihrer Gesundheit darüber hinaus nicht beeinträchtigten Menschen kommt es allenfalls zu leichten Durchfällen, bei stark abwehrgeschwächten Menschen, z. B. Menschen mit AIDS, kann es dagegen zu lang anhaltenden, lebensbedrohlichen Durchfallerkrankungen kommen.

Plasmodien

Plasmodien verursachen die in Afrika, Asien, Ozeanien, Zentral- und Südamerika endemisch verbreitete Infektionserkrankung Malaria. Die Zahl der Neuerkrankten wird auf ca. 300 bis 500 Millionen geschätzt, die der Todesfälle auf 1,5 bis 2,7 Millionen. Der Entwicklungszyklus von Plasmodien ist außerordentlich kompliziert und ist mit einem Generationswechsel und einem obligaten Wirtswechsel verbunden, der sich zwischen Mensch und **Anopheles-Mücke** abspielt. Bei der Malaria handelt es sich um eine mit Fieber und Rückfällen einhergehende Infektionserkrankung, bei der sich die Erreger zyklusgemäß in den Leberzellen und in den roten Blutkörperchen (Erythrozyten) befinden. Je nach Erreger gibt es unterschiedliche Verläufe, wobei die Malaria tropica am verbreitetsten und gefährlichsten ist.
Gegen Malaria gibt es keine Impfung. Umso wichtiger sind daher prophylaktische Maßnahmen wie Mückenabwehr, Chemoprophylaxe (z. B. mit Chloroquin) und die Bekämpfung mit Arzneimitteln im Infektionsfall. Wer also als erholungssuchende Pflegekraft in Risikogebieten Urlaub machen will, sollte sich z. B. vom Gesundheitsamt beraten lassen.

Toxoplasmoseerreger

Der Auslöser der Toxosplasmose, **Toxoplasma gondii,** ist ein weltweit verbreiteter Erreger, der den Menschen und viele unterschiedliche Säugetierarten befallen kann. Als Reservoire gelten Fleischlieferanten wie Schweine, Rinder und Haustiere wie Katzen, Hunde und Vögel. Die Verbreitung in der Bevölkerung ist enorm hoch (bis 80 %). Seine Übertragung erfolgt durch erregerhaltiges Fleisch. Toxoplasmen haben einen komplizierten Entwicklungszyklus mit verschiedenen Zwischenwirten. Die dabei übertragene Erkrankung, die Toxoplasmose, kann in Form einer Lymphknotenentzündung (Lymphadenitis), einer Lungenentzündung (Pneumonie) oder einer Herzmuskelentzündung (Myokardie) vorkommen. Neben Schwangeren, Neugeborenen und AIDS-Patienten sind auch abwehrgeschwächte alte Menschen gefährdet.

3.5 Viren

3.5.1 Aufbau und Eigenschaften

Komponenten

Ein Virus besteht aus mindestens zwei, einige aus drei **Komponenten** (☞ Abb. 3.4):
- **Nukleinsäure** (Erbsubstanz, Genom) in Form einer Ribonukleinsäure (RNS) oder Desoxyribonukleinsäure (DNS). Sie ist die eigentliche infektiöse Substanz.
- **Kapsid,** welches die Nukleinsäure umschließt und schützt. Es besteht aus Eiweißen.
- **Hülle** (Envelope), welche die Kapsel umgibt und ihr ein leichteres Anhaften an die Wirtszelle erlaubt. Nicht alle Viren haben eine Hülle. Viren mit Hülle werden als umhüllt, Viren ohne Hülle als nackt bezeichnet. Umhüllte Viren sind gegenüber Umgebungseinflüssen allgemein weniger resistent als nackte.

Vermehrung

Viren vermehren sich nur in lebenden Wirtszellen, indem sie sich an die Wirtszelle anhaften, eindringen, das Genom freigeben, damit die Erbinformation der Zelle verändern und die Zelle dazu zwingen, Virusbestandteile herzustellen, Viren zusammenzubauen und diese auszu-

Abb. 3.4: Allgemeiner
Aufbau von Viren [L157]

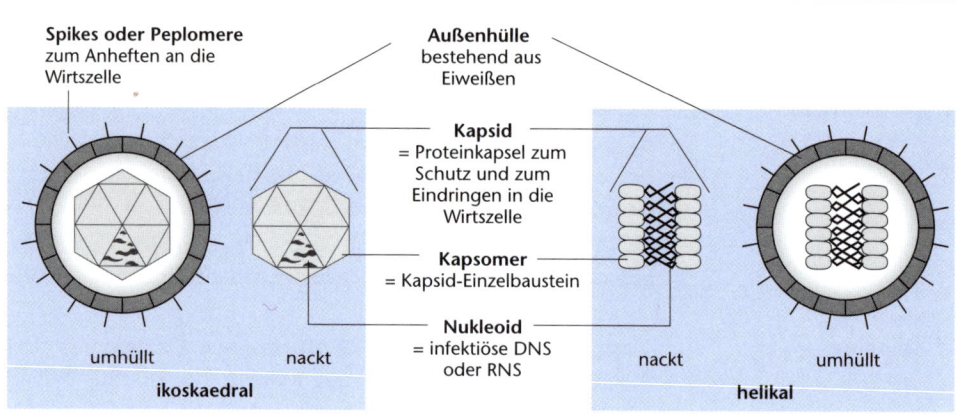

Abb. 3.5: Schematischer
Ablauf einer Virus-
vermehrung [L157]

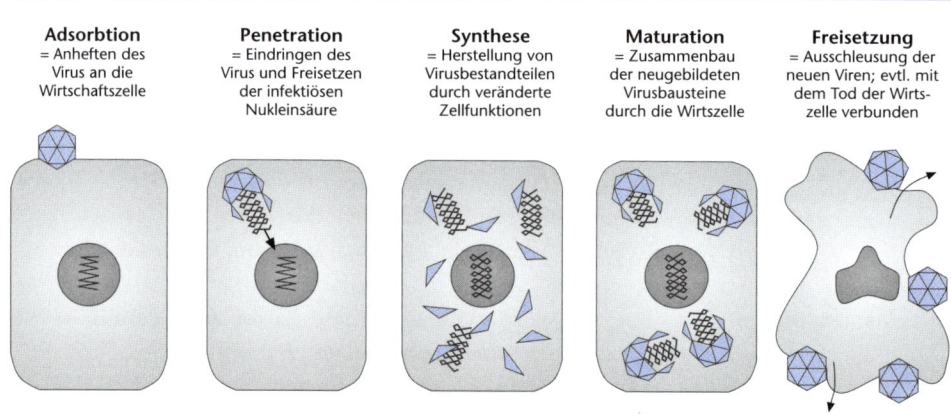

schleusen (☞ Abb. 3.5). Obwohl diese Vermehrungsweise zueinander identische Exemplare (Klone) erzeugt, gibt es ähnlich wie bei Bakterien, Mechanismen wie Mutation oder Replikation, die Varianten erzeugen können.

Pathogenität

Im Gegensatz zu anderen Mikroorganismen können Viren auf Grund Ihrer fehlenden Stoffwechselfunktionen grundsätzlich keine Gifte oder Enzyme bilden. Der fehlende Stoffwechsel erklärt auch die begrenzten Möglichkeiten der Arzneimitteltherapie.

Was sich bei Virusinfektionen krankheitsverursachend auswirkt, ist in der Regel der Untergang der Wirtszelle (zytozide Infektion) und/oder die Auswirkungen der Abwehrreaktionen des Wirtsorganismus. Hiervon gibt es eine Reihe von Abweichungen:

• Bestimmte Viren können in der Wirtszelle verharren und sich dadurch dem Zugriff der körpereigenen Abwehr entziehen, um zu einem späteren Zeitpunkt aktiv zu werden (latente Virusinfektion).

• Schwächen des Immunsystems und/oder raffinierte Vermehrungsstrategien von Viren können dazu führen, dass Viren im Körper verbleiben (persistieren) und nicht restlos bekämpft werden können, z. B. Herpes.

• Eine andere Variante besteht darin, dass die Wirtszelle zwar Viren produziert, dadurch aber nicht irreparabel geschädigt wird. In den meisten Fällen führt dies zu einem weitgehend symptomlosen (inapparenten) Infektionsverlauf.

3.5.2   Nachweis und Bestimmung von Viren

Ausgangssituation und Fragestellungen

Der labordiagnostische Nachweis von Viren ist häufig zeitaufwendig und teuer. In vielen Fällen wird daher das Vorhandensein von Viren anhand der Symptome diagnostiziert, zumal der Nachweis selten Einfluss auf die Therapie hat.

Den **Indikationen für virologische Laboruntersuchungen** liegen daher meist andere Fragestellungen zugrunde als den bakteriologischen:

- Ausschlüsse oder Nachweise anderer möglicher Krankheitsursachen (differentialdiagnostischer Ausschluss).
- Rückblickender (retrospektiver) Nachweis darüber, ob in der Vorgeschichte der zu untersuchenden Person eine Virusinfektion stattgefunden hat.
- Erfolgsüberprüfung aktiver Impfungen.
- Nachweise, um Aufschlüsse über epidemiologische Geschehen zu bekommen.

Laboruntersuchungen

Viren lassen sich mit Hilfe eines Elektronenmikroskops, über markierte Antigene oder durch den Nachweis des Genoms (PCR-Untersuchung) **direkt** nachweisen, was aber relativ selten in Anspruch genommen wird.

Üblicher und sinnvoller ist dagegen der **indirekte** Nachweis über die so genannte **Serodiagnose,** bei welcher Antikörper mittels einer Blutprobe qualitativ, d. h. ob vorhanden, und quantitativ, d. h. in welcher Menge vorhanden, ermittelt werden können.

3.5.3   Antivirale Therapie

Wie bei den Bakterien muss auch bei Viren eine abtötende, genauer gesagt inaktivierende (viruzide) von einer hemmenden (virustatischen) Wirkung unterschieden werden. Schon außerhalb des menschlichen Körpers kann die Abtötung bestimmter Viren Probleme bereiten.

- **Umhüllte Viren** bieten durch die Hülle eine gute Angriffsfläche und können problemlos durch chemische und physikalische Desinfektionsmaßnahmen abgetötet werden.
- **Nackte Viren** sind gegen chemische Desinfektionsverfahren sehr widerstandsfähig und verlangen meist bestimmte Wirkstoffe, hohe Konzentrationen und lange Einwirkzeiten.

Davon unabhängig ist eine medikamentöse Bekämpfung von im Wirtsorganismus befindlichen Viren grundsätzlich schwierig, weil Viren keinen Stoffwechsel besitzen und die Gefahr besteht, dass eine Schädigung viraler Strukturen auch Körperzellen in Mitleidenschaft zieht. Die (virustatische) Wirkung antiviral wirkender Arzneimittel wie Acyclovir, Vidarabin oder Amantadin besteht entweder in der Hemmung der DNA- bzw. RNA-Bildung oder in der Behinderung wichtiger Vermehrungschritte.

Weil bei den meisten Virusinfektionen eine Arzneimitteltherapie nicht oder nur bedingt möglich ist, kommt der **Impfung** eine besonders große Bedeutung zu. Die meisten viralen Impfstoffe sind zur aktiven Immunisierung – also zur Stimulierung der Bildung eigener Antikörper gedacht. Eine passive Immunisierung, also die Gabe fertiger Antikörper, ist grundsätzlich nur bei Infektionen möglich, bei denen sich die Viren im Blut befinden (Virämie), z. B. bei Hepatitis B.

3.5.4   Viren im Detail

Die Auswahl der nachfolgend aufgeführten Viren ist auf Erreger beschränkt, die im Zusammenhang mit Alten- und Pflegeheimen in Erscheinung treten können. Es wurde eine alphabetische Reihenfolge gewählt.

Adenoviren

Adenoviren sind nackte Viren, deren Zusammenbau im Kern der Wirtszelle stattfindet. Die ca. 40 Typen der Adenoviren können sehr unterschiedliche Erkrankungen verursachen, wobei Infektionen der Atemwege, der Augen und des Verdauungstraktes im Vordergrund stehen. Die Übertragung kann durch Nahrungsmittel (alimentär), aerogen oder durch Kontakt erfolgen. Eine aktive Impfung existiert, kommt aber nur in besonderen Situationen (Militär) zur Anwendung.

Calciviren

Calciviren sind nackte RNA-Viren, die über Kontaktverschleppungen (Schmierinfektion) oder über Lebensmittel bzw. Wasser (alimentär) übertragen werden und heftige, sich leicht epidemisch ausbreitende Durchfallerkrankungen (Enteritiden) auslösen können. Bekanntester Vertreter dieser Gruppe ist das Noro-Virus (früher Norwalk-like-Virus).

Enteroviren

Enteroviren sind nackte Viren mit einer hohen Resistenz gegenüber Umwelteinflüssen. Zu ihnen gehören u. a. **Polioviren, Coxsackie-Viren** der Gruppe A und B, **Echo-Viren** und **Enteroviren** der Nummern 68 bis 71. Der Übertragungsweg erfolgt über Lebensmittel (alimentär) oder aerogen. Die durch Enteroviren hervorgerufenen Krankheitsbilder sind sehr unterschiedlich und reichen von der Hirnhautentzündung (Meningitis), über Herzmuskel und Herzbeutelentzündung (Myo- und Perikarditis) bis zu Lähmungserscheinungen (Paralyse) verschiedener Schweregrade.

Hepatitis-Viren

Hepatitis-Viren lösen das Krankheitsbild einer Leberentzündung (Hepatitis) aus. Die Viren mit den Buchstabenbezeichnungen A bis E unterscheiden sich hinsichtlich ihres Aufbaus, ihres Übertragungsweges und ihrer Auswirkungen erheblich. Der wohl wichtigste Unterschied besteht darin, das die Hepatitis-Viren A und E über Lebensmittel (alimentär), die Gruppen B, C und D dagegen über das Blut (hämatogen) meist in Verbindung mit verletzter Haut oder Schleimhaut (z. B. Nadelstichverletzung) übertragen werden. Jede akute Virushepatitis ist gemäß Infektionsschutzgesetz bei Verdacht, Erkrankung oder Tod **meldepflichtig** (☞ Kap. 12.1).

Hepatitis-A-Viren (HAV)

Hepatitis-A-Viren (HAV) sind nackte Viren, die alimentär übertragen werden. Eine durch HAV verursachte Hepatitis hat eine Inkubationszeit von ca. 2 bis 6 Wochen, geht nie in eine chronische Form über und hat stets einen gutartigen Verlauf. In der Inkubationszeit und den ersten Erkrankungstagen können Erreger ausgeschieden werden. Gegen HAV gibt es keine Arzneimitteltherapie aber eine aktive Immunisierung.

Hepatitis-B-Viren (HBV)

Hepatitis-B-Viren (HBV) sind umhüllte, hämatogen übertragbare Viren, die sich ausschließlich in den Leberzellen vermehren und dadurch zu einer Hepatitis führen. In ca. 5 bis 10 % nimmt die Erkrankung einen chronischen und in ca. 1 % einen besonders heftigen (fulminanten) Verlauf. Eine Arzneimitteltherapie ist nur bedingt möglich. Es gibt sowohl eine passive als auch eine aktive Impfung. Angehörige pflegerischer und medizinischer Berufe sollten gegen HBV aktiv geimpft sein.
Diesbezüglich gibt es die Verpflichtung, dass der Arbeitgeber die HBV-Impfung anbieten muss. Ob der Berufsangehörige sich tatsächlich impfen lässt, liegt allerdings in seiner eigenen Verantwortung.

Hepatitis-C-Viren (HCV)

Hepatitis-C-Viren (HCV) sind umhüllte, hämatogen übertragbare Viren, die zwar in ihren Eigenschaften den Hepatitis-B-Viren (HBV) ähneln, aber viel häufiger (zu 85 %) dauerhaft im Körper verbleiben (persistieren) und häufiger in die chronische Form übergehen (zu 70 %). Eine Arzneimitteltherapie (Interferon) ist möglich; eine Impfung gibt es bislang nicht.

Hepatitis-D-Virus (HDV)

Bei dem Hepatitis-D-Virus (HDV) handelt es sich um ein defektes, umhülltes Virus, welches als Helfer das HBV benötigt und ebenfalls hämatogen übertragen wird. Wenn ein HBV-Träger zusätzlich eine HDV-Infektion bekommt, handelt es sich meist um besonders schwere Verläufe. Impfungen gegen HBV schützen auch gegen HDV.

Hepatitis-E-Viren (HEV)

Hepatitis-E-Viren (HEV) sind nackte RNA-Viren, die hinsichtlich des Übertragungsweges und des Krankheitsverlaufes große Ähnlichkeit mit Hepatitis A aufweisen. Eine Arzneimitteltherapie oder Impfung gibt es nicht.

Herpesviren

Herpesviren sind umhüllte, wenig widerstandfähige Viren. Der Durchseuchungsgrad ist bei den meisten Herpesviren schon im Kindesalter ungewöhnlich hoch, wobei alle Herpesviren zum dauerhaften Verbleiben im Körper (persistieren) neigen. Von den Mitgliedern dieser ca. 80 Arten umfassenden Virusfamilie sind folgende auf den Menschen übertragbar:

Herpes-Simplex-Virus (HSV)

Das Herpes-Simplex-Virus (HSV) ist ein Erreger von bläschenförmigen Hautausschlägen, Hirnentzündungen (Enzephalitis) und von generalisierten Neugeboreneninfektionen. Die Übertragung erfolgt durch Kontakt mit erregerhaltigen Sekreten. Eine Arzneimitteltherapie ist möglich, eine Impfung nicht.

Varizellen-Zoster-Virus (VZV)

Das Varizellen-Zoster-Virus (VZV) verursacht als Erstinfektion Windpocken (Varizellen), eine mit Hautausschlag und Fieber einhergehende Kinderkrankheit und als mögliche Folgeerkrankung Gürtelrose (Zoster), eine schmerzhafte Infektion peripherer Nerven. Die Übertragung des sehr ansteckenden (hochkontagiösen) Virus erfolgt aerogen. Die Wahrscheinlichkeit an Gürtelrose zu erkranken, steigt mit zunehmenden Alter und vorliegender Abwehrschwäche an. Gegen VZV gibt es eine aktive und eine passive Impfung.

Zytomegalievirus (CMV)

Die Ansteckung mit dem Zytomegalievirus (CMV) führt bei gesunden Menschen normalerweise nicht zur Infektion, kann jedoch bei Immungeschwächten zum Teil zu tödlich verlaufenden Infektionen führen und bleibende Schäden hinterlassen. Die Übertragung erfolgt durch Kontakt. Es gibt aktive und passive Impfungen gegen CMV.

Epstein-Barr-Virus (EBV)

Der Epstein-Barr-Virus (EBV) ist der Erreger der Mononukleose, einer mit Lymphknotenschwellung und Fieber einhergehenden Erkrankung. EBV wird über Speichel und Rachensekrete ausgeschieden, die Übertragung erfolgt meist durch Küssen. Gegen EBV gibt es weder Impfungen, noch ursächlich (kausal) wirkende Arzneimittel.

Influenzaviren

Influenzaviren sind umhüllte Viren, die zur Gruppe der **Orthomyxoviren** gehören und in die Typen A, B und C eingeteilt werden. Fortlaufende Veränderungen schaffen viele Untergruppen (Subtypen). Die Übertragung erfolgt aerogen.
Eine Influenza-Infektion hinterlässt einen zuverlässigen Schutz gegen den jeweiligen Virus-Typ (Typimmunität), die jedoch nur für ein Jahr aktuell ist, da sich das Virus laufend verändert.

Influenza A und B

Die Influenza A oder B verläuft in den meisten Fällen wie eine typische Erkältungskrankheit, kann aber bei abwehrgeschwächten Personen und alten Menschen schwere Krankheitsbilder verursachen. Ein besonderes Problem sind nachfolgende bakterielle Infektionen, z. B. Lungen-entzündungen (Pneumonien). Gegen Influenza-A gibt es ursächlich (kausal) wirkende Arz-neimittel, gegen A und B aktive Impfungen (☞ Kap. 13.1 und 7.5.4), die jedoch aufgrund der häufig bei diesem Virus vorkommenden Typveränderungen nur bedingt zuverlässig sind. Dennoch empfielt die Ständige Impfkommission am Robert Koch-Institut (STIKO) eine Influenza-Schutzimpfung für alle Menschen ab dem 60. Lebensjahr und für Bewohner von Alten- und Pflegeheimen.

Influenza C
Influenza-C-Infektionen verlaufen dagegen sehr viel milder und häufig ohne Krankheits-zeichen.

Papovaviren

Unter der Bezeichnung Papovaviren werden Papillomaviren und Polyomaviren zusammen-gefasst. Es handelt sich um nackte, widerstandsfähige Viren. Sie verursachen gutartige Ge-webswucherungen wie Warzen, Papillome und Kondylome, stehen aber auch in Verdacht an bösartigen (malignen) Erkrankungen beteiligt zu sein. Papovaviren werden durch direkten Kontakt mit infiziertem Gewebe übertragen. Es gibt weder eine ursächliche (kausale) Therapie noch eine Impfung.

Retroviren

Retroviren sind umhüllte Viren. Die für den Menschen bedeutsamen Gattungen sind HTLV (human-T-cell-leukemia-virus) und HIV (human-immunodeficiency-virus).

Human-T-cell-leukemia-Virus (HTLV) 1 und 2
Die Viren HTLV-1 und HTLV-2 sind wahrscheinlich in der Lage, eine bestimmte Form von »Blutkrebs«, in diesem Fall die T-Zell-Leukämie, bei Erwachsenen hervorzurufen (ATLL). Das Virus wird meist über das Blut (hämatogen) bzw. durch Sexualkontakte übertragen und verbleibt dauerhaft im Körper (es persistiert). Gegen HTLV gibt es prophylaktisch wirkende Arzneimittel, aber keine Impfung.

Human-Immundefizienz-Virus (HIV)
Das HIV nutzt bestimmte Zellen des Immunsystems wie T-Helfer oder Induktor-Lympho-zyten zur Vermehrung und schädigt damit die Zellen, die es bekämpfen sollen. Die Folge ist das Krankheitsbild AIDS, welches durch einen Zusammenbruch der körpereigenen Abwehr hervorgerufen wird. Befallene Menschen können sich vor allem gegen für Gesunde harmlose Erreger kaum wehren und versterben häufig an Infektionen oder bösartigen (malignen) Neu-bildungen, z. B. dem Karposi-Sarkom. Die Übertragung von HIV ähnelt der von Hepatitis B oder C und erfolgt hauptsächlich auf hämatogenem Wege oder über den Geschlechtsverkehr. Es gibt inzwischen Arzneimittel (z. B. Retrovir®), mit denen die Manifestation von AIDS ver-hindert oder der Verlauf der Erkrankung hinausgezögert werden kann. Eine Impfung gibt es bislang nicht.

Rotaviren

Rotaviren sind nackte RNA-Viren, die auch außerhalb des Wirtes lange überlebensfähig sind und sehr leicht über Lebensmittel (alimentär), aerogen oder durch direkte und indirekte Kon-takte übertragen werden können. Sie verursachen schwere Durchfälle, die sich auf Grund der leichten Übertragbarkeit häufig massenhaft verbreiten. Eine ursächliche (kausale) Arzneimit-teltherapie gibt es nicht; ein aktiver Impfstoff ist in Vorbereitung.

4 Parasitologie und Schädlingsbekämpfung

Neben Mikroorganismen stellen Parasiten und Schädlinge eine weitere täglich allgegenwärtige Gefahr dar, deren Abwendung systematische prophylaktische Maßnahmen verlangt.
Nach kurzen Erläuterungen zur Terminologie (☞ Kap. 4.1) und zu den Aspekten der Schädlingsbekämpfung (☞ Kap. 4.2) werden im Kapitel 4.3 die wichtigsten Schädlinge und Parasiten vorgestellt.

4.1 Grundbegriffe

Begriffe der Parasitologie

Parasiten sind Lebewesen, die auf Kosten eines Wirtes in oder auf diesem leben. Im medizinischen Sinne sind hiermit Tiere gemeint, die den Urtierchen (Protozoen), den Würmern (Helminthen) oder den Gliederfüßlern (Anthropoden) zuzurechnen sind, wobei zwischen Ekto- und Endoparasiten unterschieden wird:

- **Ektoparasiten** sind Lebewesen, z. B. Läuse, Flöhe oder Wanzen, die als Parasiten auf der Körperoberfläche leben, über Bisse oder Stiche in die Haut eindringen und dadurch Krankheitserreger übertragen können.
- **Endoparasiten** sind Lebewesen, z. B. Milben, Würmer und Protozoen, die als Parasiten in den Körper eindringen und auf diese Weise Krankheitserreger darstellen.

> **Hinweis**
>
> Innerhalb der Bakteriologie bezeichnet man auch wirtsschädigende Bakterien als Parasiten.

Folglich beschäftigt sich die **Parasitologie** mit der Erforschung von Protozoen, Helminthen und Anthropoden sowie deren Auswirkungen auf den Menschen. Hierzu gehören auch die Beobachtung und Bewertung der Infektionsverbreitung innerhalb der Bevölkerung und die Entwicklung sowie die Erforschung von Therapie- und Vorsorgestrategien.

Begriffe der Schädlingsbekämpfung

Im Rahmen der Schädlingsbekämpfung unterscheidet man Lästlinge und Schädlinge:

- Als **Lästlinge** bezeichnet man Lebewesen, die zwar als störend, belästigend oder ekelverursachend empfunden werden, aber kaum in der Lage sind, Infektionserkrankungen zu übertragen, z. B. Silberfischchen.
- **Schädlinge** können dagegen durchaus auf Menschen, Materialien oder Vorräte schädigend einwirken. Sie können in zwei große Gruppen unterteilt werden:
  - **Hygieneschädlinge**, d. h. Keimverschlepper wie Schaben, Pharaoameisen oder Fliegen. Sie tragen aufgrund ihrer Lebensweise Infektionserreger weiter, z. B. von Fäkalien auf Lebensmittel. Auch Ekto- und Endoparasiten können Hygieneschädlinge sein.
  - **Vorrats- und Materialschädlinge,** z. B. Mehlkäfer, Kakaomotten oder Kleidermotten, die zur Lebensmittelverderbnis beitragen oder Materialien, z. B. Textilien, zerstören.

4.2 Schädlingsprophylaxe und -bekämpfung

Aspekte der Schädlingsbekämpfung

Im Rahmen der **Qualitätssicherung** ist in einem Alten- und Pflegeheim dafür Sorge zu tragen, dass ein Schädlingsbefall durch bauliche, logistische und präventive Maßnahmen verhindert wird.

- **Baulich:** indem Unterschlupfmöglichkeiten, z. B. in Folge schadhafter Bausubstanz, vermieden oder beseitigt werden.

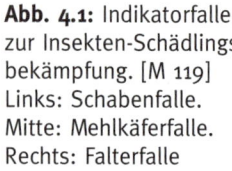

Abb. 4.1: Indikatorfallen
zur Insekten-Schädlings-
bekämpfung. [M 119]
Links: Schabenfalle.
Mitte: Mehlkäferfalle.
Rechts: Falterfalle

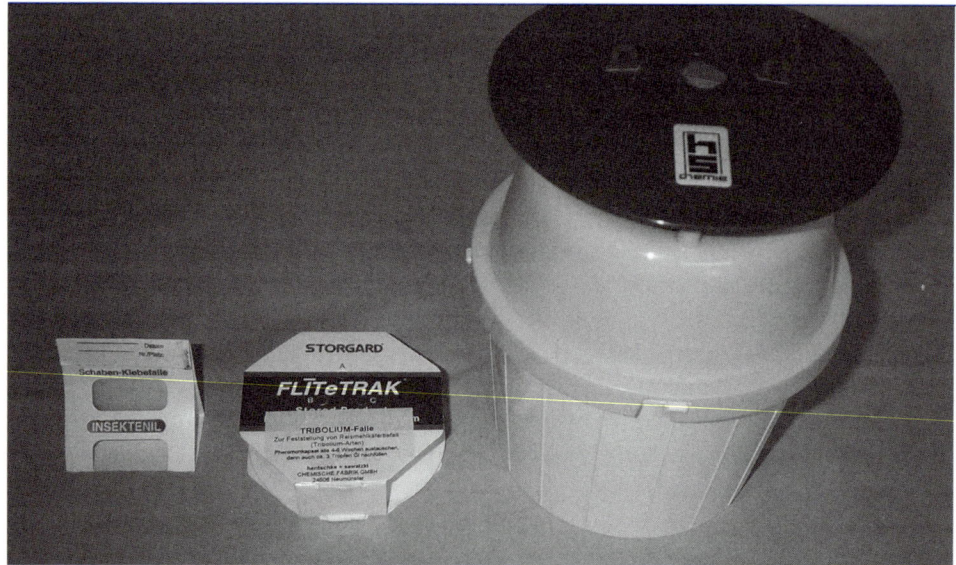

- **Logistisch:** indem die Gestaltung der Lagerung und der weiteren Handhabung von Lebens-mitteln, Abfällen und Schmutzwäsche einem möglichen Schädlingsbefall entgegenwirkt.
- **Präventiv:** indem in regelmäßigen, z. B. dreimonatigen, Abständen eine Kontrolle mögli-cher Schädlingsansiedelung (Monitoring) durch einen staatlich geprüften Schädlingsbe-kämpfer erfolgt. U.a. werden hierzu mit Duftstoffen (Pheromonen) ausgestattete Indika-torfallen (Köder) ausgelegt (☞ Abb. 4.1). Über das Schädlingsmonitoring sollten zum Qualitätsnachweis Durchführungspläne und Ergebnisprotokolle vorliegen (☞ Abb. 4.2).

Kommt es trotz prophylaktischer Maßnahmen in einem Alten- und Pflegeheim zum Schäd-lingsbefall, ist auf Grund der Gefahr einer Übertragung von Krankheitserregern gemäß §17 Abs. 2 des Infektionsschutzgesetzes eine **Schädlingsbekämpfung** durchzuführen. Sie umfasst die Maßnahmen:

- Ermittlung und Planung, d. h. Ermittlung der Species, der betreffenden Lokalitäten und des Befallausmaßes sowie Festlegung einer Bekämpfungsstrategie unter Einbezug der Baupläne.
- Einsatz schädlingsbekämpfender Produkte und Verfahren, deren Effizienz vom Bundesin-stitut für gesundheitlichen Verbraucherschutz und Veterinärmedizin bzw. Umweltbundes-amt erfolgreich getestet wurde. Die hierbei durchzuführenden chemischen oder physikali-schen Maßnahmen werden als Entwesung oder Desinsektion, der Abtötungserfolg als Tilgung bezeichnet.
- Tilgungskontrolle, d. h. Überprüfung der Schädlingsbekämpfung durch Indikatorfallen.
- Lückenlose Dokumentation durchgeführter Maßnahmen.

Beachtungspunkte

Die im Zuge einer Schädlingsbekämpfung eingesetzten Bekämpfungsmittel (u. a. Insektizide) können bei unsachgemäßer Anwendung Gesundheitsschäden verursachen und Lebensmittel mit Giften belasten. Aufgrund dieser Gefahren sind bei diesem Themenbereich zahlreiche Regelwerke wie das Infektionsschutzgesetz, die Gefahrenstoffverordnung, das Chemikalien-gesetz, des Lebensmittel- und Bedarfsgegenständegesetz und die Lebensmittelhygieneverord-nung zu beachten. Das Monitoring und die Bekämpfung von Schädlingen und Lästlingen gehören daher ausnahmslos in die Hand eines **staatlich geprüften Schädlingsbekämpfers.**

Abb. 4.2: Beispiel eines Dokumentationsbogens zum Schädlingsmonitoring [M119]

Kontrollliste Insektenfallen   Datum: _11.4.03_

Ort	Fallenart*	Ergebnis**	Bemerkungen / Maßnahmen	HZ
Eingangsbereich Garderobe	F	Ø		HT
Wohnbereich 1				
Spüle Raum 103	S	Ø		HT
Putzraum 106	S	Ø		HT
Teeküche	S	Ø		HT
Wohnbereich 2				
Spüle Raum 203	S #		Falle warnass	HT
Putzraum 206	J	Ø		HT
Teeküche	S	Ø		HT
Wohnbereich 3				
Spüle Raum 303	S #	2	Gel platziert	HT
Putzraum 306	J #		Falle unauffindbar	HT
Teeküche	S	Ø		HT
Wäscherei				
Schmutzwäschelager	S / F #	F6	Raum ausgeprüft	HT
Waschraum	S / F	Ø		HT
Legeraum	S / F	Ø		HT
Frischwäschelager	S / F	Ø		HT
Küche				
Trocken- & Konservenlager	S / M / F	Ø		HT
Gemüselager	S / F	Ø		HT
Schaltraum	S	Ø		HT
Küchenraum Bodenschrank	S	Ø		HT
Küchenraum Konvektor	S	Ø		HT
Küchenraum Kessel	S	Ø		HT
Keller				
Vorratslager	S / F	S4	Gel platziert	HT
Umkleideraum	S	Ø		HT

* S = Schabenfalle / M = Mehlkäferfalle / F = Falterfalle / # = Einrichtung bzw. Erneuerung / Ø = Aufhebung

** Ø = kein Befall / Befall bitte als Zahl notieren

4.3   Die wichtigsten Schädlinge und Parasiten

4.3.1   Keimverschlepper

Schaben

Schaben (Kakerlaken) sind ca. 10 bis 28 mm große Insekten mit einem flachen Körperbau. Unterschieden werden die Deutsche Schabe, die Braunhand Schabe und die Orientalische Schabe. Schaben sind Allesfresser, lieben Wärme und Feuchtigkeit, können sich gut in Ritzen und Spalten verstecken und besitzen ein enormes Anpassungsvermögen. In Heimstätten sind sie vor allem in Küchen, Lagerräumen und Toiletten zu finden. Zur Keimverschleppung kommt es, indem diese Insekten über keimbelastete Stoffe, z. B. Fäkalien, krabbeln oder diese fressen. Kommen die Schaben anschließend mit Lebensmitteln in Berührung, geben sie die mitgeschleppten Keime durch Kontakt ab oder scheiden erregerhaltigen Kot auf Lebensmitteln aus. Daher sind Materialien, die mit Schaben Kontakt hatten oder auch nur vermutlich Kontakt hatten, sofort zu beseitigen oder zu desinfizieren.

Pharao-Ameisen

Pharao-Ameisen sind 1,5 bis 2,5 mm große Insekten mit bernsteinbrauner Färbung. Auf der Suche nach Wärme sowie nach eiweißreichen und süßen Nahrungsmitteln haben sie sich vor allem in beheizten Mauerspalten und Heizungsschächten eingenistet. Die Schädigungsmechanismen sind mit denen der Schaben vergleichbar. Pharaoameisen sind ausgesprochen vermehrungsfreudig und schwer zu bekämpfen.

Fliegen

Stuben-, Fleisch- und Schmeißfliegen bevorzugen zur Eiablage Fäkalien. Durch das Hin- und Herpendeln zwischen dem Ort der Nahrungsaufnahme (z. B. Küchen oder Wohnräumen) und dem Ort der Eiablage (z. B. Toiletten, Abfalldeponien) können Krankheitserreger verschleppt werden. Aus diesem Grund empfiehlt es sich, Zimmer und Küchenräume mit Fliegengittern auszustatten.

Mäuse

In Häusern ist es vor allem die ca. 9 cm lange, dunkelgraue Hausmaus, die als Vorrats- und Hygieneschädling in Erscheinung tritt, wobei Lebensmittel durch Exkremente verunreinigt werden können. Die Hausmaus hat eine große Vermehrungsfähigkeit und lebt im Gegensatz zu Ratten (Rudel) in Familienverbänden. Feldmäuse kommen gelegentlich als Einzeltiere von draußen in die Räume hinein. Innerhalb ihres Aktionsradius von ca. 10 Metern werden Laufwege mit übel riechenden Urinspuren markiert und Kotbrocken abgesetzt. Mäuse werden ebenso wie Ratten mit gerinnungshemmenden Giften (Cumarinen) bekämpft, die auch für Menschen schädlich sein können.

Ratten

Ratten sind Allesfresser, die Lebensmittel ebenso wie Verpackungs- oder Baumaterialien zerstören und verunreinigen. Darüber hinaus können sie gefährliche Krankheiten übertragen. In unseren Breitengraden tritt vor allem die Wanderratte (25 cm Körperlänge) und die etwas kleinere Hausratte als ebenso hartnäckiger wie vermehrungsfreudiger Schädling in Erscheinung. Häufig sind es bauliche Unzulänglichkeiten, die den im Rudel lebenden Ratten einen willkommenen Lebensraum einräumen. Ratten werden ebenso wie Mäuse vorzugsweise mit Cumarinen bekämpft.

Silberfischchen

Silberfischchen sind lichtscheue, flügellose, ca. 12 mm lange Insekten, die in Speiseräumen, Badezimmern, Abstellräumen, Waschküchen und in der Nähe von feuchtem Mauerwerk zu finden sind. Durch Loch- und Schabenfraß können sie Bücher, Stoffbezüge oder Lederwaren schädigen und Lebensmittel mikrobiell verunreinigen.

4.3.2 Ektoparasiten

Läuse

Kopf-, Kleider- und Filzläuse sind 2 bis 4 mm große Insekten, die ihre Nahrungsbedürfnisse ausschließlich über Menschenblut befriedigen. Dadurch können sie gefährliche (seltene) Infektionserkrankungen, z. B. Fleckfieber, übertragen. Sehr viel häufiger sind jedoch bakterielle Sekundärinfektionen durch Kratzen an den Bissstellen. Zur Bekämpfung und Hygiene werden (kurzfristige) Isolierungen, Körperpflegemaßnahmen wie Haarkürzungen, chemische Bekämpfungsmittel (z. B. Jacutin® oder Goldgeist®) und Desinsektion, z. B. der Kleidung, eingesetzt.

Flöhe

Wie Läuse leben auch die 1 bis 3 mm großen Flöhe vom Blut. Je nach Art des bevorzugten Wirtes unterscheidet man Menschen-, Katzen- oder Hundeflöhe. Sie halten sich am liebsten dort auf, wo Kleidung der Haut eng anliegt. Die Bisse verursachen einen starken Juckreiz. Die

Bekämpfung beschränkt sich auf Körperpflegemaßnahmen, z. B. Baden, und die Behandlung der Kleidung mit einem Insektizid.

Wanzen

Die einzige in Europa verbreitete Wanzenart ist die 4 bis 8 mm große Bettwanze, die ebenfalls vom Blut ihres Wirtes lebt. Wanzen stechen nur nachts und verstecken sich tagsüber z. B. hinter Tapeten oder Fußleisten. Wanzenstiche sind mit anderen Insektenstichen vergleichbar. Die Übertragung von Krankheiten, z. B. Hepatitis B, ist denkbar, aber unwahrscheinlich. Die Bekämpfung konzentriert sich auf die Umgebung.

4.3.3 Endoparasiten

Krätzmilben

Krätzmilben sind winzige (0,2 bis 0,5 mm große) Spinnentiere, die sich in die oberste Schicht der Epidermis eingraben (Milbengänge), um dort ihre und Eier abzulegen. Als Folge leidet der Mensch an Krätze (Scabies). Sie äußert sich in stark juckenden Hautentzündungen, die nach ca. 4 Wochen Inkubationszeit auftreten. Krätze ist normalerweise nur bei intensivem Körperkontakt ansteckungsfähig; eine seltene Ausnahme ist die hochansteckende Scabies crustosa (früher Scabies norvegica). Die Bekämpfung erfolgt in der Regel mit äußerlich anzuwendenden Arzneimitteln (z. B. Jacutin® oder Antiscabiosum-Emulsion) unter Einbezug der näheren Kontaktpersonen.

Würmer (Helminthen)

Taenien

Taenien gehören zu den Bandwürmern (Zestoden) und sind in unseren Breitengraden vor allem als Rinderfinnenbandwurm (Taenia saginata) und Schweinebandwurm (Taenia solium) anzutreffen. Beide Wurmarten werden mehrere Meter lang, werden als Vorstufen in Form von Eiern oder Finnen über unzureichend gegartes Fleisch in den Körper aufgenommen und leben im Wirt als Darmparasiten. In vielen Fällen wird der Befall vom Betroffenen nicht bemerkt. Es treten zwar häufig Symptome wie Übelkeit, Oberbauchschmerzen, Durchfall oder Verstopfung sowie Hungergefühl auf. Da diese Symptome aber vieldeutig sind, wird fälschlicherweise häufig eine andere Erkrankung vermutet und die Bandwurminfektion bleibt unentdeckt. Gegen Bandwürmer gibt es wirksame Arzneimittel, z. B. Cesol®. Der Schwerpunkt der Prophylaxe liegt in der Lebensmittelhygiene.

Echinokokken

Echinokokken sind ebenfalls Bandwürmer, deren wichtigster Vertreter der Hundebandwurm (Echinococcus granulosus) ist. Echinokokken werden im Gegensatz zu den Taenien nur wenige Millimeter oder Zentimeter lang und können das Krankheitsbild der Echinokokkose auslösen. Zur Infektion kommt es, indem Menschen Echinokokken-Eier, welche vom Hund ausgeschieden werden, oral aufnehmen. Danach kann es zu einer Manifestation des Wurmes in der Leber, der Lunge und anderer Organe kommen und somit schwerwiegende Erkrankungen auslösen, die chirurgisch und/oder mit nebenwirkungsreichen Arzneimitteln behandelt werden müssen. Die Prophylaxe besteht darin, Hunde auf Echinokokken-Befall zu untersuchen und ggf. zu behandeln.

Spulwürmer (Askariden)

Spulwürmer (Askariden) gehören zu den Rundwürmern (Nematoden), sind ca. 15 bis 40 cm lang und können über erdbehaftete Lebensmittel und Wasser auf oralem Wege in den Menschen gelangen, wo sie sich im oberen Dünndarm ansiedeln, in die Venen der Darmwand eindringen und als Larven in die Leber und Lunge verschleppt werden. Über die Luftröhre und den Rachen gelangen sie wieder in den Dünndarm. Zur Therapie der Askariose genannten Erkrankung gibt es wirksame Arzneimittel. Die Prophylaxe besteht in der Lebensmittelhygiene und in der gewissenhaften Behandlung befallener Personen.

Madenwürmer (Oxyuren)

Madenwürmer (Oxyuren) werden ebenfalls den Rundwürmern (Nematoden) zugeordnet. Madenwürmer sind ca. 8 bis 13 mm lang, werden als Eier oral von Stuhlrückständen aufgenommen und leben als Dickdarmparasiten. Gewöhnlich ist die Besiedelung harmlos und löst lediglich ein starkes Jucken am Anus aus. Manchmal sind aus diesem Grund dort Kratzspuren zu finden. Nur in seltenen Fällen wird die Darmwand durchdrungen, so dass es zu Entzündungen der Vagina, der freien Bauchhöhle oder der Gebärmutter kommen kann. Gegen Oxyuren gibt es wirksame Arzneimittel. Bei Erwachsenen besteht die Prophylaxe darin, durch Behandlung erkrankter Personen eine Weiterverbreitung zu verhindern.

Maßnahmen bei Ekto- und Endoparasitenbefall ☞ Kap. 12.3

Reinigung, Desinfektion und Sterilisation

Reinigung, Desinfektion und Sterilisation sind im alltäglichen Sprachgebrauch vertraute Begriffe, deren genaue Bedeutung meist unzureichend bekannt ist. Jeder dieser Begriffe steht stellvertretend für verschiedene Ansprüche, deren Erfüllung eine fundierte Fachkenntnis erfordert.

Nach Erläuterung einiger Grundbegriffe im Kapitel 5.1. geben die Kapitel 5.2. bis 5.4. eine Einführung zu allen drei Begriffen als Voraussetzung zum Verständnis von Details, die in den weiteren Themen dieses Buches zu finden sind.

5.1 Begriffsabklärungen

Definitionen und Indikationen

	Reinigung	Desinfektion	Sterilisation
Definition	Beseitigung von Schmutz und Rückständen	Einen Gegenstand in einen Zustand versetzen, in dem er nicht mehr infizieren kann	Herbeiführung von Keimfreiheit
Indikation	Wenn evtl. vorhandene Keime apathogen bzw. physiologisch sind oder wenn eine Verschleppung bzw. Übertragung unwahrscheinlich oder bedeutungslos ist, aber Schmutz und Rückstände vorhanden sind	Wenn Reinigung nicht ausreicht und Sterilisation nicht möglich oder nötig ist, aber (potentiell) pathogene Keime vorhanden sind und eine Übertragungswahrscheinlichkeit anzunehmen ist	Wenn geringste Keimmengen oder besonders widerstandsfähige Erreger zur Infektion führen können

Tab. 5.1: Definition und Indikation von Reinigung, Desinfektion und Sterilisation im Vergleich

Ansprüche

Alle drei Verfahren unterscheiden sich hauptsächlich dadurch, dass sie stellvertretend für verschiedene Ansprüche stehen:

- Bei einer **Reinigung** findet eine Schmutzlösung und -beseitigung statt, die zwar zwangsläufig eine Keimreduktion bewirkt, wobei jedoch kein Anspruch zur reduzierten Keimart oder -menge erhoben wird.
- Bei der **Desinfektion** wird der Anspruch erhoben, die ursprüngliche Keimmenge um den Faktor 10^{-5} zu verringern (von 100 000 Keimen bleibt einer übrig), was jedoch in der Praxis nicht immer erreicht werden kann. Der Reduktionsanspruch bezieht sich hauptsächlich auf vegetative, d.h. sich nicht in Sporenform befindliche, Bakterien, Pilze und Protozoen (Wirkungsbereich A). Bei bakteriellen Sporen (Wirkungsbereiche C und D) und bei Viren (Wirkungsbereich B) kann es Wirkungslücken geben. Die Desinfektion beinhaltet per se keine Reinigungsleistung. Für eine desinfizierende Reinigung wird der Fachbegriff **Sanitation** verwendet.
- Wenn der Anspruch über dieses Level hinausgeht, z.B. im Zusammenhang mit invasiv genutzten Instrumenten, ist eine **Sterilisation** indiziert. Bei einer Sterilisation werden neben Bakterien, Pilzen und Protozoen auch Viren und Bakteriensporen in einer Zuverlässigkeit abgetötet, dass unter einer Million sterilisierter Gegenstände nur mit einem Versager zu rechnen sein sollte.

5.2   Reinigung

5.2.1   Schmutzeigenschaften

Als **Schmutz** bezeichnet man unerwünschte Rückstände oder Fremdstoffe, die sich auf Oberflächen oder in Substanzen, z. B. Nahrungsmitteln, befinden bzw. anhaften können. Schmutz unterscheidet sich hinsichtlich Haftung, Löslichkeit und Zusammensetzung.
- Bei der **Haftung** wird zwischen fest anhaftendem Material, z. B. Blut oder Fett, und lose aufliegendem Schmutz, z. B. Staub, unterschieden.
- Bei der **Löslichkeit** kommt es darauf an, ob der Schmutz durch Wasser, mittels eines wasserlöslichen Reinigers, z. B. einem Tensid, oder nur mit Lösungsmitteln, z. B. Benzin, lösbar ist.
- Hinsichtlich der **Zusammensetzung** werden die Inhaltsstoffe des Schmutzes hinterfragt. Sofern der Schmutz aus menschlichen Sekreten, Exkreten oder Blut besteht, sind Aspekte des Arbeitsschutzes verstärkt zu beachten (☞ Kap. 7.5).

5.2.2   Reinigungsfaktoren

Fachbegriffe

Im Zuge von Reinigungsmaßnahmen finden folgende Fachbegriffe häufig Verwendung:
- Die im Zusammenhang mit Reinigungsverfahren häufige Herbeiführung einer Feinstverteilung von Stoffen in Wasser wird **Dispersion** genannt.
- Wenn es sich um die Feinstverteilung fester Stoffe handelt, spricht man von **Suspension;** bei der Verteilung fett- und ölhaltiger Substanzen von **Emulsion.**
- Substanzen, die eine Emulsion herbeiführen, z. B. Tenside, werden als **Emulgatoren** bezeichnet.

Sinner'scher Kreis

Das Ergebnis eines Reinigungsverfahrens wird durch vier Faktoren bestimmt, die auch unter der Bezeichnung »**Sinner'scher Kreis**« bekannt sind (☞ Abb. 5.1):
- **Reinigungsmittel.** Chemische Mittel, welche eine Schmutzlöslichkeit herbeiführen sollen.
- **Einwirkzeit.** Zeit, die notwendig ist, den chemischen Lösungsprozess wirken zu lassen.
- **Temperatur.** Beschleunigt und unterstützt den Lösungsprozess, abgestimmt auf die Schmutzzusammensetzung und das Reinigungsmittel.
- **Mechanik.** Ist Voraussetzung, um die notwendige Konfrontation zwischen Schmutz und Chemie herbeizuführen und bewirkt die Entfernung gelöster Schmutzpartikel.

Abb. 5.1: Sinner'scher Kreis [M 119]

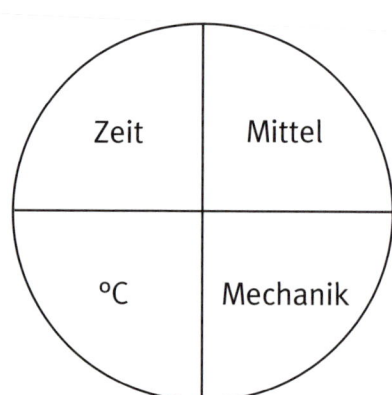

5.2.3   Reinigungsmittel und -methoden

Bei einer Vielzahl möglicher anhaftender Schmutzverbindungen gibt es analog hierzu eine Fülle verschiedener **Reinigungsmittel,** wobei Unterscheidungen unter folgenden Aspekten getroffen werden:

- Hinsichtlich der **Inhaltsstoffe** werden u. a. tensidhaltige, enzymatische und lösungsmittelhaltige Reiniger unterschieden.
- Anhand des **pH-Wertes** können saure, neutrale und alkalische Reiniger unterschieden werden.
- Wenn das **Anwendungsgebiet** im Vordergrund steht, differenziert man z. B. zwischen Haut-, Hände-, Flächen-, Sanitär- oder Instrumentenreinigern.
- In Hinblick auf das **Reinigungsverfahren** werden Reiniger für manuelle und für automatische Verfahren unterschieden.

Bei Reinigungsmitteln ist generell abzuklären, ob allergisierende, reizende oder schmutzsammelnde Rückstände hinterlassen werden, was sich durch Nachspülen oder eine geschickte Auswahl der Reinigungsmittel vermeiden lässt.

Hinsichtlich der **Methoden** wird einerseits die Trocken- und Feuchtreinigung, andererseits die manuelle und die automatische (programmgesteuerte Reinigung) unterschieden. Vor allem bei der routinemäßigen Feuchtreinigung, z. B. Hausreinigung, und beim Einsatz von Aufbereitungsautomaten wie Geschirrspülern, Steckbeckenspülern oder Waschmaschinen gilt es, zahlreiche Details wie Materialbeeinflussung, Wasserqualität, Kontaktzeiten, Betriebstemperatur abzuklären, weshalb die Hinzuziehung eines Fachmanns zu empfehlen ist.

Routinemäßige Reinigungs- und Desinfektionsarbeiten ☞ Kap. 9

5.3   Desinfektion

5.3.1   Desinfektionsverfahren

Thermische Desinfektionsverfahren

Thermische Desinfektionsverfahren sind an gerätetechnische Einrichtungen wie Spül- oder Waschmaschinen mit programmgesteuerten Betriebsabläufen gebunden. Wann immer es sich anbietet, sollte diesen Verfahren aufgrund ihrer hohen Wirksamkeit und Zuverlässigkeit der Vorzug gegeben werden.

Chemische Verfahren

Bei chemischen Verfahren werden Mittel, Konzentration, Methode und Einwirkzeit unterschieden:

- Das **Mittel,** welches in einer bestimmten Konzentration vorliegt, hat die Aufgabe der Abtötung oder bei Viren der Inaktivierung. Von ihm hängt der Wirkungsbereich ab.
- Die **Methode,** z. B. Scheuern, Wischen oder Einlegen, ist für das Zustandekommen der notwendigen Konfrontation zwischen dem Mittel und dem Keimpotential verantwortlich.
- Die **Einwirkzeit** sorgt für die Dauer der Konfrontation zwischen Mittel und Keimpotential und beeinflusst maßgeblich die erreichbare Keimzahlreduktion.

Beim Einsatz chemischer Desinfektionsverfahren muss beachtet werden:

- So genannte **Umgebungseffekte** wie hohe Eiweißmengen (Eiweißfehler), z. B. durch Rückstände von Fäkalien, sowie die Gegenwart oder das Verbleiben anderer unerwünschter Substanzen, z. B. von Seifenrückständen (Seifenfehler), können die Desinfektionsleistung herabsetzen.
- Der Einsatz **ungeeigneter Mittel** kann Materialschädigungen wie Zerstörung, Verfärbung, Trübung (Plexiglas) oder Korrosion zur Folge haben.
- Die Anwendung einer **ungeeigneten Methode** oder eine Unterschreitung der Einwirkzeit stellt das Desinfektionsergebnis in Frage.

● Mittel, die nicht ausdrücklich für die Desinfektion der Haut, der Hände oder der Schleimhaut vorgesehen sind, verlangen das Tragen von Handschuhen und weitere **Sicherheitsmaßnahmen,** die den Sicherheitsdatenblättern der jeweiligen Mittel zu entnehmen sind.

Chemothermische Verfahren

Chemothermische Verfahren sind in der praktischen Anwendung den thermischen ähnlich, da sie ebenfalls in Verbindung mit Desinfektionsautomaten, z. B. Steckbeckenspülen, zum Einsatz kommen. Die desinfizierende Wirkung wird durch Desinfektionsmittel herbeigeführt, wobei durch Temperatureinwirkungen zwischen 40 °C und 60 °C kurze Einwirkzeiten und durch den programmgesteuerten Ablauf gute Desinfektionsergebnisse erzielt werden.

5.3.2 Desinfektionsmittel

Zur Durchführung eines chemischen bzw. chemothermischen Desinfektionsverfahrens gibt es eine Reihe chemischer Substanzen, die mehr oder weniger geeignet sind, den Desinfektionsanspruch zu erfüllen. Hinsichtlich des Wirkungsspektrums, der Einwirkzeit, der Materialschonung, der Haut- und Schleimhautverträglichkeit oder der Umwelteigenschaften gibt es jedoch erhebliche **Unterschiede** (☞ Tab. 5.2). Hinzu können spezielle Anforderungen kommen, z. B. geringe Schaumentwicklung (wichtig bei maschineller Desinfektion), Geruchsneutralität, hohe Reinigungsleistung oder lang anhaltende Wirkung (Remanenz). Desinfektionsmittel sind daher fast immer ausgeklügelte Mischungen verschiedener, einander ergänzender Substanzen, die für ganz spezielle Anwendungsgebiete und Wünsche ausgerichtet wurden.

Desinfektionsmittellisten

Die **Auswahl von Desinfektionsmitteln** orientiert sich im Klinik- und Pflegebereich normalerweise an der Desinfektionsmittelliste der Deutschen Gesellschaft für Hygiene und Mikrobiologie (DGHM-Liste). Diese Liste enthält eine Aufstellung von für den klinischen Einsatz geeigneten Mitteln, Konzentrationen, Verfahren und Einwirkzeiten zur Hände-, Haut-, Flächen-, Instrumenten- und Wäschedesinfektion. Die dort aufgeführten Präparate wurden nach festgelegten Methoden zweifach begutachtet und zertifiziert.

Analog zur DGHM-Liste gibt es für die Lebensmittel verarbeitenden Bereiche, vor allem die Küche, spezielle Desinfektionsmittel, die von der Deutschen Veterinärmedizinischen Gesellschaft (DVG) getestet wurden (DVG-Liste).

In der Praxis werden beide Listen nur unzureichende Auskünfte auf die verschiedenen Eigenschaften von Desinfektionsmitteln geben können. Auch eine fundierte Kenntnis über die Eigenschaften desinfizierender Substanzen (☞ Abb. 5.2) hilft nur bedingt weiter, da konfektionierte Desinfektionspräparate meist aus verschiedenen Wirksubstanzen bestehen.

> **Hinweis**
>
> Im Anhangteil finden Sie eine Checkliste mit einer Aufstellung der verschiedenen Eigenschaften und Qualitätsmerkmale, die ein Desinfektionsmittel haben kann. Listen dieser Art können eine Hilfe bei der Auswahl eines geeigneten Desinfektionsmittels sein.

Weiterführende Erläuterungen zur praktischen Durchführung von Desinfektionsverfahren:
Händehygiene ☞ Kap. 7.4
Routinemäßige Reinigungs- und Desinfektionsarbeiten ☞ Kap. 9
Checkliste Desinfektionsmittel ☞ 15.5
Dosiertabelle ☞ 15.6
Desinfektionspläne ☞ 15.1 bis 15.4

Abb. 5.2: Chemische Desinfektionsmittel und ihre Eigenschaften [M 119]

Wirkstoff	Wirkungsbereich A	Wirkungsbereich B	Umweltverträglichkeit	Materialverträglichkeit	Hautverträglichkeit	Für Flächen	Für Instrumente	Für Haut und Hände	Für Schleimhäute und Wunden	Besonderheiten
Alkohole										
• Ethanol	J	?	J	J	J	J	?	J	N	Sehr schnelle Wirkung, Eiweißfehler
• Propanol	J	?	J	J	J	J	?	J	N	Sehr schnelle Wirkung, Eiweißfehler
Aldehyde										
• Formaldehyd	J	J	J	J	N	J	J	N	N	H! hochwirksam, zur Schlussdesinfektion geeignet, Eiweißfehler
• Glutaraldehyd	J	J	J	J	N	J	J	N	N	H! hochwirksam, Eiweißfehler
• Glyoxal	J	?	J	J	N	J	J	N	N	H! oft kombiniert mit anderen Wirkstoffen, Eiweißfehler
Phenole										
• Phenolderivate	J	?	N	J	N	?	J	N	N	H! gute Reinigungswirkung, oft kombiniert mit anderen Wirkstoffen
Oberflächenaktive Substanzen										
• Amphotenside	J	?	?	J	J	?	?	?	N	Oft kombiniert mit anderen Wirkstoffen
• Biguanide	?	?	?	J	J	J	?	N	N	Wirkungslücken, Eiweißfehler, oft kombiniert mit anderen Wirkstoffen
• Chlorhexidin	?	N	?	J	J	N	N	J	J	Sehr geringe Wirksamkeit
• Quats	?	?	?	J	J	?	?	?	N	Sehr geringe Wirksamkeit, oft kombiniert mit anderen Wirkstoffen
Halogene										
• Chlor	J	J	?	?	?	?	J	?		Spezialgebiet: Wasserdesinfektion
• Glucoprotamin	J	J	?	?	?	J	J	N	N	H!
• PVP-Jod	J	?	?	J	J	N	N	J	J	Eiweißfehler, Kontraindikationen: Schwangere, Neugeborene, Schilddrüsenerkrankte
Oxidantien (Sauerstoffabspalter)										
• Kaliumpermanganat	J	?	?	?	J	N	N	N	J	Wirkungslücken, Eiweißfehler
• Peressigsäure	J	J	J	N	N	J	N	N	N	Eiweißfehler, schädigt Metalle
• Wasserstoffperoxid	J	?	J	J	J	N	N	N	J	Wirkungslücken, Eiweißfehler, sehr instabil
Schwermetalle										
• Quecksilberderiv.	?	N	N	N	?	N	N	J	J	Toxisch, wenig gebräuchlich
• Silberderivate	?	N	N	N	J	N	N	N	J	Toxisch, wenig gebräuchlich
Weitere Substanzen										
• Alkylamine	J	?	?	?	N	J	J	N	N	H! gute Reinigungswirkung
• Octenidin	J	?	?	?	J	N	N	N	J	Alternative zu PVP-Jod

J = Ja N = Nein ? = eingeschränkt oder fraglich H! = Handschuhe tragen!

5.4 Sterilisation

5.4.1 Definitionen

Im Zusammenhang mit Sterilisationsmaßnahmen finden folgende Fachbegriffe Verwendung:
- **Sterilisiergut.** Material, welches sterilisiert werden soll.
- **Sterilgut.** Material, welches sterilisiert worden ist.
- **Chargenzeit.** Gesamter zeitlicher Ablauf einer Sterilisation.
- **Abtötungszeit.** Zeit, in der die Keimabtötung erfolgt, also Teil der Chargenzeit.

5.4.2 Sterilisationsverfahren

Sterilisation mit trockener Hitze (Heißluft)

Sterilisation mit **trockener Heißluft** erfolgt bei einer Temperatur von 180 °C und 30 Minuten Abtötungszeit. Dieses Verfahren ist nur begrenzt anwendbar, da das Sterilisiergut eine hohe Temperaturstabilität haben muss. Während im Krankenhaus die Heißluftsterilisation durch die Dampfsterilisation weitgehend verdrängt wurde, sind Heißluftsterilisatoren in Arztpraxen und Pflegeheimen häufig anzutreffen, da sie preiswerter, einfacher und durch die kompakte Bauform anwendbarer sind.

Sterilisation durch Dampf (Autoklavierung)

Bei der **Dampfsterilisation** (Autoklavierung) wird das Sterilisiergut in einem geschlossenen Behältnis unter Luftabschluss (Vakuum) heißem, gespanntem (unter Druck stehendem) und gesättigtem (maximal feuchtem) Wasserdampf ausgesetzt. Sterilisiert wird mit 121 °C bei 20 Minuten oder mit 134 °C bei 5 Minuten Abtötungszeit. Die Abtötung wird durch das Kondensieren des Wasserdampfes an der Oberfläche des Sterilisiergutes erreicht.

Bei sachgemäßer und kontrollierter Durchführung erbringt dieses Verfahren die geforderte Qualität zuverlässig. Das Autoklavieren gilt somit als Methode der Wahl. Daher muss bei der Beschaffung medizinisch-pflegerischer Artikel, für deren Aufbereitung eine Sterilisation vorgesehen ist, auf die Autoklavierbarkeit geachtet werden.

Zur Durchführung der Dampfsterilisation muss das Sterilisiergut sauber, desinfiziert, trocken und temperaturbeständig (mind. 121 °C) sein und sich in einer dafür geeigneten Verpackung (dampfdurchlässigem Papier, Vlies oder Container) befinden.

Weitere Sterilisationsverfahren

Durch **Filtration** können Mikroorganismen aus Flüssigkeiten und Gasen entfernt werden (Sterilfiltration). Zum Einsatz kommt diese Methode vor allem bei der Arzneimittelherstellung oder der Behandlung medizinischer Gase.

Die Sterilisation mit **Gamma-Strahlen** findet hauptsächlich in der Industrie zur Sterilisation von Einmalprodukten Anwendung.

Chemische Sterilisationsverfahren mit Substanzen wie Ethylenoxid, Formaldehyd oder Peressigsäure sind zur Sterilisation thermolabiler, nicht dampfsterilisierbarer Gegenstände vorgesehen.

5.4.3 Lagerung von Sterilgut

Transport und Lagerung dürfen das Sterilgut durch Verletzung oder Durchfeuchtung der Verpackung sowie durch Staubablagerungen nicht gefährden. Zum Schutz des Sterilgutes sollen folgende **Regeln** beachtet werden:
- Sterilgut soll grundsätzlich staubfrei, trocken und in Schubladen oder Schränken geschützt gelagert werden.

- Für »weiche« Verpackungen aus Papier, Folie oder Vlies eignen sich Sterilisierkörbe, in denen die verpackten Instrumente sterilisiert, transportiert und gelagert werden können. Sterilgut in »weichen« Verpackungen soll nicht übereinander gestapelt werden.
- Beim Einsortieren und bei der Entnahme gilt das »first in first out«-Prinzip.

Sterilgut soll grundsätzlich möglichst bald verbraucht bzw. benutzt werden. Die maximalen Lagerzeiten richten sich nach der Verpackung und der Art der Lagerung:
- Einfachverpackungen aus Papier, Folien, Beuteln usw. sollten auf Grund ihrer geringen mechanischen Belastbarkeit möglichst vermieden werden.
- Zweifach verpacktes Sterilgut, d. h. mit Innen- und Außenverpackung, ist bei geschützter Lagerung (Schubladen, geschlossene Schränke etc.) innerhalb von 6 Monaten, bei ungeschützter Lagerung (z. B. Regale) innerhalb von 6 Wochen zu verbrauchen.
- Sterilgut in (unbeschädigten) Umverpackungen kann geschützt bis zu drei Jahren gelagert werden.

5.4.4 Sterilisation und Qualität

Bei der Sterilisation wird ein hoher Anspruch an Keimfreiheit vertreten, der erfordert, dass der Sterilisationsvorgang und alle mit ihm in Zusammenhang stehenden Arbeitsschritte gemäß normativer Regelungen, in festgelegten Arbeitsabläufen, unter Aufzeichnung relevanter Parameter in gleichbleibender, gesicherter Qualität (validiert) erfolgen. Die Verpflichtung zur validierten Vorgehensweise ergibt sich aus dem Medizinproduktegesetz (MPG) und der damit zusammenhängenden Medizinproduktebetreiberverordnung (MPBetreibV):
»Reinigung, Desinfektion und Sterilisation von Medizinprodukten sind unter Beachtung der Angaben des Herstellers mit geeigneten validierten Verfahren so durchzuführen, dass der Erfolg dieser Verfahren nachvollziehbar gewährleistet ist ...« (aus § 4 MPBetreibV).
In den Kliniken haben diese Forderungen dazu geführt, dass die Sterilisation aus dem stationären Alltag zugunsten von Sterilisationsabteilungen verschwunden ist. Sofern ein Alten- und Pflegeheim überhaupt sterilisiert, wird dies eher im kleinen Rahmen und meist mittels Heißluftsterilisation erfolgen. Auch hier sollte die Instrumentenaufbereitung und vor allem die Durchführung der Sterilisation nur durch entsprechend geschultes bzw. eingewiesenes Personal vorgenommen werden. Darüber hinaus ist zu gewährleisten, dass Sterilisationsapparate gemäß den normativen Empfehlungen regelmäßig überprüft werden.
Details zum Betrieb von Heißluftsterilisatoren sind in der DIN 58947, für den Betrieb von Dampf-Klein-Sterilisatoren in der DIN EN 13060 enthalten.

> **Hinweis**
>
> Zur Abklärung, in welcher Weise und nach welchen Vorgaben sterilisiert werden soll, ist neben dem Studium der Betriebsanleitung eine Kontaktaufnahme mit dem Sterilisatoren-Hersteller sinnvoll.

Weiterführende Erläuterungen zur praktischen Durchführung:
Aufbereitung kritischer Medizinprodukte ☞ Kap. 9.3.4

6 Rechtliche Grundlagen, Regelwerke und Organisation

Im Bereich der Hygiene gibt es zahlreiche Regelwerke in Form von Gesetzen, Verordnungen, Vorschriften oder Richtlinien, die sicherstellen sollen, dass Bewohner und Personal vor vermeidbaren Schädigungen geschützt werden. Die Erfüllung der in diesen Werken enthaltenen Forderungen verlangt, dass vor Ort entsprechende Organisationsstrukturen geschaffen und dass personelle und materielle Ressourcen bereitgestellt werden. Was sich diesbezüglich in den Kliniken schon seit vielen Jahren etablieren konnte, wird von den aufsichtsführenden Behörden in zunehmendem Maß auch von Alten- und Pflegeheimen verlangt.

Im Kapitel 6.1 werden die wichtigsten Regelwerke kurz vorgestellt. Es folgen Ausführungen zur Rechtsverbindlichkeit von Regelwerken (☞ Kap. 6.2) und zur Verbindung von Hygiene und Recht (☞ Kap. 6.3). Das Kapitel 6.4 befasst sich mit der innerbetrieblichen Hygieneorganisation. Auf die Rolle und die Aufgaben der hygienebeauftragten Pflegenden wird im Kapitel 6.5 detailliert eingegangen.

6.1 Übergeordnete Regelwerke

Während es bisher im Alten- und Pflegeheim mehr um die Unterbringung und Versorgung alter Menschen ging, stand im Krankenhaus schon immer die Erbringung medizinisch-pflegerischer Leistungen im Vordergrund. Insofern wird auf Hygiene in Altenpflegeeinrichtungen in den Regelwerken nur selten direkt eingegangen. Dennoch ergeben sich für Alten- und Pflegeheime ebenso wie für andere Gemeinschaftseinrichtungen, z. B. Schulen, Kindergärten, Obdachlosenunterkünfte, übereinstimmende Verpflichtungen zur Infektionsprävention, die im Infektionsschutzgesetz, der Trinkwasserverordnung oder der Lebensmittelhygieneverordnung beschrieben werden. Außerdem sind – nicht zuletzt vermehrt durch die Einführung der Fallpauschalen (Diagnostic Related Groups, DRGs) – die zu erbringenden medizinisch-pflegerischen Leistungen im Altenpflegebereich gewachsen. Wenn in der betreffenden Einrichtung pflegerische und medizinische, speziell invasive, Maßnahmen durchgeführt werden, fällt dies in den Bereich weiterer Regelwerke wie der Medizinproduktebetreiberverordnung, den Unfallverhütungsvorschriften oder den Richtlinien für Krankenhaushygiene und Infektionsprävention des Robert Koch-Institutes (RKI-Richtlinien).

6.1.1 Infektionsschutzgesetz (IfSG)

Das Gesetz zur Verhütung und Bekämpfung von Infektionskrankheiten beim Menschen (Infektionsschutzgesetz, IfSG) ist am 01.01.2001 in Kraft getreten und ist seinem Vorgänger, dem Bundesseuchengesetz, in Aufbau und Inhalt ähnlich. So regelt es z. B. die Meldepflicht bei Infektionskrankheiten, die Kompetenzen bestimmter Institutionen und die Bekämpfungsmaßnahmen im Infektionsfall.

Neu bzw. neu bewertet wurden dagegen folgende Punkte:

- Neben einer stark geänderten **Meldepflicht beim Auftreten bestimmter Erkrankungen** gibt es in § 7 auch eine **Meldepflicht beim Auftreten bestimmter Krankheitserreger.**
- § 6 Absatz 3 verpflichtet in erster Linie den behandelnden Arzt, dem Gesundheitsamt unverzüglich das gehäufte **Auftreten nosokomialer Infektionen** als Ausbruch nichtnamentlich zu **melden,** bei denen ein epidemischer Zusammenhang wahrscheinlich ist oder vermutet wird.

- Dem **Robert Koch-Institut** (RKI) wird in den Paragraphen § 4 und § 23 eine Richtlinienkompetenz in der Hygiene und Krankenhaushygiene zugewiesen.
- Alten- und Pflegeheime sind neben weiteren Einrichtungen laut § 36 verpflichtet, in einem **Hygieneplan** (☞ Kap. 15.9) die innerbetriebliche Verfahrensweise zur Infektionshygiene festzulegen. Die **infektionshygienische Überwachung** erfolgt durch die Gesundheitsämter.
- Ferner wird gefordert, dass neu aufzunehmende Altenheimbewohner ein **Zeugnis auf Tuberkulosefreiheit** vorlegen müssen.

Das Infektionsschutzgesetz ermächtigt die Bundesländer (in § 17) in Rechtsverordnungen (Landesverordnungen), Gebote und Verbote zur Verhütung übertragbarer Krankheiten zu erlassen. Die sich hiervon ableitenden Regelwerke der Länder unterscheiden sich in den Inhalten erheblich, indem sie sich teilweise auf bestimmte Berufsgruppen beziehen und unterschiedliche Schwerpunkte, z. B. Desinfektion, Überwachung, Abfallbeseitigung usw., setzen. Insofern ist auch die Bedeutung von Hygieneverordnungen der einzelnen Bundesländer (z. B. Niedersachsen, Baden-Württemberg, Bayern, Nordrhein-Westfahlen und Hamburg) für Alten- und Pflegeheime unterschiedlich ausgeprägt. Jedes Heim muss sich deshalb über die landesrechtlichen Erlasse informieren und prüfen, inwieweit es die dort genannten Bedingungen erfüllt.

6.1.2 Heimgesetz (HeimG)

Das Heimgesetz vom 5.11.2001 regelt vor allem das Verhältnis zwischen Bewohner und Heim und nimmt allenfalls in indirekter Form auf die Altenheimhygiene Bezug. So werden in § 3 Heime verpflichtet, »... *ihre Leistungen nach dem jeweils allgemein anerkannten Stand fachlicher Erkenntnisse zu erbringen.*« In einem späteren Abschnitt wird dem Bundesministerium für Familie, Senioren, Frauen und im Einvernehmen mit weiteren Ministerien eingeräumt, Mindestforderungen bezüglich »... *Wohn-, Aufenthalts-, Therapie- und Wirtschaftsräume* sowie die *Verkehrsflächen, sanitären Anlagen und technische Einrichtungen ...*« zu erheben. Das Heimgesetz sieht in § 15 eine regelmäßige, mind. jährliche Überwachung durch die zuständige Behörde (Heimaufsicht) vor.

6.1.3 Sozialgesetzbuch (SGB) XI und Pflegequalitätssicherungsgesetz (PQsG)

Das PQsG trat am 01.01.2002 in Kraft und hat wesentliche Passagen des SGB XI in Hinblick auf Qualitätsforderungen geändert, wobei in diesen Forderungen auch die Beachtung hygienischer Erfordernisse implementiert ist. Zur Qualitätsbeurteilung ist eine Überwachung durch den medizinischen Dienst der Krankenversicherung (MDK) vorgesehen.

6.1.4 Medizinproduktegesetz (MPG) und Medizinproduktebetreiberverordnung (MPBetreibV)

Das 1995 in Kraft getretene Medizinproduktegesetz ist der Nachfolger der bis 1998 gültigen Medizingeräteverordnung (MedGV). Es soll in Verbindung mit der Medizinproduktebetreiberverordnung u. a. den sicheren Betrieb medizinisch-technischer Geräte gewährleisten. Speziell, wenn es um Geräte- und Instrumentenaufbereitung und die damit verbundene Übernahme von Verantwortlichkeit geht, kommen auch Aspekte der Altenheimhygiene ins Spiel (☞ Kap. 9.3).

6.1.5   Lebensmittelhygieneverordnung (LMHV)

Die Lebensmittelhygieneverordnung von 05.08.1997 ist Teil des Lebensmittelgesetzes und regelt die hygienisch korrekte Herstellung, Lagerung sowie den Transport und Verkauf von Lebensmitteln. Ein zentraler Punkt der LMHV ist die Forderung eines Eigenkontrollsystems *Lebensmittel- und Küchenhygiene* ☞ Kap. 10.3

6.1.6   Trinkwasserverordnung (TrinkwV)

In der Trinkwasserverordnung vom 21.05.2001 werden u. a. die Qualität des Trinkwassers, die Pflichten der Betreiber von Trinkwasseranlagen und die notwendigen Untersuchungsmaßnahmen beschrieben. Zu den Trinkwasseranlagen zählt dabei auch das »normale« Leitungswassernetz eines Alten- und Pflegeheimes.
Wasserversorgung ☞ Kap. 8.2

6.1.7   Richtlinien des Robert Koch-Institutes

Schon seit vielen Jahren veröffentlicht das Robert Koch-Institut (RKI) »Richtlinien für Krankenhaushygiene und Infektionsprävention«, die in Deutschland eine allgemein anerkannte Expertenempfehlung zur Krankenhaushygiene darstellen. Auszugsweise sind diese Richtlinien auch auf die Hygiene in Alten- und Pflegeheimen anwendbar, z. B. wenn es um die Durchführung medizinisch-pflegerischer Maßnahmen oder um Hygienemaßnahmen im Zusammenhang mit Infektionserkrankungen geht. In diesem Zusammenhang ist darauf hinzuweisen, dass in § 4 der Infektionsschutzgesetzes die Aufgaben des RKI verankert sind. Durch diese Verknüpfung wird den Veröffentlichungen des RKI eine Verbindlichkeit zugesprochen, die über die anderer Empfehlungen hinausgeht.

> **Hinweis**
>
> Zurzeit werden von einer RKI-Kommission spezielle Richtlinien zur Hygiene in Alten- und Pflegeheimen erarbeitet.

6.1.8   Unfallverhütungsvorschriften (UVV) und Technische Regeln für Gefahrstoffe (TRGS)

Die Unfallverhütungsvorschriften (UVV) für den Gesundheitsdienst entstammen den Berufsgenossenschaften und wenden sich an den Arbeitgeber mit dem Ziel, Arbeitnehmer vor Berufsunfällen und -erkrankungen zu schützen. Hygienische Belange sind in den Unfallverhütungsvorschriften dann zu finden, wenn sie zum Schutz des Arbeitnehmers beitragen. Deshalb sind dort z. B. Ausführungen über Schutzkleidung, Immunisierung und Handhabung von gebrauchter Wäsche oder Abfall zu finden.
Eng mit der Unfallverhütung verknüpft sind die technischen Regeln für Gefahrstoffe (TRGS), die den Umgang mit gefährlichen Substanzen, z. B. auch zur Reinigung oder Desinfektion, regeln und somit auch Einfluss auf Belange der Hygiene in Altenpflegeeinrichtungen nehmen.

6.1.9   Normen und andere Empfehlungen

Neben diesen übergreifenden Regelwerken gibt es auch spezielle Empfehlungen von Fachgesellschaften oder -ausschüssen wie:

- **Listen über geprüfte Desinfektionsmittel und Verfahren,** die vom Robert Koch-Institut (RKI) oder von der Deutschen Gesellschaft für Hygiene und Mikrobiologie (DGHM) herausgegeben werden und vor allem dem Hygienefachpersonal eine Hilfestellung in Desinfektionsfragen geben.
- **EN-, DIN- oder VDI-Normen,** die von Normungsausschüssen zusammengestellt wurden und vor allem technische Einzelheiten, z. B. im Rahmen der Sterilisation oder der Klimatisierung, abklären.
- **Stellungnahmen von Institutionen, Arbeitskreisen, Experten(gruppen)** zu speziellen Hygienefragen, z. B. zu hygienischen Erfordernissen bei der Haltung von Haustieren.

6.2   Verbindlichkeit von Regelwerken

Je nach Ursprung haben übergeordnete Regelungen eine unterschiedliche Verbindlichkeit:
- **Gesetze** wie das Infektionsschutzgesetz werden vom Bundesrat verabschiedet und haben eine strikte Verbindlichkeit, die ggf. auch mit rechtlichen Sanktionen eingefordert werden kann.
- **Verordnungen** sind Teile eines Gesetzes, die Details zum Gesetzestext enthalten. Sie haben damit die gleiche Verbindlichkeit wie Gesetze.
- **Vorschriften** wie die Unfallverhütungsvorschriften sind rechtsautonome Normen, deren Befolgung vom Herausgeber der jeweiligen Vorschrift erwartet wird. Somit hängt es von der Machtposition des Herausgebers ab, inwiefern die Einhaltung von Vorschriften eingefordert oder kontrolliert und die Missachtung mit Sanktionen belegt werden kann. Die Berufsgenossenschaft verfügt als Herausgeber der Unfallverhütungsvorschriften gegenüber dem Arbeitgeber über diese Möglichkeiten.
- **Richtlinien, Normen oder Stellungnahmen von Experten(gruppen)** stellen Empfehlungen dar, denen man sich anschließen kann. Die Rechtsprechung geht jedoch davon aus, dass den erhöhten Sorgfaltsanforderungen im Hygienebereich nur dann Genüge getan ist, wenn Bedingungen vorliegen, die dem Stand der Hygiene in jeder Hinsicht entsprechen. Der Stand der Hygiene ist wiederum Richtlinien, Normen und Stellungnahmen von Experten zu entnehmen. Wenn von einer Richtlinie abgewichen wird, ohne dabei einen mind. gleichwertigen Standard zu erzielen, kann dies als Fahrlässigkeit ausgelegt werden.

6.3   Hygiene und Recht

6.3.1   Vertragliche Haftung

Basis des Verhältnisses zwischen dem Träger eines Alten- und Pflegeheimes und seiner Bewohner ist der Heimvertrag gemäß § 5 des Altenheimgesetzes. Insbesondere werden in diesem Vertrag die Leistungen des Trägers beschrieben. Bezugspunkte sind die Unterkunft, die Verpflegung, die Betreuung (Pflege, Therapie und Rehabilitation) und das Entgelt. In Pflegeheimen hat der Heimvertrag das Charakteristikum eines Dienstvertrages, in Wohnheimen eines Mietvertrages. Das Angebot der in diesem Vertrag genannten Leistung implementiert, auch ohne Nennung von Details, dass ihre Erbringung den aktuellen und durch Regelwerke vorgegebenen Qualitätsmaßstäben entspricht. Hieraus ergibt sich die so genannte vertragliche Haftung, deren Verletzung zu zivilrechtlichen Konsequenzen führen kann, die häufig in finanziellen Forderungen münden.

6.3.2 Ordnungswidrigkeiten

Hygienemängel treten meist auf Grund von Kontrollen oder Begehungen zu Tage, andere fallen nach dem Auftreten von Infektionsfällen auf. Bei einem Verstoß gegen Gesetze und Vorschriften kann es sich um Ordnungswidrigkeiten handeln, die von den aufsichtsführenden Behörden mit Sanktionen belegt werden können, auch ohne dass ein konkreter Schaden eingetreten ist.

6.3.3 Deliktische Haftung

Wenn es dagegen auf Grund von Hygienemängeln und anderem Fremdverschulden zum Schadensfall kommt, ist die deliktische Haftung abzuklären. Hier können neben zivilrechtlichen Konsequenzen auch strafrechtliche wirksam werden. Entscheidend ist, inwiefern eine Verletzung der Sorgfaltspflicht vorliegt und ob diese als leicht oder grob fahrlässig oder sogar als vorsätzlich einzustufen ist. Wenn es sich um grobe Fahrlässigkeiten oder einen Vorsatz handelt bzw. wenn eine Betrachtung der etablierten Verhältnisse und/oder der vorliegenden Dokumentation einen solchen Rückschluss zulässt, tritt die so genannte Beweislastumkehr in Kraft, bei welcher nicht der Bewohner die Schuld des Trägers, sondern der Träger seine Unschuld beweisen muss.

6.3.4 Verteilung der Verantwortung

In Haftungsfragen wird zwischen Trägern, Vorgesetzten und Verrichtungs- bzw. Erfüllungsgehilfen (u.a. Altenpflegepersonal) unterschieden.

Träger

Der Träger haftet für die zugesagten Leistungen des Heimvertrages. Hierzu gehört neben der Schaffung baulicher und einrichtungstechnischer Voraussetzungen auch die Pflicht, ausreichendes und geeignetes Personal (Erfüllungsgehilfen) und Hilfsmittel zu stellen sowie Vorkehrungen gegen mögliche Gefahren zu treffen. Im Rahmen der Delikthaftung hat der Träger den Nachweis zu erbringen, dass er seine Mitarbeiter ordnungsgemäß ausgewählt, angeleitet und überwacht hat.

Vorgesetzte

Vorgesetzte haften zivilrechtlich für die ordnungsgemäße Personalauswahl sowie für deren Anleitung und Überwachung. Vorgesetzte können Arbeiten delegieren, also auf Verrichtungsgehilfen übertragen. Hierfür tragen sie eine **Anordnungsverantwortung.** Eine Anordnung setzt voraus, dass diejenige Person, der die Arbeit übertragen wird, auf Grund ihrer Ausbildung und Erfahrung in der Lage ist, sie sicher durchzuführen. Ggf. muss sich der Anordnende, z.B. bei der Übertragung von Injektionen, hiervon persönlich überzeugen.

Verrichtungsgehilfen

Verrichtungsgehilfen führen Arbeiten durch, die an sie delegiert wurden und tragen dafür die **Durchführungsverantwortung.** Wer als Verrichtungsgehilfe sich nicht befähigt fühlt, eine an ihn deligierte Tätigkeit durchzuführen, muss dies gegenüber dem Anordnenden deutlich machen und die Arbeit ablehnen.

6.4 Hygieneorganisation

6.4.1 Aspekte zur Gewährleistung einer guten Hygienequalität

Zur Gewährleistung einer guten Hygienequalität innerhalb eines Alten- und Pflegeheimes sind sehr unterschiedliche Aspekte zu berücksichtigen und regelnde Maßnahmen zu treffen:

- Neu- und Umbauten, Renovierungen, Installationen usw. sollen so erfolgen, dass Infektionsübertragungen entgegengewirkt wird.
- Die Abfallentsorgung muss die aktuellen Vorschriften und die Vorgaben der betreffenden Entsorgungsunternehmen berücksichtigen.
- Zur Beschaffung und Wartung hygienerelevanter Geräte, z.B. Steckbeckenspülen, ist entsprechendes Know-how notwendig.
- Die Herstellung und Verteilung von Lebensmitteln muss innerhalb eines Kontrollsystems gemäß den gesetzlichen Vorgaben erfolgen.
- Auch bei der Lagerung und Handhabung von Arzneimitteln, Sondennahrung usw. müssen Infektionsübertragungen ausgeschlossen werden.
- Die Vorbereitung, Durchführung und Nachbereitung medizinisch-pflegerischer Maßnahmen verlangt eine standardisierte und hygienisch sichere Arbeitsweise.
- Innerhalb des Personal- und Arbeitschutzes müssen die Vorgaben der Unfallverhütungsvorschriften und weiterer Regelwerke zur Arbeitssicherheit berücksichtigt werden.
- Zur Intervention bei Infektionszwischenfällen sind neben kompetenten Ansprechpartnern standardisierte Organisationsfestlegungen notwendig.

6.4.2 Personelle Organisation

Die Aufstellung soll deutlich machen, dass Hygiene in Alten- und Pflegeheimen nicht Sache eines einzelnen Mitarbeiters sein kann, welcher die gesamte Fach- und Entscheidungskompetenz in einer Person vereint, sondern in vielen Fällen die Koordination verschiedener Fachleute und/oder Entscheidungsträger erfordert. In größeren Institutionen empfiehlt sich hierzu die Schaffung eines **Hygiene-Arbeitskreises** oder einer **Hygienekommission** analog der Hygienekommission eines Krankenhauses. In kleineren Einrichtungen mag die Festlegung und Katalogisierung von Aufgaben und Zuständigkeiten sowie die Zuweisung von Kompetenzen, z.B. innerhalb von Stellenbeschreibungen, genügen, sodass nur in speziellen Fällen eine Teambildung notwendig ist.

Beauftragte

Zumindest in größeren Alten- und Pflegeheimen gibt es Mitarbeiter, die mit der Wahrnehmung besonderer Aspekte beauftragt sind:

- **Sicherheitsbeauftragte** sind Mitarbeiter, die auf Kosten der jeweiligen Berufsgenossenschaft ein mehrtägiges Seminar besucht haben und neben ihrer Berufstätigkeit die Aspekte der Arbeitssicherheit beobachtend und beratend wahrnehmen.
- **Abfallbeauftragte** sind meist Mitarbeiter aus dem technischen oder hauswirtschaftlichen Bereich großer Institutionen, denen als zusätzliche Berufsaufgabe die Regelung der Abfall- und evtl. auch der Wäscheentsorgung obliegt. Hiezu werden Seminare von unterschiedlichen Institutionen und von unterschiedlichem Umfang angeboten.
- **Hygienebeauftragte** in Alten- und Pflegeheimen sind pflegerische Mitarbeiter, welche mit der zusätzlichen Aufgabe betraut sind, die Hygiene innerhalb ihrer Institution beratend zu fördern.

Externe Fachleute

In der Praxis ist auch der Einbezug externer Fachleute unabdingbar. Gedacht ist an folgende Personen:

- **Ärzte,** die wenn sie nicht zur betreffenden Einrichtung gehören und so ohnehin Mitglied der Hygienekommission sind, als fester Ansprechpartner und Berater in hygienisch-medizinischen Fragen gewonnen werden sollten.
- **Krankenhaushygieniker**, d. h. Fachärzte für Hygiene und Umweltmedizin bzw. für Mikrobiologie und Infektionsepidemiologie, die z. B. bei baulichen Maßnahmen oder Infektionsausbrüchen beratend hinzugezogen werden sollten.
- **Hygienefachkräfte**, Krankenschwestern und -pfleger mit einer umfangreichen Zusatzausbildung, die z. B. bei der Erstellung von Hygieneplänen, bei der Durchführung mikrobiologischer Kontrollen oder der Schulung von Personal Hilfe leisten können.
- **Schädlingsbekämpfer**, welche die fachgerechte Erstellung und Durchführung eines Schädlingsbekämpfungsplanes gewährleisten sollen.

6.4.3 Betriebsinterne Regelwerke

Unabhängig davon müssen die angesprochenen Aspekte in betriebsinternen Regelwerken wie dem Hygieneplan, den Desinfektionsplänen, dem Abfallplan und weiteren Regelwerken verbindlich festgelegt werden:

- Der **Hygieneplan** enthält die internen Erkennungs-, Verhütungs- und Bekämpfungsmaßnahmen zum Infektionsschutz mit dem Ziel, die Hygienequalität der Institution zu fördern und zu sichern. Hierbei kann es sich um Tabellen, Übersichten oder frei verfasste Standards handeln.
- In **Desinfektionsplänen** werden die fortlaufenden Reinigungs- und Desinfektionsmaßnahmen geregelt.
- Der **Abfallplan** soll darüber Aufschluss geben, welche Abfälle und evtl. welche Schmutzwäschesorten auf welche Weise entsorgt werden.
- Das **Selbstkontrollkonzept** (HACCP-Konzept) der Küche (☞ Kap. 10.3.3) soll die einwandfreie Herstellung und den hygienischen Umgang mit Lebensmitteln sichern.
- Der **Schädlingsbekämpfungsplan** soll in Verbindung mit einer fachlichen Betreuung eine systematische Schädlingsüberwachung und -bekämpfung gewährleisten.

Begehungskatalog: Hygieneplan Standards/Standardthemen ☞ Kap. 14.2.4
Begehungskatalog: Hygieneplan Standards/Ergänzende und geplante Thermen ☞ Kap. 14.2.5
Hygieneplaninhalte ☞ Kap. 15.9
Desinfektionsplan ☞ Kap. 15.1 bis 15.4
Abfallplan ☞ Kap. 15.7

6.5 Aufgaben und Rolle des hygienebeauftragten Pflegenden

Obwohl die Hygiene als integrativer Aspekt der verschiedenen Dienstleistungen eines Alten- und Pflegeheimes anzusehen ist, zeigte die Praxis der vergangenen Jahre, dass das Fachwissen um die Infektionsgefahren und die daraus resultieren Präventionsmaßnahmen vor Ort häufig unzureichend war. Somit lag der Gedanke nahe, analog zu den Hygienefachkräften hygienebeauftragte Pflegekräfte auszubilden und diese mit der besonderen Wahrnehmung des Hygieneaspektes zu betrauen. Die Notwendigkeit eines Hygienebeauftragten lässt sich auch aus den Forderungen des Heimgesetzes (§ 11, Abs. 1, 9. und Abs. 2, 4.) ableiten.

6.5.1 Leitlinie der Deutschen Gesellschaft für Krankenhaushygiene (DGKH)

Bezüglich der Aufgaben, Ausbildungsinhalte und Ausbildungsdauer des Hygienebeauftragten gibt es zurzeit seitens der Behörden, Fachgesellschaften und Ausbildungseinrichtungen unterschiedliche Vorstellungen, zumal ein Konsens nur auf Länderebene möglich ist. Eine in diesem Zusammenhang häufig zitierte Stellungnahme ist in der 2002 veröffentlichten Leitlinie »Ausbildung von Hygienebeauftragten in Pflegeeinrichtungen« der Deutschen Gesellschaft für Krankenhaushygiene (DGKH) enthalten. Im Folgenden werden Passagen daraus, zum Teil auf das Wichtigste verkürzt, wiedergegeben:

- Zugangsvoraussetzungen sind ein bestandenes Alten- oder Krankenpflegeexamen und eine mind. zweijährige Berufsausübung in einer Pflegeeinrichtung.
- Als Ausbildungsumfang sind 200 bis 300 Unterrichtsstunden mit folgenden Themen vorgesehen:
  - Grundlagen der Infektionskrankheiten und Mikrobiologie.
  - Grundlagen der Hygiene.
  - Grundlagen der Hygienetechnik.
  - Spezielle Hygieneprobleme in Pflegeeinrichtungen.
- Ferner beinhaltet der in dieser Leitlinie beschriebene Ausbildungslehrgang ein 2 bis 4 wöchiges Praktikum und eine Abschlussprüfung.
- In Einvernehmen mit dem Träger sind folgende Aufgaben wahrzunehmen:
  - Mitwirkung bei der Einhaltung der Regeln der Hygiene und Infektionsprävention durch regelmäßige Begehungen aller Bereiche, Überwachung von Pflegetechniken, Erstellung, Fortschreibung und Überwachung der Einhaltung von Hygiene- und Arbeitsplänen.
  - Mitwirkung bei der Erkennung von nosokomialen Infektionen durch Aufzeichnung damit zusammenhängender Daten, Erstellung von Infektionsstatistiken und Mitarbeit bei epidemiologischen Untersuchungen.
  - Unterrichtung von Verantwortlichen über Verdachtsfälle.
  - Allgemeine und bereichsspezifische Beratung.
  - Schulung und praktische Anleitung des Personals.
  - Praktische Anleitung von in der Weiterbildung befindlichen Hygienebeauftragten.
  - Mitwirkung bei der Auswahl hygienerelevanter Verfahren und Produkte.
  - Mitwirkung bei der Planung funktioneller und baulicher Maßnahmen.
- Die nach dieser Leitlinie ausgebildeten Hygienebeauftragten können als solche nur in Pflegeeinrichtungen beschäftigt werden, nicht aber in Krankenhäusern. Demgegenüber ist es für ausgebildete Hygienefachkräfte auf Grund ihrer sehr viel umfangreicheren Ausbildung durchaus möglich, Pflegeeinrichtungen zu betreuen.

6.5.2 Wahrnehmung spezifischer Aufgaben in der Praxis

Wie die Ausbildung so wird auch das Beschäftigungs- und Aufgabenfeld Hygienebeauftragter in der Praxis unterschiedlich gesehen. In den meisten Fällen ist seitens der Heimleitung nicht angedacht, die Position des zum Hygienebeauftragten ausgebildeten Pflegenden im Organigramm des Hauses zu ändern und damit auch nicht das Vorgesetztenverhältnis und die Weisungsbefugnis. Bei der Wahrnehmung der oben angedeuteten Aufgaben steht jedoch der Hygienebeauftragte in einem ungewohnt engen Kontakt zu innerbetrieblichen Entscheidungsträgern wie Heimleitung, Pflegedienstleitung, Hauswirtschaftsleitung, Hausmeister, Küchenchef etc. und zu außerbetrieblichen Institutionen wie Heimaufsicht, MDK, Apotheken, Hausärzten oder Outsourcing-Unternehmen. Allen genannten Personen und Institutionen kann der Hygienebeauftragte durch eine bewusste Wahrnehmung fachspezifischer Aufgaben eine wichtige Unterstützung bieten (☞ Tab. 6.1). Es ist daher unerlässlich, innerbetrieblich die Aufgaben, Kompetenzen und Befugnisse des Hygienebeauftragten in Form einer detaillierten Beschreibung verbindlich festzulegen und ihm entsprechende zeitliche Ressourcen und Arbeitsmittel, z. B. die zeitliche Nutzung eines EDV-Arbeitsplatzes mit Internetanschluss, bereitzustellen.

Leitungs-personen	Hygienerelevante Aspekte	Unterstützung durch Hygiene-beauftragten
Heimleitung	• Umgang mit Behörden, Ämtern etc. • Festlegung von Rahmenbedingungen gegenüber Fremdfirmen • Wahrnehmung der Gesamtverantwortung • Veranlassung von Bauten, Umbauten und Neuanschaffungen • Qualitätssicherung	• Erarbeitung von hauseigenen Hygieneplänen, Hygienestandards, Desinfektionsplänen etc. • Berichte über den Hygienestatus des Hauses • Statistische Erfassung und Auswertung bestimmter Infektions- und Kolonisationsfälle • Mitwirkung bei der Abklärung hygienerelevanter Regelungspunkte gegenüber außerhäusigen Institutionen • Organisation und Begleitung von behördlichen Begehungen • Beratung bei Vertragsgestaltungen, baulichen Maßnahmen und Neuanschaffungen hygienerelevanter Geräte, Einrichtungsgegenstände etc. • Betreuung des Hygienearbeitskreises
Pflegedienstleitung	• Infektionsprophylaxe bei medizinisch-pflegerischen Maßnahmen • Pflegerisches Management bei Infektionsausbrüchen • Aufbereitung medizinisch-pflegerisch genutzter Geräte, Instrumente oder Utensilien	• Erarbeitung von Hygieneplänen, Desinfektionsplänen und Hygienestandards des Pflegebereiches • Beratung bei der Erstellung von Pflegestandards • Beratung, Organisationsmitwirkung und Sicherung des Informationsflusses bei Infektionsausbrüchen • Begehung des Pflegebereiches • Auditieren medizinisch-pflegerischer Maßnahmen • Hygienebezogene Schulung des Pflegepersonals
Hauswirtschaftsleitung	• Einkauf von Desinfektions- und Reinigungsmittel • Organisation der Hausreinigung, Abfallbeseitigung • Wäscheaufbereitung	• Beratung bei der Auswahl von Desinfektions- und Reinigungsmitteln • Beratung bei der Erstellung von Abfall- und Wäscheentsorgungsplänen • Begehung der Wäscherei und Einrichtungen zur Abfallentsorgung • Auditieren der Arbeitsabläufe in der Wäscherei

Leitungs-personen	Hygienerelevante Aspekte	Unterstützung durch Hygiene-beauftragten
Leiter der Haus-technik bzw. Hausmeister	• Wartung und Überprüfungen von hygienerelevanten Einrichtungen und Geräten • Bauliche Instandhaltung • Veranlassung eines Schädlings-monitorings bzw. einer Schäd-lingsbekämpfung	• Einsichtnahme in Wartungspläne • Einsichtnahme in Pläne zum Schädlingsmonitoring • Durchführung von mikrobiologi-schen Geräteüberprüfungen
Küchenleitung	• Gewährleistung einer hygiene-gerechten Lebensmittelherstel-lung, - austeilung, -lagerung etc. • Erstellung und Management des HACCP-Konzeptes	• Beratung bei der Erstellung des HACCP-Konzeptes • Einsichtnahme in HACCP-Kon-trollpläne • Begehung des Küchenbereiches • Auditieren der Arbeitsabläufe in der Küche

Tab. 6.1: Beispiele für hygienerelevante Aspekte der Leitungsbereiche und Möglichkeiten der Unterstützung durch den Hygienebeauftragten

Begehungskatalog: Analyse der betrieblichen Organisation ☞ Kap. 14.2

7 Personalbezogene Hygiene

Die Hygiene in stationären Einrichtungen des Gesundheitswesens ist im Wesentlichen von der Sachkenntnis und der Disziplin des Personals abhängig. Dies trifft nicht nur im Sinne des Bewohnerschutzes, sondern auch im Sinne der Arbeitssicherheit zu.

In diesem Abschnitt wird die Personalhygiene als eine Art Sicherheitskultur angesehen, die sich in Regelwerken und Organisationsstrukturen (☞ Kap. 7.1), im äußeren Erscheinungsbild des Mitarbeiters (☞ Kap. 7.2), im sinnvollen Gebrauch von Berufs- und Schutzkleidung (☞ Kap. 7.3) und vor allem in einer verlässlichen Händehygiene (☞ Kap. 7.4) widerspiegelt. Auch wenn diesbezüglich gute Rahmenbedingungen geschaffen wurden, sind Verletzungen und nachfolgende Infektionen nicht ausgeschlossen. Neben Ausführungen über Infektionsgefahren am Arbeitsplatz werden im Kapitel 7.5 Informationen über die richtige Verhaltensweise im Verletzungsfall und über Impfmöglichkeiten gegeben.

7.1 Regelwerke und Organisation

Gesetze und Vorschriften

Basierend auf der Sozialgesetzgebung gibt es in Deutschland zahlreiche Gesetze und Vorschriften, die sich mit dem Thema Arbeitsschutz beschäftigen. Als wichtigste Regelwerke wären hier das Arbeitsschutzgesetz, das Arbeitssicherheitsgesetz, das Mutterschutzgesetz, die Unfallverhütungsvorschriften der Berufsgenossenschaften, die Gefahrstoffverordnung und die Biostoffverordnung zu nennen.

Zur Regelung der Arbeitssicherheit vor Ort ist vor allem die genaue Kenntnis der **Unfallverhütungsvorschriften** BGV A1 »*Allgemeine Vorschriften*« und BGV C8 »*Gesundheitsdienst*« notwendig (die Abkürzung BGV leitet sich ab von **B**erufs**g**enossenschaftlichen **V**orschriften). *Unfallverhütungsvorschriften (UVV) und Technische Regeln für Gefahrstoffe (TRGS)* ☞ Kap. 6.1.8

> **Hinweis**
>
> Beide Dokumente, aber auch weitere Gesetze und Vorschriften zur Arbeitssicherheit sind einsehbar unter der Internetadresse
> http://www.med-rz.uni-sb.de/verwaltung/arbeitssicherheit/gesetze.html
> Unfallverhütungsvorschriften können aber auch bei der Berufsgenossenschaft für Gesundheitsdienst und Wohlfahrtspflege, Pappelallee 35/37, 22089 Hamburg angefordert werden.

Organisation

Zur Wahrnehmung des Themas Arbeitssicherheit gibt es innerbetrieblich haupt- und nebenamtliche Sicherheitsingenieure, Sicherheitsbeauftragte und den betriebsärztlichen Dienst.

- **Sicherheitsingenieure** haben Ingenieurwissenschaften studiert und eine in mehrwöchigen Lehrgängen vermittelte Zusatzqualifikation erworben. Sie werden von Alten- und Pflegeheimen meist nur punktuell zur Abklärung bestimmter Sachfragen, z. B. im Rahmen von Neu- oder Umbauten, hinzugezogen.
- **Sicherheitsbeauftragte** sind Mitarbeiter, die auf Kosten der jeweiligen Berufsgenossenschaft ein mehrtägiges Seminar besucht haben und neben ihrer Berufstätigkeit die Aspekte der Arbeitssicherheit beobachtend und beratend wahrnehmen.
- **Betriebsärzte** sind Mediziner, die eine Zusatzausbildung im Bereich der Arbeitsmedizin haben. Ihre Aufgaben liegen hauptsächlich in der Beratung, Untersuchung und weiteren medizinischen Betreuung der Mitarbeiter. Details über die Tätigkeit von Betriebsärzten enthält die Unfallverhütungsvorschrift »*Betriebsärzte*« (BGV A7) und die Unfallverhütungsvorschrift »*Arbeitsmedizinische Vorsorge*« (BGV A4).

Hinweis

Für das komplexe Feld der Arbeitssicherheit ist eine fachgerechte Einweisung unabdingbar. Für Verantwortliche und Entscheidungsträger mit besonderem Bezug zu diesem Thema sind daher der kostenlose Lehrgang zum Sicherheitsbeauftragten und nachfolgend der Besuch entsprechender Fortbildungsveranstaltungen ebenso wie der regelmäßige Dialog mit dem betriebsärztlichen Dienst dringend zu empfehlen.

Im Arbeitsalltag ist es wichtig, dass die Regeln zur Arbeitssicherheit nachles- und einsehbar sind und dass auch eine entsprechende **Belehrung** stattgefunden hat und ggf. zu wechselnden Themen regelmäßig erfolgt. Die Unfallverhütungsvorschriften sollten frei einsehbar an den jeweiligen Gefährdungsorten ausgehängt sein. Für spezielle Gefährdungspunkte besteht eine **Kennzeichnungspflicht,** die in der Unfallverhütungsvorschrift »*Sicherheitskennzeichnung am Arbeitsplatz*« (BGV A8) beschrieben wird. Regeln zur Arbeitssicherheit sind auch in allen betreffenden weiteren betriebsinternen Regelwerken wie Pflegestandards, Desinfektions- und Hygieneplänen, Betriebsanleitungen usw. zu berücksichtigen.

7.2 Personalhygiene

Unabhängig vom jeweiligen Arbeitsplatz wird ein ordentliches und sauberes Erscheinungsbild vorausgesetzt, da dieses nicht nur hygienische Selbstverständnis des Hauses widerspiegelt, sondern auch zum Wohlbefinden und zum Sicherheitsgefühl des Heimbewohners beiträgt. Für direkt am und mit dem Bewohner arbeitende Personen gilt:
- Die Hände sollen in einem gepflegten Zustand sein.
- Die Indikationen und Durchführungsanweisungen zur Händedesinfektion sind einzuhalten.
- An Händen und Unterarmen dürfen beim Umgang mit Patienten keine Schmuckstücke oder Uhren getragen werden.
- Es ist darauf zu achten, dass langes Haar nicht in den Arbeitsbereich herabhängt.
- Mitarbeiter, die Krankheitserreger ausscheiden, müssen hierüber ihren Vorgesetzten informieren, der daraufhin zur Abklärung weiterer Maßnahmen Kontakt mit dem betriebsärztlichen Dienst aufnimmt.
- Es ist eigenverantwortlich darauf zu achten, dass sich die Dienstkleidung in einem sauberen Zustand befindet und gemäß den Festlegungen für Berufs-, Bereichs- und Schutzkleidung getragen, gewechselt und der Aufbereitung übergeben wird.

7.3 Berufs- und Schutzkleidung

Beim beruflichen Umgang mit Bewohnern ist zumindest aus Gründen der Hygiene und des Arbeitsschutzes das Tragen von Berufskleidung nicht gefordert. Je weniger es sich jedoch nur um Bewohner im Sinne eines speziellen Mietverhältnissen und je mehr es sich um schwerpflegebedürftige, kranke Menschen handelt, besteht bei der Durchführung medizinisch-pflegerischer Tätigkeiten die Gefahr, dass Bestandteile der körpereigenen Keimbesiedelung (hauptsächlich Haut-, Nasen-Rachen- und Darmflora) vom Personal auf den Bewohner, vom Bewohner auf das Personal oder vom Bewohner über das Personal zu anderen Bewohnern übertragen werden. Um einerseits den Bewohner vor Florabestandteilen des Personals, andererseits das Personal vor Keimpotentialen zu schützen, ist Berufs- und Schutzkleidung häufig angebracht.

7.3.1 Berufskleidung

Berufskleidung in Form von Kitteln, Kasacks, Hosenanzügen oder Overalls dient nicht nur dazu, Berufsangehörige als solche kenntlich zu machen, sondern soll darüber hinaus die Privatkleidung vor Verunreinigungen im Rahmen der Berufstätigkeit schützen.

- Das Gewebe muss desinfizierbar (kochbar), luftdurchlässig und feuchtigkeitsaufsaugend und unanfällig gegen statische Aufladung sein.
- Berufskleidung soll geschlossen getragen werden. Das Tragen von privaten Jacken, Westen usw. über der Berufskleidung ist im pflegerischen Arbeitsbereich aufgrund der möglichen Kontaminationsgefahr abzulehnen.
- Berufskleidung soll mindestens zweimal wöchentlich und bei sichtbarer Verschmutzung gewechselt werden.

Hinweis

Das Textilforschungsinstitut Hohenstein hat 1992 einen Textilien-Leitfaden herausgegeben, der die Qualitätskriterien von Krankenhauswäsche u. a. auch von Berufskleidung näher definiert. Diese Definitionen stellen z. B. bei Leasingverträgen oder Ausschreibungen eine wertvolle Hilfe dar. Sie können diese Broschüre über die Internetadresse http://www.hohenstein.de/leitfaden_gesetz.pdf kostenpflichtig beziehen.

7.3.2 Schutzkleidung

Schutzkleidung dient im Alten- und Pflegeheim dazu, das Personal vor Gefahren wie Infektion, Allergisierung, Verschmutzung oder Verletzungsgefahr zu schützen. Ihr Einsatz begründet sich vor allem durch die in den Unfallverhütungsvorschriften (UVV) enthaltenen Vorgaben. Unterschieden werden:

- **Textile desinfizierbare Schutzkittel** (☞ Abb. 7.1 a) zur Vermeidung indirekter Kontaktübertragungen, z. B. bei der Pflege von infektiösen Bewohnern.
- **Flüssigkeitsdichte Schürzen** (☞ Abb. 7.1 b) zum Schutz der Privat- oder Berufskleidung vor Nässe sowie vor infektiösen oder anderweitig schädigenden Substanzen, z. B. bei der Pflege inkontinenter Bewohner.
- **Mund-Nasenschutz-Masken** (☞ Abb. 7.1 c) zum Schutz des Bewohners bzw. des Personals vor aerogenen Infektionsübertragungen, z. B. bei der Pflege von Bewohnern mit MRSA in den Atemwegssekreten.
- **Schutzhandschuhe** (☞ Abb. 7.1 d) zum Schutz des Personals vor Nässe sowie vor infektiösem Material, z. B. beim Umgang mit Fäkalien, oder anderweitig schädigenden Substanzen, z. B. bei der Arbeit mit Grobdesinfektionsmitteln.
- **Schutzbrillen** (☞ Abb. 7.1 e) zum Schutz der Augen vor infektiösen oder anderweitig schädigenden Substanzen, z. B. beim Umfüllen oder Auffüllen von Reinigungsmitteln.
- **Haarschutzhauben** (☞ Abb. 7.1 f) zum Schutz vor herabfallenden Haaren und Schuppen, z. B. bei der Herstellung von Lebensmitteln.
- **Schutzschuhe** (☞ Abb. 7.1 g) zum Schutz der Füße vor Nässe, z. B. beim Duschen von Bewohnern, sowie infektiösen oder anderweitig schädigenden Substanzen.

Abb. 7.1: Verschiedene
Arten der Schutzkleidung
[M 119]
a) Textiler Schutzkittel
b) Flüssigkeitsdichte Schürze
c) Mund-Nasenschutz-Maske
d) Schutzhandschuhe

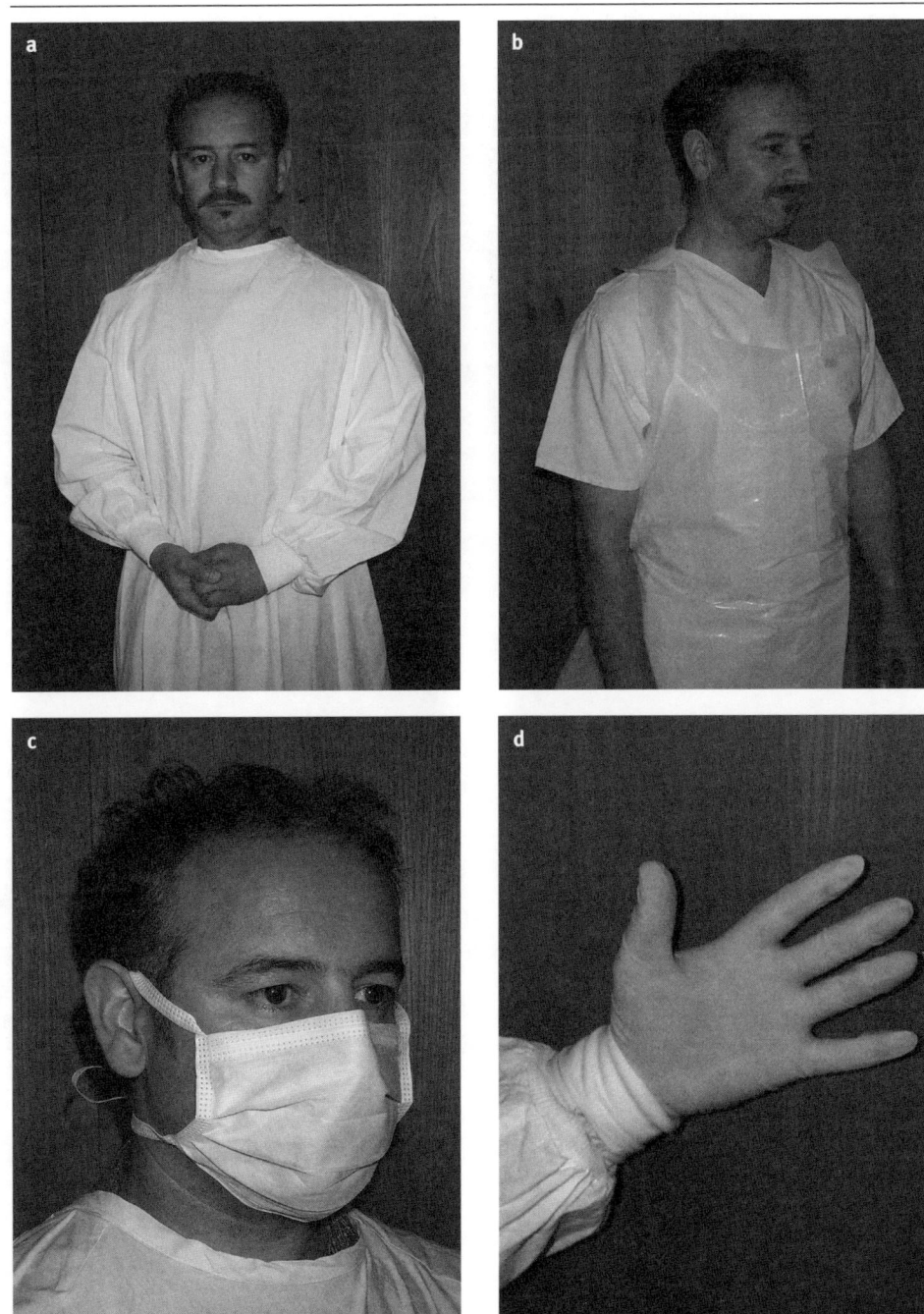

Abb. 7.1: Verschiedene
Arten der Schutzkleidung
[M 119]
e) Schutzbrille
f) Haarschutzhaube
g) Schutzschuhe

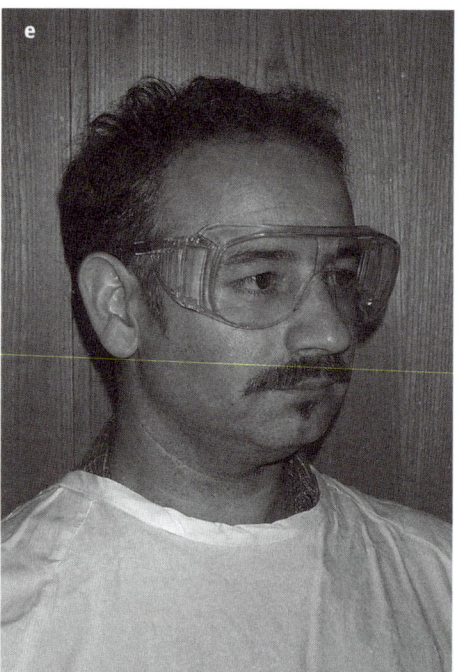
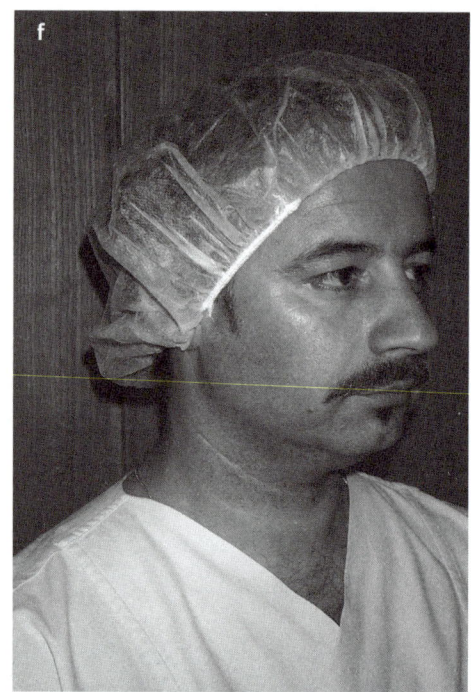
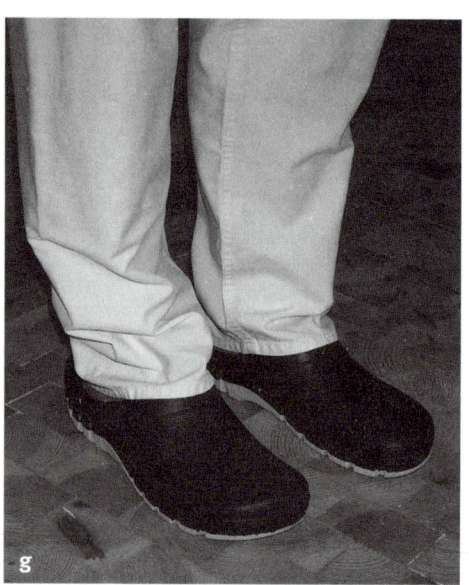

7.4   Händehygiene

Die weitaus meisten Infektionen im Zusammenhang mit medizinisch-pflegerischen Maßnahmen werden durch Kontakte über die Hände des Personals übertragen. Der Grund liegt darin,
dass von den Händen sowohl Bestandteile der Residentflora (z. B. Staphylococcus epidermidis) als auch durch zahlreiche Berührungen zeitweilig mitgeführte Keime völlig unterschiedlicher Art an Eintrittspforten, z. B. Wunden, herangetragen werden. Es kann also nicht ver-
wundern, dass es kaum eine Hygienemaßnahme gibt, die soviel nachweisbare Effizienz
vorweisen kann wie die Händehygiene.

Ziele der Händehygiene

Die Händehygiene verfolgt zum Schutz des Bewohners **und** des Personals folgende Ziele:
- Durch das **Händewaschen** sollen Verschmutzungen der Hände beseitigt werden.
- Die **Händedesinfektion** soll die Zahl der an den Händen befindlichen Keime reduzieren oder beseitigen, wobei die hygienische Händedesinfektion (Abtötung der Transientflora) von der chirurgischen Händedesinfektion (Abtötung der Transient- und Residentflora) unterschieden wird, im Pflegebereich aber nur die hygienische Händedesinfektion zur Anwendung kommt.
- Über **Kontaminationsvermeidung** soll erreicht werden, dass mögliche Übertragungswege und Kontakte mit gesundheitsschädigenden Substanzen unterbunden werden.
- Durch die **Handpflege** sollen sich die Hände in einem intakten, gepflegten Zustand befinden, um einem möglichen Eindringen von Krankheitserregern (z.B. Nagelwalleiterung) entgegenzuwirken.

Der **Verzicht auf Hand- und Armschmuck,** incl. Eheringe und Uhren, beim Umgang mit zu pflegenden Bewohnern ist obligatorisch, um die genannten Ziele erreichen zu können.

7.4.1 Händereinigung und hygienische Händedesinfektion

Indikationen

Das **Händewaschen** ist eine Reinigungsmaßnahme, die in vielen Fällen routinemäßig durchzuführen ist:
- Bei sichtbarer Verschmutzung der Hände
- Bei Beginn und Beendigung einer Arbeitsschicht
- Nach dem Toilettengang, Naseputzen
- Vor der Essenverteilung
- Nach pflegerischen Kontakten mit nichtinfizierten Bewohnern.

Demgegenüber findet die **Händedesinfektion** überall dort Anwendung, wo die Keimbesiedelung der Hände Bewohner gefährden könnte, z.B. bei der Augenpflege, oder wenn anzunehmen ist, dass eine Kontamination der Hände stattgefunden hat, z.B. nach der Hilfe bei der Ausscheidung. Typische Indikationen sind in einem Pflegebereich zu folgenden Zeitpunkten gegeben:
- Vor aseptisch durchzuführenden Arbeiten, wie Injektion- oder Infusionsvorbereitung
- Vor medizinisch-pflegerischen Maßnahmen, auch wenn dabei Handschuhe getragen werden, z.B. beim Legen eines Blasenkatheters, bei Verbandswechseln oder Blutentnahmen
- Vor Kontakt mit Menschen, die im besonderen Maße infektionsgefährdet sind, z.B. Bewohnern unter Zytostasetherapie
- Nach Kontakt mit potentiell oder definitiv infektiösem Material, z.B. Blut oder Fäces, infizierten Körperregionen wie Dekubiti, Schleimhäuten, verletzter Haut. Ebenfalls nach dem Umgang mit potentiell kontaminierten Gegenständen, Flüssigkeiten oder Flächen, z.B. mit:
  – Urinsammelsystemen
  – Absauggeräten
  – Beatmungsgeräten
  – Schmutzwäsche
  – Abfällen
- Nach Kontakt mit infizierten oder kolonisierten Patienten, z.B. mit MRSA
- Nach Ablegen von Schutz- oder sterilen Handschuhen.

Durchführung

Bei der Durchführung werden der Handrücken, die Fingerzwischenräume, die Fingernägel, das Handgelenk und die Daumenaußenseite häufig ungenügend berücksichtigt, was Wirkungslücken verursacht (☞ Abb. 7.2). Eine korrekte Durchführung (☞ Abb. 7.3) soll dies ausschließen:
- Zur Desinfektion werden in der Regel **alkoholische Präparate der DGHM-Liste** mit einer kurzen, praxisgerechten Einwirkzeit (30 Sek.) verwendet. Händedesinfektionsmitteln wer-

Abb. 7.2: Typische Wirkungslücken nach einer hygienischen Händedesinfektion.
[U120]
Je dunkler die Zone in der
Abbildung markiert ist,
desto häufiger befinden
sich an der Stelle noch
Wirkungslücken im Bereich
der Handinnenfläche (links)
und des Handrückens
(rechts).
Abbildung mit freundlicher
Genehmigung der Firma
Bode Chemie Hamburg.

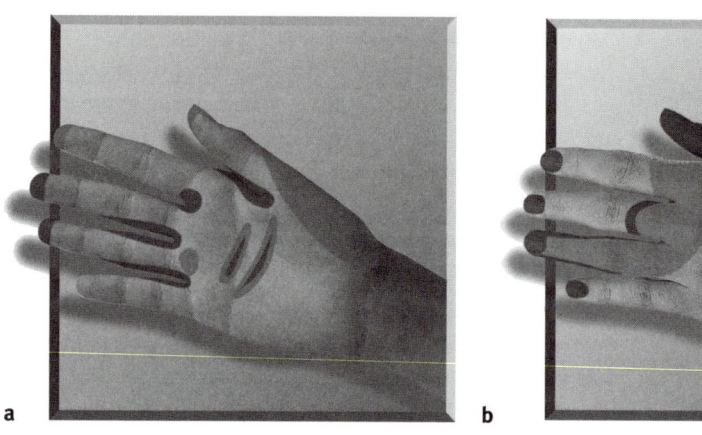

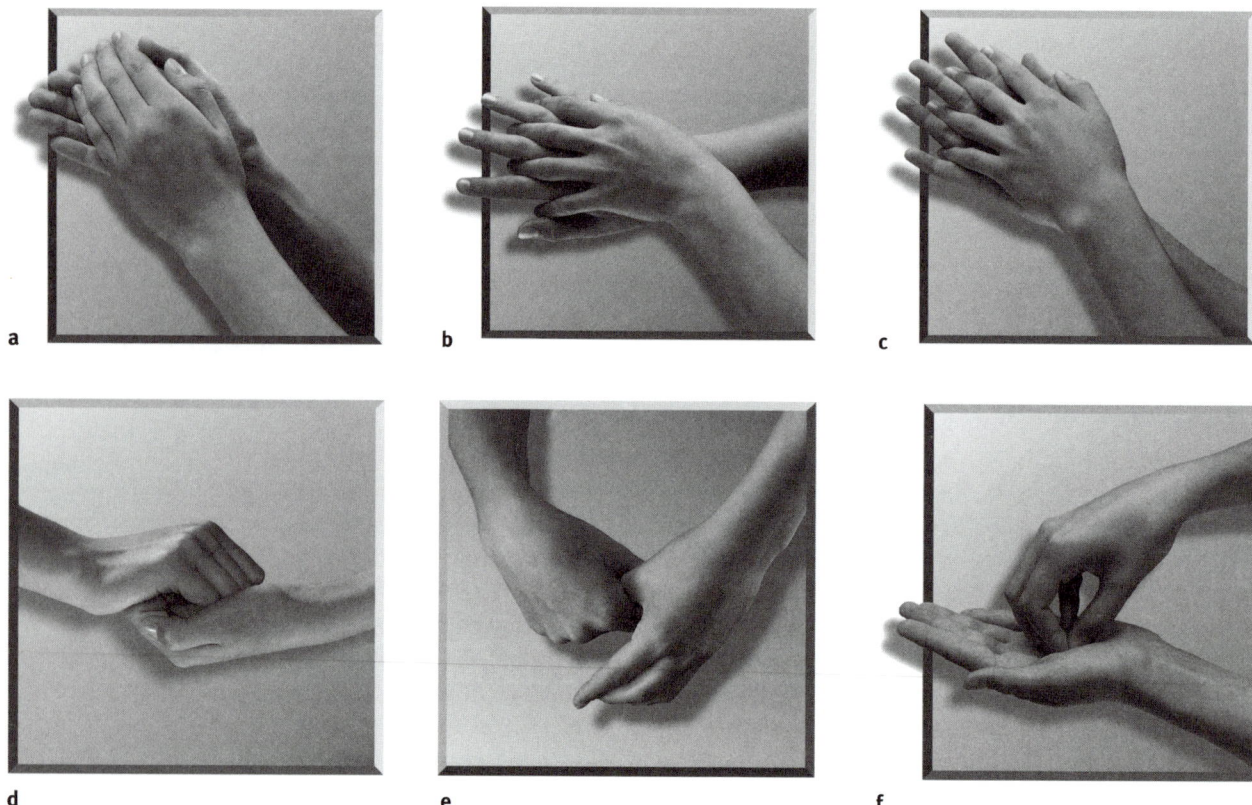

Abb. 7.3: Durchführung der hygienischen Händedesinfektion. [U120]
a) Desinfektionmittel Handfläche auf Handfläche verreiben.
b) Handfläche auf Handrücken im Wechsel für beide Hände.
c) Handfläche auf Handfläche mit verschränkten, gespreizten Fingern.
d) Außenseite der Finger auf gegenüberliegende Handfläche mit verschränkten Fingern.
e) Kreisendes Reiben der Daumen in der geschlossenen Handfläche für beide Hände.
f) Kreisendes Reiben hin und her mit geschlossenen Fingerkuppen in der Hohlhand für beide Hände.
Abbildung mit freundlicher Genehmigung der Firma Bode Chemie Hamburg.

den üblicherseits rückfettende und andere kosmetische Substanzen zugefügt, um eine gute Hautverträglichkeit zu sichern.

- Eine ausreichende Menge Desinfektionsmittel (ca. 3 bis 5 ml, dies entspricht zwei Hüben aus dem Spender) wird in die trockene hohle Hand gegeben. Wasserrückstände beeinträchtigen die Wirkung.
- Das Verreiben des Mittels soll unter Berücksichtigung der bekannten Schwachstellen (☞ Abb. 7.2) erfolgen.
- Während einer Einwirkzeit von 30 Sek. sollen die Hände feucht bleiben, ggf. muss erneut Desinfektionsmittel genommen werden.

Probleme und Regeln

- Von einzelnen Mitarbeitern wird berichtet, dass **Hautdefekte, Hautentzündungen** etc. eine Händedesinfektion unmöglich machen und darum nur ein Waschen der Hände durchführbar sei. Neben einer Kontaktaufnahme mit dem Betriebsarzt (erhöhte Infektionsgefahr für den betreffenden Mitarbeiter) ist hier ein vermehrter Gebrauch von Handschuhen (was jedoch Hautentzündungen verstärken kann) oder ein (zeitweiliger) Ausschluss von der Durchführung medizinisch-pflegerischer Maßnahmen die Konsequenz.
- Ebenso gibt es Personen, die auf bestimmte Händedesinfektionsmittel **allergisch** reagieren. Hierfür ist normalerweise nicht die Wirksubstanz (Alkohol), sondern einer der Begleitstoffe verantwortlich. Für betroffene Personen gibt es von allen großen Desinfektionsmittelfirmen hypoallergene Händedesinfektionsmittel, die frei von Farb- oder Duftstoffen sind.
- Einige Mitarbeiter sehen die Händedesinfektion als eine **Art »Schlussversiegelung«** des Händewaschens an. Davon ist abzuraten, da das häufige Händewaschen die Haut weit mehr strapaziert, als dass dies bei der Händedesinfektion der Fall wäre. Zudem muss die Wirkung des Desinfektionsmittels in Frage gestellt werden, wenn die Hände vom Waschen noch feucht sind. Händedesinfektion statt -waschen macht bei »an sich« sauberen Händen mehr Sinn.
- Auch wenn die Hände tatsächlich verschmutzt sind, ist die **Reihenfolge** »erst waschen, dann desinfizieren« unsachgemäß, da das Berühren der Armaturen mit verschmutzten Händen zur Entstehung indirekter Kontaktübertragungen beiträgt. Bei leicht verschmutzten Händen gilt also »erst desinfizieren, dann waschen«. Wenn die Hände wirklich stark verschmutzt sind, empfiehlt es sich, die Hände mit einem desinfektionsmittelgetränkten Einmalhandtuch zu reinigen, dann die Hände zu waschen, danach gründlich abzutrocknen und abschließend zu desinfizieren.

7.4.2 Kontaminationsvermeidung

Zum **Personalschutz** soll ein Handkontakt mit vermutlich infektiösem, schmutzigem, allergisierendem oder anderweitig gesundheitsschädlichem Material durch das Tragen von Schutzhandschuhen verhindert werden. Dies gilt z. B. für Kontakte mit Ausscheidungen, Blut, Sekreten oder Pflegemaßnahmen in Verbindung mit kolonisierten Körperregionen, z. B. bei Mundpflege. Auch der Umgang mit sensibilisierenden bzw. gefährlichen Stoffen, z. B. Grobdesinfektionsmitteln, wird mit Schutzhandschuhen ausgeführt.

Beim **Schutz des Patienten** geht es darum, über No-Touch-Technik oder den Gebrauch steriler Handschuhe eine Keimübertragung zu vermeiden (☞ Kap. 11.3).

Hinweis

Ausführliche berufsgenossenschaftliche Regeln für Sicherheit und Gesundheit (BGR) bei der Arbeit im Zusammenhang mit Desinfektionsarbeiten im Gesundheitsdienst enthält die BGR 206, die über die Berufsgenossenschaften zu beziehen ist.

Beschaffenheit von Handschuhen

Handschuhe zum Schutz des Personals und des Bewohners müssen so beschaffen sein, dass sie der vermutbaren mechanischen Belastung sicher standhalten, flüssigkeits- und keimdicht sind und nicht sensibilisieren. In der Praxis können diese drei Punkte erhebliche Probleme bereiten, sodass nicht allein der Preis entscheidet, welche Handschuhe für welchen Zweck verwendet werden. Es empfiehlt sich somit, den Aspekt, welche Art Handschuhe in welcher Situation zu tragen sind, in den Reinigungs- und Desinfektionsplan zu integrieren. Unabhängig davon ist sicherzustellen, dass die benötigten Größen vor Ort verfügbar sind.

Die früher gebräuchlichen gepuderten Latexhandschuhe hatten ein hohes Allergisierungspotential und wurden durch Interventionen der Berufsgenossenschaft und verbindliche Vorschriften (TRGS 540) weitgehend durch **hypoallergene Materialien** ersetzt. Heute verwendet man neben ungepuderten Latexhandschuhen vorzugsweise Einmalhandschuhe aus Materialien wie Vinyl, Copolymer oder Polyethylen.

Die Auswahl und der erforderliche **Grad der Keimarmut** der Handschuhe hängen von der jeweiligen Situation ab:

- Wenn ein Kontakt zu Eintrittspforten oder zu sterilen, invasiv verwendeten Instrumenten durch Handberührung möglich ist (z.B. bei ausgedehnten Wundspülungen), sind sterile Handschuhe notwendig.
- Bei pflegerischen Maßnahmen wie Mund-, Haar- oder Augenpflege genügen Schutzhandschuhe, die nach der Durchführung entsorgt werden.
- Bei Reinigungstätigkeiten, z.B. bei der Aufbereitung von Waschschalen, können normale, aber personengebundene Haushaltshandschuhe getragen werden.

Regeln zum Gebrauch von sterilen Handschuhen

- Beim Anziehen von sterilen Handschuhen muss peinlich darauf geachtet werden, dass die Außenseite nicht berührt wird (☞ Abb. 7.4a).
- Beim Entfernen von benutzten Handschuhen soll mit der unbehandschuhten Hand die Außenseite nicht berührt werden (☞ Abb. 7.4b).
- Während des Tragens darf keine Berührung mit unsterilen Materialien, z.B. Desinfektionsmittelflaschen oder Verpackungsmaterial, stattfinden.
- Das Tragen von Handschuhen soll an klare Indikationen gebunden sein.
- Sie sollen nicht über die notwendige Zeit hinaus getragen werden, da sie eine starke Schweißbildung provozieren, was hautschädigend und allergiefördernd ist. Davon abgesehen sind kontaminierte Handschuhe ähnlich gefährlich wie kontaminierte Hände.
- Sie sollen nur über trockene Hände gezogen werden.
- Nach längerem Tragen von Handschuhen soll vor weiteren Arbeiten eine hygienische Händedesinfektion erfolgen, da schweißige Hände erhebliche Keimpotentiale aufweisen können.

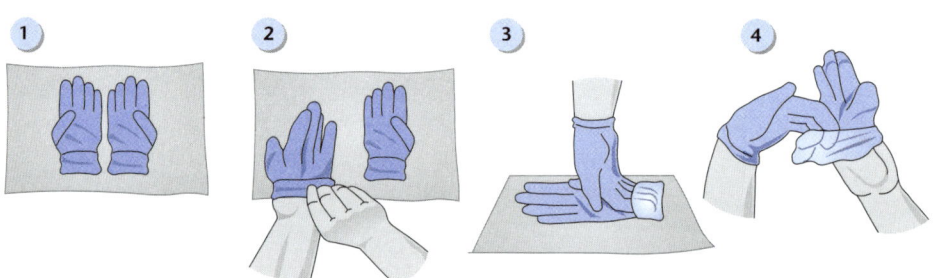

Abb. 7.4 a: Anziehen steriler Handschuhe [L157]
Um sich alleine sterile Handschuhe anzuziehen, werden sie aus der Verpackung genommen und mit dem Einpackpapier so hingelegt, dass die Stulpen nach vorn zeigen. (1) Ein Handschuh wird mit einer Hande an der Stulpe angefasst und über die andere Hand gezogen. (2) Die behandschuhte Hand greift nun unter die Stulpe des anderen Handschuhs (3) und zieht ihn über die unbehandschuhte Hand (4).

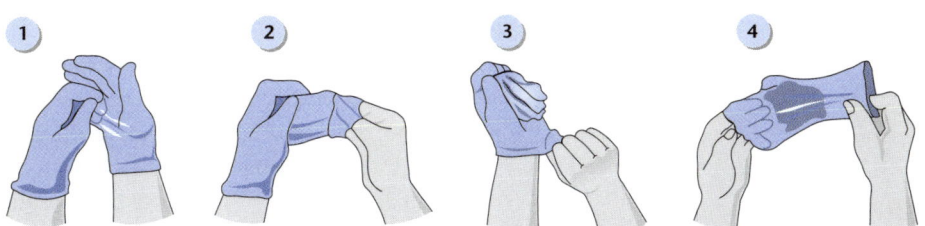

Abb. 7.4 b: Ausziehen steriler Handschuhe [L157]
Um die kontaminierten Handschuhe wieder auszuziehen, greift eine Hand in die Innenfläche der anderen Hand (1), hebt ihn an, zieht ihn ab (2) und hält ihn fest. Die unbehandschuhte Hand fasst nun unter die Stulpe der behandschuhten Hand (3) und zieht ihn ebenfalls ab, so dass am Ende der Handschuh umgekrempelt ist und den anderen in sich behält (4).

7.4.3   Handpflege

Hautschäden an den Händen können den Effekt, dass Hände als Keimpotential in Erscheinung treten, wesentlich verstärken. Chronische Hautschäden (z.B. in Form einer Abnutzungsdermatose oder eines allergischen Ekzems) bringen die Gefahr der Berufsunfähigkeit mit sich. Insofern sollte jeder Pflegende ein hohes Interesse daran haben, die Hände vor Irritationen zu schützen.
Die häufigsten Gründe für **Hautirritationen im beruflichen Umfeld** sind:
- Häufiges Waschen anstelle von Händedesinfektion, häufiges Arbeiten im feuchten Milieu
- Gewohnheitsmäßiger Gebrauch von Handbürsten für die Handfläche und den Handrücken
- Gewohnheitsmäßiges Tragen flüssigkeitsdichter Handschuhe ohne Indikation
- Handkontakt mit sensibilisierenden Stoffen, z.B. Grobdesinfektionsmitteln.
Neben der Vermeidung dieser Faktoren empfiehlt sich der Gebrauch von Handpflegemitteln. Dabei eignen sich **Öl-in-Wasser-Produkte,** die schnell einziehen und keinen Fettfilm hinterlassen, zur routinemäßigen Hautpflege zwischendurch. Hingegen sind **Wasser-in-Öl-Produkte,** die einen dünnen Fettfilm hinterlassen, als Handcreme zum Schichtende oder vor Arbeiten mit Wasserkontakt indiziert.

7.5   Persönlicher Infektionsschutz am Arbeitsplatz

> **Hinweis:**
> Von den vielfältigen Möglichkeiten arbeitsbedingter Schädigungen im Gesundheitsdienst, wie Infektionserkrankungen, Allergien und Hautschäden, weiteren Schäden durch Gefahrenstoffe, Rückenschäden und psychischen Gesundheitsbeeinträchtigungen, soll in diesem Rahmen allein auf den Infektionsaspekt eingegangen werden.

7.5.1   Infektionsgefahren am Arbeitsplatz

Dadurch, dass jeder Pflegende tagtäglich Kontakt mit kontaminierten Materialien und infektiösen Bewohnern haben kann, ist er ernstzunehmenden Infektionsgefahren ausgesetzt:
- Im Vordergrund stehen **hämatogen übertragbare Erkrankungen** wie Hepatitis B und C und die Ansteckung mit HIV, die vor allem durch Verletzungen mit spitzen oder scharfen blutkontaminierten Gegenständen wie Kanülen übertragen werden können.
- Bei **fäkal-oralen Übertragungen** stellen vor allem Hepatitis A und Salmonellose ein Risiko dar.

- Darüber hinaus sind auch **aerogene Übertragungen** von Influenza-, Tuberkulose- oder Diphtherie-Erregern denkbar.

Dass es dennoch relativ selten zu Infektionen des Personals kommt, ist einerseits der normalen Abwehrlage des Personals, andererseits den etablierten Maßnahmen der **Basishygiene** zu verdanken. Eine wichtige Sorge in Hinblick auf Infektionsgefahren für das medizinisch-pflegerische Personal gilt daher der geregelten Entsorgung spitzer, scharfer Gegenstände, dem Verhalten im Verletzungsfall und bei vorhandenen Hautläsionen sowie der Beseitigung von Impflücken und der Schulung des Personals.

7.5.2   Entsorgung spitzer, scharfer Gegenstände

Im Zusammenhang mit Injektionen, Blutentnahmen, dem Legen von Venenzugängen und vergleichbaren Tätigkeiten gibt es die Möglichkeit, sich an benutzten Kanülen zu verletzen. Es gilt daher der Grundsatz, dass spitze und scharfe Instrumente **sofort** nach Gebrauch in ein stichfestes Behältnis entsorgt werden. Das Wiederaufsetzen von Schutzkappen (Recapping) nach Gebrauch ist ebenso wie das Nachstopfen von Kanülen in bereits volle Entsorgungsbehältnisse besonders gefährlich und daher verboten.

Als **durchstichfeste Behältnisse** eignen sich für feste Standorte leere Plastikkanister (z. B. leere, stichfeste Desinfektionsmittelkanister mit ca. 5 Liter Fassungsvermögen) und für den mobilen Gebrauch kleine, spezielle Plastikdosen (mit ca. 0,5 Liter Fassungsvermögen), die z. B. fest mit einem Spritzentablett verbunden werden können (☞ Abb. 7.5). Damit diese Hilfsmittel akzeptiert und benutzt werden, sollte die Entsorgungsmethode gut praktizierbar und den etablierten Arbeitsabläufen angepasst sein. Volle Behältnisse sind so zu verschließen, dass ein unbeabsichtigtes Öffnen nicht möglich ist. Die **Entsorgung** erfolgt dann mit dem übrigen B-Müll (☞ Kap. 10.1). Ein Umfüllen voller (kleiner) Behältnisse in andere (größere) ist gefährlich und daher nicht erlaubt.

Abb. 7.5: Stichfestes Behältnis zur Entsorgung spitzer, scharfer Gegenstände. [V211] Abbildung mit freundlicher Genehmigung der Firma Udo Heisig.

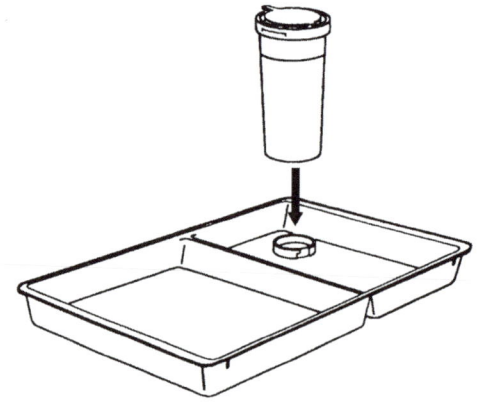

7.5.3   Personalverletzungen

Verhalten im Verletzungsfall

Wenn es zu einer Verletzung an einem kontaminierten Gegenstand, z. B. einer Kanüle, gekommen ist, sollten folgende **Sofortmaßnahmen** durchgeführt werden:

- **Blutfluss fördern** durch Druck auf das umliegende Gewebe für mindestens eine Minute.
- Intensive **Spülung** des Wundgebietes oder des betroffenen Schleimhautareals mit Wasser oder physiologischer Kochsalzlösung. Für die Augen gibt es spezielle Augenduschen.
- **Desinfektion** des Wundgebietes mit einem alkoholischen Hautdesinfektionsmittel.

- Jede Verletzung an einem kontaminierten Gegenstand ist ein **Arbeitsunfall** und sollte als solcher von einem Durchgangsarzt nach Durchführung der Sofortmaßnahmen erfasst werden. Somit ist nach dem Unfall eine Ambulanz oder Praxis aufzusuchen, in der ein Arzt vorhanden ist, der von der Berufsgenossenschaft befähigt ist, Arbeitsunfälle aufzunehmen und zu behandeln. Letzteres empfiehlt sich vorher telefonisch abzuklären. Dem Durchgangsarzt obliegen auch die notwendigen serologischen Untersuchungen und die geeigneten Therapiemaßnahmen.

Vorhandene Hautläsionen

Hautläsionen wie offene Wunden, nässende Dermatitis oder florierende Akne bieten zusätzliche Eintrittspforten, wodurch das betreffende Personal gefährdet ist. Zudem stellen sie Keimreservoire dar, was wiederum den Patienten gefährdet. Medizinisch-pflegerisches Personal mit Hautläsionen sollte daher von direkten Patientenkontakten und vom Umgang mit kontaminierten Gegenständen oder Materialien bis zur vollständigen Abheilung ferngehalten werden. Die Nutzung von Handschuhen stellt nur bedingt eine Alternative dar.

7.5.4   Impfungen

Regelwerke und Vorgaben

Neben den Unfallverhütungsvorschriften (UVV) verlangt auch die Biostoffverordnung (BioStoffV) vom Arbeitgeber, dass bei gegebener Infektionsgefährdung den Beschäftigten eine Immunisierung kostenlos angeboten werden muss, sofern geeignete Impfstoffe zur Verfügung stehen. Die Beurteilung dessen, ob und welche Gefährdung vorhanden ist, ob eine Immunität gegen bestimmte Infektionserreger vorliegt und ob ein Impfschutz nötig ist, obliegt dem betriebsärztlichen Dienst des Hauses. Dieser ist an Vorgaben der Berufsgenossenschaften (UVV Medizinische Vorsorge), der Biostoffverordnung und der Ständigen Impfkommission am Robert Koch-Institut (STIKO) gebunden. Innerhalb dieser Regelwerke wird dem betriebsärztlichen Dienst dennoch ein gewisser Entscheidungsspielraum gelassen.

> **Hinweis**
>
> Der Wortlaut der Biostoffverordnung kann eingesehen werden unter der Internetadresse: http://www.lfas.bayern.de/recht/biostoffv/biostoffv_ix.htm

Impfempfehlungen

Für medizinisch-pflegerische Mitarbeiter der Pflegebereiche werden in der Regel folgende Impfempfehlungen gegeben:
- Die übliche **Grundimmunisierung** bezüglich Tetanus, Polio und Diphtherie sollte bestehen. Bei evtl. Impflücken ist der Hausarzt zuständig.
- Eine ausreichende Immunisierung gegen **Hepatitis B** wird für medizinisch-pflegerisches Personal als unabdingbar betrachtet. Der Neubeginn einer aktiven Hepatitis-B-Impfung erfolgt nach dem Schema 0, 1, 6 Monate. Bei nachgewiesener Schutzwirkung sollten alle 10 Jahre Auffrischungsimpfungen vorgenommen werden.
- Ggf. kann auch eine Immunisierung gegen **Hepatitis A** (Übertragung durch infektiöse Fäkalien) und **Varizellen** (aerogene Übertragung von Windpocken) für pflegerisches Personal in Alten- und Pflegeheimen als sinnvoll erachtet werden. Die Beurteilung darüber, ob eine Gefährdung vorliegt, obliegt dem betriebsärztlichen Dienst.
- Einige Arbeitgeber bieten saisonal **Grippeschutzimpfungen** für alle Mitarbeiter an, was in einem Alten- und Pflegeheim ausgesprochen sinnvoll ist.
- Eine Impfung gegen **Tuberkulose** (BCG-Impfung) wird im Gesundheitsdienst nur in speziellen Fällen vorgenommen; eine allgemeine Empfehlung gibt es hierzu nicht. Ein Grund ist das schlechte Verhältnis zwischen Impfschutz und Impfkomplikationen.

Hinweis

Die hier aufgeführten Impfempfehlungen unterliegen einem ständigen Wandel. Aktuelle Informationen bekommen Sie über die ständige Impfkommission am Robert Koch-Institut (STIKO), Internet-Adresse: http://www.rki.de/GESUND/IMPFEN/STIKO/STIKO.HTM, oder über die Berufsgenossenschaften.
Detaillierte Ausführungen zur HBV-Impfung nach Exposition siehe STIKO-Empfehlungen: http://www.rki.de/GESUND/IMPFEN/1N_00.PDF.

Untersuchungs-empfehlungen

Der Unternehmer bzw. Arbeitgeber ist gehalten, arbeitsmedizinische Vorsorgeuntersuchungen durch dazu ermächtigte Ärzte in festgelegten Abständen durchführen zu lassen. Hierzu gehören u. a. eine Abklärung des Tuberkulintiters bei der Einstellung pflegerischen Personals und eine Untersuchung der Immunreaktion und Symptomatik nach Exposition von Hepatitis B, Hepatitis C, HIV, Tuberkulose und Krätze (Scabies). Details sind den Regelwerken der Berufsgenossenschaften entnehmbar (UVV Arbeitsmedizinische Vorsorge).

Hinweis

Die Seite http://www.praevention-online.de/pol/info_frames.html bietet u. a. ausführliche Informationen zur Arbeitssicherheit. Wenn Sie auf der Homepage die Begriffe <Recht>/<Gesetze/Vorschriften>/<Arbeitsschutzrecht>/<BG-Recht>/<BG-Vorschriften> wählen, gelangen Sie zu einer Seite, von der Sie unter dem Kürzel <BGV / A04> die UVV Arbeitsmedizinische Vorsorge herunterladen können.

Begehungskatalog: Organisation/Arbeitsabläufe ☞ Kap 14.3.3, 14.4.3, 14.6.3

8 Umgebungsbezogene Hygiene

Die Schaffung und der Erhalt einer hygienisch sicheren baulichen und einrichtungstechnischen Umgebung ist ein weiterer Eckpfeiler in der Hygiene stationärer Einrichtungen.
Das Kapitel 8.1 beschreibt, wie durch eine den Hygieneansprüchen genügende Bausubstanz, durch Unterscheidung reiner, unreiner und neutraler Räume sowie durch die Einrichtung sachgerecht ausgestatteter Handwaschbecken sowie durch sachgemäße Kontrolle und Wartung haustechnischer Einrichtungen Gefährdungen minimiert werden. Ein besonders hervorzuhebender Punkt ist die im Kapitel 8.2 abgehandelte Wasserversorgung, an die in der neuen Trinkwasserverordnung hohe Anforderungen gestellt werden. Aus dem Kapitel 8.3 ist zu ersehen, dass für die in einigen stationären Einrichtungen vorhandene physiotherapeutische Abteilung bzw. Bäderabteilung ein hoher Regelungsbedarf besteht.

8.1 Bauliche Anforderungen an Alten- und Pflegeheime

8.1.1 Regelwerke

Heimmindestbau-verordnung

Zur baulichen Raumaufteilung, zur Einrichtung und Ausstattung von Alten- und Pflegeheimen werden in der Heimmindestbauverordnung (HeimMinBauV) entsprechende Anforderungen genannt. Ihre Themenschwerpunkte bestehen jedoch in der Verhütung von baulich bedingten Unfällen und der Sicherung der Wohnqualität von Heimbewohnern.

> **Hinweis**
>
> Die Heimmindestbauverordnung kann auf der Internetseite
> http://www.thema-altenpflege.de/gesetze/f_minbau.htm heruntergeladen werden.

Richtlinien

Die Richtlinien für Krankenhaushygiene und Infektionsprävention des Robert Koch-Institutes (RKI) enthalten im Kapitel 4.2.1 »*Anforderungen der Hygiene an Aufenthalts- und Umkleideräume*« und im Kapitel 4.3.1 »*Anforderungen an die Hygiene und bauliche Gestaltung von Pflegeeinrichtungen*«, Aussagen, die auf Pflegeheime gut und für Altenheime bedingt übertragbar sind.

Unfallverhütungs-vorschriften

Bezüglich des Arbeitsschutzes werden in den Unfallverhütungsvorschriften (UVV) für den Gesundheitsdienst punktuell auch Forderungen an den Bau und die Einrichtung von pflegerischen Einrichtungen erhoben.

Weitere relevante Regelwerke

Weitere Anforderungen sind speziellen Regelwerken wie der der Arbeitsstättenverordnung, Brandschutzverordnung, Lebensmittelhygieneverordnung, den Unfallverhütungsvorschriften für die Wäscherei, der Abfallgesetzgebung, Gesetze und Verordnungen der Länder zu entnehmen. Außerdem gibt es diverse weitere Normen, die sich z. B. mit der Ausführung von Wasserleitungen, Klimaanlagen, und Bewegungsbädern beschäftigen.

8.1.2 Gefährdungsfaktoren und allgemeine Anforderungen hinsichtlich Bau und Einrichtung

Standort

Der Standort des Alten- und Pflegeheimes sollte lärmgeschützt, lufthygienisch unbedenklich und frei von Altlasten sein.

Bewohnerzimmer

Bewohnerzimmer sollten mit eigenen Sanitäranlagen ausgestattet sein; zu fordern ist eine unmittelbare Fluranbindung, eine bettengerechte Türbreite, eine zugfreie Belüftung, eine ausreichende blendfreie Beleuchtung und ausreichender Sonnenschutz. Es sollen keine Wasserbehälter zur Luftanfeuchtung verwendet werden.

Bausubstanz

Die Bausubstanz muss grundsätzlich intakt sein. Schimmelbildung, abgeblätterter Putz, ungenügend abgedichtete Kabelschächte, rissige, abgelöste Fußleisten oder feuchte Wände bzw. Fußbodenbeläge leisten dem Schädlings- und Schimmelbefall (Aspergillosegefahr) Vorschub (☞ Kap. 3.3.5 und 8.1.4) und müssen daher umgehend beseitigt bzw. saniert werden. Unzulänglichkeiten dieser Art lassen sich vermeiden, wenn für eine kontrollierte, planmäßige **Instandhaltung** gesorgt ist.

Bereichsunterscheidung

Um vor allem indirekte Kontaktübertragungen einzuschränken, ist in Bereichen der Pflege, der Unterbringung, der Küche und der Wäscherei eine Einteilung der Räumlichkeiten in **reine, unreine und neutrale Seiten** empfehlenswert und teilweise auch verbindlich vorgeschrieben, z. B. in der Küche. Die Aufteilung der Räume eines Pflegebereiches sollte genau durchdacht sein (☞ Abb. 8.1).

Bodenbeschaffenheit, Wände, Einrichtungsgegenstände

Bodenbeschaffenheit, Wände und Einrichtungsgegenstände müssen der Funktion des jeweiligen Raumes entsprechen und, sofern indiziert, der Bildung von Keimpotentialen entgegenwirken:
- In reinen Wohnbereichen und Aufenthaltsräumen sind die Verwendung fest verlegter Teppichware und die Ausstattung mit Polstermöbeln normalerweise unproblematisch.
- Auch bei Patientenzimmern sollte auf einen wohnlichen Charakter Wert gelegt werden. Hier erweisen sich rutschfeste, stolpersichere, lose verlegte Auslegware und abnehmbare, wasch- und desinfizierbarbare Möbelbezüge als sinnvoll.
- In reinen und unreinen Funktionsräumen sollten Boden und Wände leicht zu reinigen und desinfizieren sein. Auslegware, Laminat, Raufasertapeten sind für diese Bereiche schlecht geeignet.

Handwaschplätze

Da die Hände des Personals eine häufige Ursache von Infektionsübertragungen darstellen, sollen in Funktionsräumen und Räumen, in welchen Patienten gepflegt und medizinisch behandelt werden, Handwaschplätze vorhanden sein. Zur hygienegerechten Ausstattung eines Handwaschplatzes gehören:
- Armaturen, die ohne Handberührung bedienbar sind
- Waschbecken ohne Überlauf
- Desinfektionsmittel-, Seifen- und ggf. Handcremespender
- Spender mit Einmalhandtüchern
- Abwurf.

Hinweis

> Die freie Zugänglichkeit alkoholischer Desinfektionsmittel stellt eine potentielle Gefahr für Alkoholiker und verwirrte Bewohner dar. Es ist daher sinnvoll, bestimmte Handwaschplätze bewusst nicht mit Desinfektionsmittelspendern auszustatten und diese statt dessen an Verband- oder Wäschewagen zu montieren, die bei Nichtbenutzung weggesperrt werden, oder Kittelflaschen zu benutzen.

Begehungskatalog: Räumlichkeiten ☞ Kap. 4.3.1, 14.4.1, 14.6.1

Abb. 8.1: Arbeitsaufgaben in reinen und unreinen Räumen eines Pflegebereiches [M119]

	Vorbereitung medizinisch-pflegerischer Maßnahmen	Lagern, Stellen und Vorbereiten von Medikamenten	Lagerung von Sterilgut und/oder Frischwäsche	Lagerung und Vorbereitung von Lebensmitteln	Aufbereitung von Instrumenten und Pflege-utensilien	Entsorgung von Fäkalien und Sekreten	Lagerung von kontaminierten Ab-fällen und / oder Schmutzwäsche
Reinräume							
reine Pflegearbeitsräume	✓	✓	✓				
Stationszimmer		✓	✓				
Diagnostik- und Therapieräume	✓	✓	✓				
Bereichsküche				✓			
Reine Lagerräume			✓				
Unreine Räume							
Unreine Arbeitsräume					✓	✓	✓
Unreine Lagerräume							✓
Neutrale Räume							
Flure, Eingangsbereiche, Aufenthalts-räume							
Bewohner- bzw. Patientenzimmer							

8.1.3 Haustechnische Einrichtungen

Haustechnische Einrichtungen wie Wasserversorgungsanlagen, Schwimm- und Badebecken, Klima- und Lüftungsanlagen, Steckbeckenspülen, Geschirrspülstraßen usw. müssen den in Normen und Fachempfehlungen vorgegebenen aktuellen Stand von Wissenschaft und Technik entsprechen. Dies insbesondere, wenn es sich um Neuanschaffungen und/oder Medizinprodukte handelt. Für alte Anlagen und Einrichtungen besteht häufig ein Bestandsschutz, der zwar von Neubeschaffungen oder Umrüstungen, nicht aber von der Verantwortlichkeit im Schadensfall entbindet (☞ Kap. 6.3).

Wartung und Prüfung

Jede haustechnische Einrichtung muss in regelmäßigen Abständen gewartet und überprüft werden. Im Bereich der Hygiene sind dies, sofern vorhanden:

- Warm- und Kaltwasserversorgung, Weichwasseranlagen, Schwimmbecken usw., die nach Vorgaben der Trinkwasser- bzw. der kommenden Schwimm- und Badebeckenwasserverordnung betrieben werden müssen.
- Steckbeckenspülautomaten, Geschirrspülmaschinen, Desinfektionsautomaten oder Wäschewaschmaschinen, die mittels eines Prüfkörpers mit Testanschmutzung bzw. Bioindikatoren untersucht werden können.
- Sterilisationsapparate, die gemäß normativen Vorgaben täglich mit einem Dampfdurchdringungstest bzw. mit Chemoindikatoren und quartals- oder chargengebunden mit Bioindikatoren (Sporenpäckchen) zu überprüfen sind.
- Klima- und Lüftungsanlagen, die in normativ festgelegten Abständen (DIN 1946) gewartet und überprüft werden müssen. Hier bietet sich ein Wartungsvertrag mit der Herstellerfirma an.
- Die mikrobiologische Untersuchung desinfizierter Flächen (so genannte »Abklatschuntersuchung«) ist in einem Alten- und Pflegeheim nicht indiziert.

Details für die Prüfungen sind wiederum den jeweiligen Verordnungen und Technischen Regelwerken entnehmbar.

> **Hinweis**
>
> Um einen Überblick über die Details hygienerelevanter Einrichtungen und Geräte zu bekommen, empfiehlt es sich, einen entsprechenden Katalog zu erstellen. Eine hierfür geeignete Vorlage finden Sie in Kap. 15.8.

Begehungskatalog: Hygienerelevante Einrichtungen und Geräte ☞ Kap. 14.3.2, 14.4.2, 14.6.2

8.1.4 Hygieneforderungen bei Baumaßnahmen

Neu- und Umbaumaßnahmen können vor allem für alte und abwehrgeschwächte Personen ein schwer kalkulierbares Infektionsrisiko darstellen, wenn durch das Aufkommen von Baustaub und Bauschutt Aspergillen (☞ Kap. 3.3.5) freigesetzt und eingeatmet werden. Um dieser Gefahr vorzubeugen, sind einige organisatorische Vorkehrungen zu treffen.

Information

Vor Baubeginn müssen der technische Leiter, die Pflegedienstleitung oder der Hygienebeauftragte, die Leitung des Reinigungs- bzw. Hausdienstes, die Stationsleitungen und auch die Bewohner der betroffenen Abteilungen über Planung, Beginn, Umfang und Dauer der Maßnahme informiert sein. Zur Abklärung von Detailfragen und zur Analyse der Gefährdungssituation ist die Hinzuziehung eines beratenden Krankenhaushygienikers sinnvoll. Die Zuständigkeiten für die Sicherungsmaßnahmen sollten im Vorfeld festgelegt werden.

Staub- und Emissionsschutz

Vor Beginn der Baumaßnahmen müssen **Vorkehrungen** zur Staub- und Emissionsreduktion getroffen werden. Hierzu gehört das fugendichte Abtrennen von Baubereichen mit Schutzfolien oder -wänden und das Besprengen mit Wasser. Klima- und Lüftungsanlagen müssen zeitweilig stillgelegt und fugendicht abgeklebt werden.

Ferner muss die **Wegeführung** entsprechend geändert und müssen bei unzureichender Emissionsbegrenzung betroffene Bewohner evakuiert werden. Wenn ein Durchgang durch Baubereiche mit Staub- und Schuttentwicklung unvermeidbar ist, müssen die betreffenden Personen eine Staubschutzmaske tragen. Für die Dauer der Baumaßnahme ist eine mind. tägliche **Feuchtreinigung** der Baustelle und ggf. der angrenzenden Bereiche notwendig. Es ist abzuklären, für welche Bereiche der Hausdienst und für welche Bereiche die Bauabteilung bzw. Fremdfirma zuständig ist.

Handwerker müssen sich auf den betreffenden Bereichen an- und abmelden und sind ggf. in Hygieneregeln von dem Hygienebeauftragten oder der Stationsleitung einzuweisen.

> **Hinweis**
>
> Alle getroffenen Maßnahmen müssen von den zuständigen Personen kontrolliert und dokumentiert werden.

8.2 Wasserversorgung

Definition »Trinkwasser«

Die Anforderungen und die Überprüfung von Trinkwasser wird durch die Trinkwasserverordnung (TrinkWV) vom 25.05.01 geregelt. Sie definiert Trinkwasser als Wasser,

- welches zum Trinken, zum Kochen oder zur Zubereitung von Speisen und Getränken, also als Lebensmittel, bestimmt ist
- welches zur Körperpflege und -reinigung dient

- welches zur Reinigung von Gegenständen verwendet wird, die bestimmungsgemäß mit Lebensmitteln in Berührung kommen, z. B. beim Geschirrspülen
- welches zur Reinigung von Gegenständen benutzt wird, die bestimmungsgemäß nicht nur vorübergehend mit dem menschlichen Körper in Berührung kommen. Dementsprechend gehört auch Wasser zum Wäschewaschen dazu.

> **Hinweis**
>
> Die TrinkWV, ihre Anlagen und weitere Regelwerke können unter der Internetadresse http://home.t-online.de/home/trinkwasser/download.htm heruntergeladen werden.

Wasserhärte

Die im Trinkwasser gelösten Ionen, vor allem **Calziumoxid,** führen zu Ablagerungen in wasserverarbeitenden und -führenden Geräten, z. B. in Waschmaschinen, und behindern die Reinigungswirkung. Je mehr solcher Substanzen im Wasser gelöst sind, umso »härter« ist das Wasser.

Gemessen wird die Wasserhärte in »Grad Deutscher Härte« (° dH) oder in »mmol Calziumoxid«, wobei vier **Härtebereiche** unterschieden werden:

Härtebereich	Mmol Calziumoxid pro Liter	Grad Deutscher Härte
1	bis 1,3 mmol	bis 7° dH
2	1,3 bis 2,5 mmol	7° bis 14° dH
3	2,5 bis 3,8 mmol	14° bis 21° dH
4	über 3,8 mmol	über 21° dH

Tab. 8.1: Wasserhärtebereiche nach Mmol Calziumoxid und Grad Deutscher Härte

Je geringer der Härtebereich des Wassers ist, umso geeigneter ist es für die maschinelle Verarbeitung und für die Reinigung. Mit technischen Mitteln können dem Wasser unerwünschte Ionen entzogen werden, um es »weicher« und damit maschinengeeigneter zu machen. Dies ist bei **destilliertem Wasser** (teilenthärtet) und **vollentsalztem Wasser** (VE-Wasser, vollenthärtet) der Fall. Ein Anspruch auf mikrobielle Reinheit ist damit nicht verbunden und nur bei **Sterilwasser** gegeben.

Probleme mit Trinkwasser

Wie jeder Haushalt sind auch Alten- und Pflegeheime an die allgemeine Trinkwasserversorgung angeschlossen. Laut Trinkwasserverordnung soll Trinkwasser frei von Krankheitserregern sein und muss daneben eine Reihe weiterer Parameter erfüllen. Diese Vorgaben werden im Heim gemäß Trinkwasserverordnung von dazu berechtigten Personen bzw. Instituten überprüft, sodass es sich normalerweise um Wasser von hoher Qualität handelt. Innerhalb des weitverzweigten Leitungsnetzes, in Warmwasserbereitern und an Perlatoren kann es jedoch schnell zur Besiedelung des Trinkwassers mit feuchtigkeitsliebenden Keimen, z. B. Legionella pneumophila oder Pseudomonas aeruginosa, kommen. Sie lassen vor allem bei stark abwehrgeschwächten Bewohnern ernstzunehmende Infektionen des Respirations- oder Intestinaltraktes befürchten.

Hygieneregeln zum Umgang mit Trinkwasser

Für den Umgang mit Trinkwasser sind daher folgende Hygieneregeln einzuhalten:
- Die Konstruktion eines Leitungsnetzes soll Kaltwasserleitungen vor Erwärmung schützen, stagnierendes Wasser vermeiden und einen ausreichenden Wasseraustausch gewährleisten.
- Perlatoren und Überläufe in Waschbecken sollen in Pflege- und Funktionsbereichen nicht vorhanden sein.
- Stehendes Wasser ist zu vermeiden. Daher sollen alle Wasserzapfstellen möglichst engmaschig (mind. wöchentlich) durchgespült werden. Duschköpfe sollen auf den Boden gelegt werden, damit das Wasser aus dem Schlauch laufen kann.

Sanierungsmöglichkeiten Wenn in einer Einrichtung festgestellt wird, dass Legionellen oder andere krankheitserzeugende Mikroorganismen in einem nicht vertretbaren Maße vorhanden sind, bieten sich folgende Sanierungsmöglichkeiten an:

Wirkungsmechanismus	Maßnahme	Nachteil
Thermische Desinfektion	Leitungsnetz wird auf eine Temperatur von mehr als 65 °C aufgeheizt	Verletzungsgefahr, Belastung der Rohre
Chemische Desinfektion	Dem Wasser werden Chlor oder Kupferionen beigemengt	Das veränderte Wasser entspricht unter Umständen nicht mehr den Vorgaben der Trinkwasserverordnung
Desinfektion mit UV-Licht	Wasser wird durch eine spezielle Apparatur geleitet und mit UV-Strahlen desinfiziert	Geringe Wirkung
Bauliche Sanierung	Stichleitungen werden entfernt und befallene Leitungen ausgetauscht. Eine Sanierung des Trinkwassernetzes sollte nicht ohne Einbezug behördlicher Institutionen, wie dem Gesundheitsamt, erfolgen	Hohe Kosten
Filtrierung	Wasserhähne werden mit Filtern versehen	Die Filter müssen wöchentlich ausgetauscht werden, was hohe Kosten verursacht

Tab. 8.2: Sanierungsmöglichkeiten bei Mikroorganismenbefall der Trinkwasseranlagen.

8.3 Einrichtungen der Physiotherapie

8.3.1 Regelwerke

Rechtsgrundlage für diesen Bereich ist vor allem der 7. Abschnitt des Infektionsschutzgesetzes (IfSG) »*Wasser*« und die damit verbundene Schwimm- und Badebeckenwasserverordnung, die zur Zeit erst im Entwurf besteht, sowie die Trinkwasserverordnung (TrinkWV ☞ Kap. 8.2 und 6.1.6). Wenn es sich bei den Einrichtungen und Geräten um Medizinprodukte handelt, unterliegen diese auch dem Medizinproduktegesetz (MPG ☞ Kap. 6.1.4) und der Medizinproduktebetreiberverordnung (MPBetreibV ☞ 6.1.4).

Seitens des Arbeitsschutzes gelten die Unfallverhütungsvorschriften (UVV ☞ Kap. 6.1.8) für den Gesundheitsdienst und die UVV »*Chlorung von Wasser*«: BGV D5.

Hygieneempfehlungen sind in den **Richtlinien des Robert Koch-Institutes** (☞ Kap. 6.1.7) für Krankenhaushygiene und Infektionsprävention in den Kapiteln »*Anforderung der Hygiene an die funktionelle und bauliche Gestaltung von Einrichtungen der Physiotherapie*« und »*Anforderungen an die Beschaffenheit des Wassers in Badeanlagen und Einrichtungen zu Hydrotherapie*« enthalten (beide von 1988).

Details zur Regelung der Wasseraufbereitung und -untersuchung in Verbindung mit Einrichtungen der physikalischen Therapie werden durch **Normen** (u. a. DIN 19643 »*Aufbereitung und Desinfektion von Schwimm- und Badebeckenwasser*«) und den vom Hersteller vorgegebenen **Betriebsanweisungen** geregelt. Im Zusammenhang damit müssen Betriebsbücher geführt werden.

Gemäß § 37 Infektionsschutzgesetz obliegt die Überwachung von Wassergewinnungs- und Versorgungsanlagen sowie von Schwimm- und Badebecken dem **Gesundheitsamt.**

Hinweis

Zur Regelung dieser speziellen Aspekte ist ein profundes Fachwissen notwendig, welches beauftragte Mitarbeiter der Physiotherapie in Lehrgängen erwerben sollten, die u. a. von Firmen für Wasseraufbereitungsanlagen angeboten werden.

8.3.2 Infektionsgefährdungen

Die im Bereich der physikalischen Therapie oder im Wellnessbereich befindlichen **Wasseranlagen,** z. B. Bäder, Wannen oder Warmsprudelbecken, bieten spezielle Übertragungsmöglichkeiten für Krankheitserreger wie Pseudomonas aeruginosa oder Legionellen (☞ Kap. 3.2.5). Neben Mittelohrentzündungen (Otitis media), Augenbindehautentzündungen (Konjunktivitis) und Nasennebenhöhlenentzündungen (Sinusitis) können durch aerogene Übertragung kontaminierter Tröpfchen oder Verschlucken von Wasser lebensbedrohliche Atemwegsinfektionen entstehen.

Eine zweite Schädigungsmöglichkeit besteht darin, dass über **Hautkontakte** mit z. B. Massageliegen, Barfußgängen, Sitzbänken Hautpilze oder Warzenviren übertragen werden.

8.3.3 Hygieneanforderungen und -maßnahmen

Personalhygiene

Alle im Bereich der physikalischen Therapie beschäftigten Personen tragen Berufs- bzw. Bereichskleidung, die täglich gewechselt und ggf. durch flüssigkeitsdichte Schutzkleidung ergänzt wird.

Nach Massagen, Entsorgungsarbeiten oder Kontakt mit Blut, Sekreten, Exkreten und kolonisierten oder infizierten Personen muss eine hygienische Händedesinfektion durchgeführt werden. Der häufige Kontakt mit Wasser macht eine besonders gute Handpflege notwendig (☞ Kap. 7.4.3).

Bewohnerhygiene

- Jeder Bewohner sollte vor Ort **frische Handtücher** erhalten, die bei Verlassen der Abteilung in die Schmutzwäsche gegeben werden.
- Vor jeder Anwendung und Therapie im Schwimmbad- oder Wannenbereich soll eine **Reinigung des gesamten Körpers** erfolgen, z. B. indem der Bewohner vorher duscht. Bei pflegebedürftigen Personen muss hierbei Hilfestellung gegeben werden.
- Zur **Fußpilzprophylaxe** sollten Badeschuhe getragen werden. Nach dem Baden ist ein gründliches Abtrocknen der Füße, insbesondere der Zehenzwischenräume notwendig. Bewohner mit Haut- bzw. Fußpilzbefall sollten bis zur erfolgreichen Sanierung diesem Bereich fernbleiben oder ebenso wie kolonisierte oder infizierte Personen ans Ende des Programms gelegt werden.

Hinweis

Die früher gebräuchlichen und teilweise heute noch empfohlenen Geräte zur Fußdesinfektion haben sich als ineffizient erwiesen und sollten nicht mehr verwendet werden.

Bau und Einrichtung

- Der **Raumbedarf** richtet sich vorwiegend nach Art und Umfang der durchzuführenden Leistungen. Personalräume wie Umkleide- oder Aufenthaltsräume sollen separat von den Bewohnerbereichen sein. Räume zur Lagerung von Abfällen oder Schmutzwäsche dürfen nicht gleichzeitig zur Lagerung von Frischwäsche etc. verwendet werden.
- Wannen, Geräte und andere **Einrichtungsgegenstände,** Fußböden, Wände usw. müssen feucht zu reinigen und zu desinfizieren sein. Neben einer Kontrolle auf Intaktheit der Bausubstanz und Einrichtung ist insbesondere darauf zu achten, dass sich durch Kondenswasser

oder verschüttetes Wasser keine unzugänglichen Reste bilden und halten können, was Schimmelbildung und Schädlingsbefall, z. B. durch Silberfischchen, nach sich ziehen könnte.

- Materialien, die mit dem **Beckenwasser** Kontakt haben, z. B. Hilfsmittel, Auskleidungen oder Fugenmasse, dürfen die Wasserbeschaffenheit nicht negativ beeinflussen, die Reinigung und Desinfektion nicht beeinträchtigen und sich durch die Einwirkung von Wasser oder Temperatur nicht negativ verändern.

Reinigung und Desinfektion, Wartungsarbeiten

- Für den Bereich der physikalischen Therapie muss ein eigener **Reinigungs- und Desinfektionsplan** erstellt werden (☞ 15.2).
- Arbeitstäglich zu **reinigen** sind: Inventar und Arbeitsflächen, mit Schuhen begehbare Fußböden, Umkleideräume, Ruheräume, Duschen, Sanitärräume und Einrichtungen, Geräte, Matten, Sprossenwände.
- Arbeitstäglich zu **desinfizieren** sind: Barfuss begehbare Fußböden, Sitzbänke im Umkleide- und Badbereich, Behandlungsliegen.
- **Peloide und Packungen** (z. B. Fango) sollen nach jeder Anwendung thermisch gemäß den Angaben des Herstellers aufbereitet werden, meist 130 °C für 15 Min. Wenn für Folienpacks eine chemische Desinfektion vorgesehen ist, muss auf die Hautverträglichkeit des Mittels und auf die Beseitigung von Rückständen geachtet werden.
- **Massageliegen** müssen vor jeder Benutzung z. B. mit Papierunterlagen bezogen werden. Vor der Massage erfolgt eine hygienische Händedesinfektion. Massageöle sollen aus Portionsgeräten oder -beuteln verwendet werden.
- **Wannen** für medizinische Bäder, z. B. Stangerbäder, sollen nach Gebrauch mit einem dafür geeigneten Sanitärreiniger gereinigt werden, wonach die Wanne zur Rückstandsbeseitigung ausgespült werden muss. Wenn es sich um infizierte oder mit multiresistenten Keimen kolonisierte Bewohner handelt, muss stattdessen eine Scheuer-Wischdesinfektion mit Mitteln der Desinfektionsmittelliste der Deutschen Gesellschaft für Hygiene und Mikrobiologie (DGHM-Liste) durchgeführt werden (☞ Kap. 5.3.2 und 15.5).
- **Eismaschinen** können verkeimen und verkalken. Das dort hergestellte Eis darf nicht als Lebensmittel verwendet oder mit offenen Wunden in Kontakt gebracht werden. Es empfiehlt sich eine halbjährliche mikrobiologische Überprüfung des Eises und das jährliche Abtauen und Reinigen der Maschine.
- Für die Regelung und Überwachung der **Aufbereitung des Schwimm- und Badebeckenwassers** sind fachgerecht eingewiesene, geschulte Mitarbeiter unabdingbar. Diese Mitarbeiter müssen ein Betriebsbuch gemäß DIN 19643 führen, in welchem die täglich ermittelten Aufbereitungsparameter verzeichnet sind.
- Zur Durchführung **intervallmäßiger technischer Überprüfungen** oder spezieller Reinigungsarbeiten ist ein entsprechender Wartungsvertrag sinnvoll.

Desinfektionsplan Physiotherapie ☞ Kap. 15.2

9 Routinemäßige Reinigungs- und Desinfektionsarbeiten

Die Sinnhaftigkeit routinemäßig durchzuführender Reinigungs- und Desinfektionsarbeiten in stationären Einrichtungen ist speziell in Deutschland Gegenstand zahlreicher und teilweise widersprüchlicher Fachdiskussionen. Umso wichtiger ist es, dass auch die vor Ort mit der Hygieneorganisation beauftragten Mitarbeiter über ein entsprechendes Basiswissen verfügen, welches zu sinnvollen Entscheidungen befähigt.

Im Kapitel 9.1 wird zunächst die Durchführung der Hausreinigung und in Kapitel 9.2 die der Bettenaufbereitung erläutert. Das Kapitel 9.3 befasst sich mit der Aufbereitung von Medizinprodukten gemäß den Regelungen des Medizinprodukterechts. Besondere Berücksichtigung findet die Aufbereitung semikritischer und kritischer Medizinprodukte wie Inhalationsutensilien oder steril zu verwendende Instrumente.

9.1 Hausreinigung

Bei der Reinigung von Fußböden, Wänden, Türen und Mobiliar besteht die Gefahr, durch direkte und indirekte Kontakte potentielle Krankheitserreger zu verschleppen und Allergene und Staub aufzuwirbeln. Dies lässt sich durch die Beachtung der geeigneten Reinigungsmethoden verhindern oder zumindest begrenzen.

Fußböden

Beim **Staubsaugen** und speziell beim Klopfsaugen kann es leicht zur Feinstverteilung von Staub, aber auch von Allergenen wie Milbenkot oder Mikroorganismen, z. B. Aspergillen, kommen. Staubsauger sollten daher mit wirkungsvollen Staubfiltern ausgestattet sein. Wenn möglich sollten Bewohner während des Saugens aus dem Zimmer heraus und erst nach einer Lüftungsphase wieder herein gebeten werden.

Hygienischerseits ist es von Vorteil, wenn **Fußböden** nass gereingt werden können. Bei den hierbei zum Einsatz kommenden Feuchtwischmethoden hat sich die so genannte »**Halbnass-Einstufen-Methode**« im professionellen Bereich durchgesetzt. Hierzu befinden sich in einem Vorratskorb feuchte Wischmopptextilien, die in eine Mopphalterung gespannt werden und mit denen in Schlangenlinien der betreffende Raum gewischt wird. Der halbfeuchte Fußboden trocknet von allein; der gebrauchte Mopp kommt in einen Abwurfbehälter. Die so genannte »**Zwei-Eimer-Methode**«, bei welcher sich in einem Eimer Reinigungslösung und in dem anderen klares Spülwasser befindet, gilt als überholt. In jedem Fall ist darauf zu achten, dass bei nassen Fußböden entsprechende Sicherheitsmaßnahmen wie Hinweisschilder und ggf. Absperrungen getroffen werden.

Inventar

Zur **Reinigung des Inventars** sind gesonderte Lappen und Eimer zu verwenden, z. B.:
- Blauer Eimer und blauer Lappen für das Mobiliar
- Gelber Eimer und gelber Lappen für Waschbecken, Duschen, Kacheln
- Roter Eimer und Lappen für den WC-Bereich. Die Reinigung der WC-Innenseite soll ausschließlich mit der Toilettenbürste und einem WC-Reiniger erfolgen.

Bewohner- und Patientenzimmer werden in der **Reihenfolge** Mobiliar, Sanitär, WC gereinigt. Reinigungslösungen können innerhalb eines Bereiches raumübergreifend verwendet werden, sind aber bei sichtbarer Verschmutzung umgehend zu wechseln.

Utensilien

Das **Herstellen einer Reinigungslösung** (Reinigungsflotte) sollte ebenso wie das Herstellen von Desinfektionslösungen präzise erfolgen, um unnötige Geruchsbelästigungen, Rückstandsbildungen oder eine unzureichende Wirksamkeit zu vermeiden. Folglich sollten Dosierhilfen wie Dosiertabellen (☞ Kap. 15.6), -beutel, -pumpen oder Zumischgeräte verwendet werden, wobei jede Dosierhilfe ihre Vor- und Nachteile hat (☞ Abb. 9.1).

- **Reinigungslappen, Mopps** werden täglich gewechselt bzw. aufbereitet. Die Aufbereitung sollte bevorzugt thermisch (90 °C) in dafür geeigneten Waschmaschinen erfolgen. Es ist darauf zu achten, dass nach der Aufbereitung keine Restfeuchte hinterbleibt, die zu einer erneuten Verkeimung oder zur Schimmelbildung Anlass geben könnte.
- Die **Reinigungsutensilien** sollen an einem fest zugewiesenen Platz abgestellt werden, zu welchem nur dazu befugtes Personal Zugang hat und in welchem keine Lagerung von Lebensmitteln (z. B. Getränkeflaschen), Frischwäsche, Sterilgut usw. stattfindet.
- Gemeinschaftlich benutzte **Badewannen**, **Sitzwannen** usw. sollten nach Gebrauch wischdesinfiziert und anschließend ausgespült werden. Hierzu sind Flächendesinfektionsmittel der Desinfektionsmittelliste der Deutschen Gesellschaft für Hygiene und Mikrobiologie (DGHM-Liste) auf Alkylamin-Basis mit einer Einwirkzeit von 5 Min. vorteilhaft (☞ Kap. 5.3.2 und 15.5). Für bewohnergebundene, zur Wohnungseinrichtung gehörende Badewannen genügt eine Reinigung.

Routine und Personalhinweise

- Eine **routinemäßige Desinfektion** von Sanitäreinrichtungen, Fußböden, Wänden usw. ist in einem Alten- und Pflegeheim nicht indiziert und wird nur im Falle einer Kontamination oder bei infektiösen Bewohnern, z. B. bei MRSA-Trägern oder Salmonellen-Dauerausscheidern, durchgeführt.
- **Zimmer mit infektiösen Bewohnern bzw. Patienten** werden im Reinigungsplan ans Ende gestellt, wobei statt Reinigungs- entsprechende Desinfektionsmittel der DGHM-Liste verwendet werden. In diesem Fall kann die verwendete Lösung und können die verwendeten Lappen nicht zimmerübergreifend verwendet werden.

	Messbecher und Dosiertabelle	Dosierbeutel	Dosierpumpe	Zumischgerät
	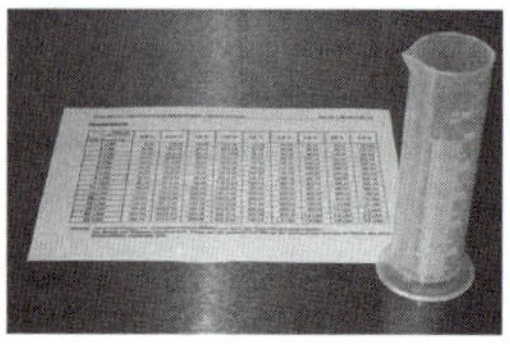	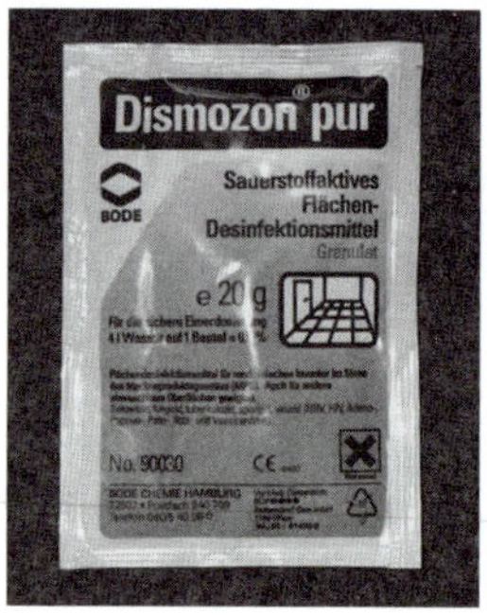	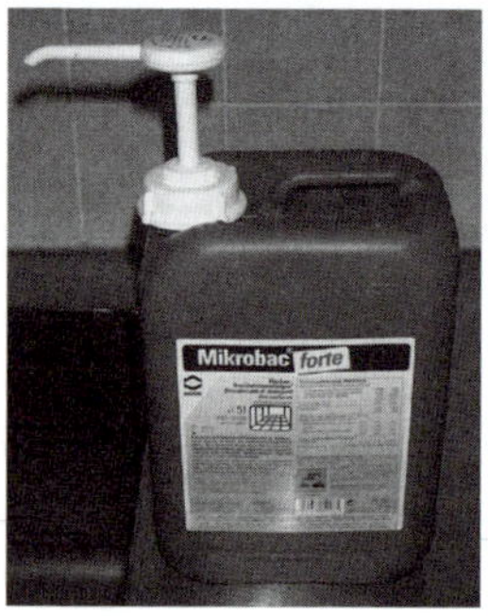	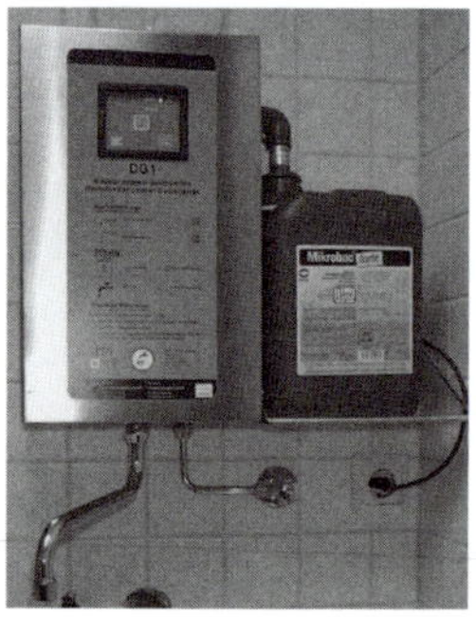
Vorteile	• Bei sachgemäßer Handhabung präzise • Preiswert	• Einfache Handhabung • Präzise	• Einfache Handhabung • Preiswert	• Sehr einfache Handhabung • Bei regelmäßiger Wartung präzise • Kontakt mit Konzentraten nur beim Wechseln des Kanisters möglich
Nachteile	• Umständlich • Gefahr des Verschüttens • Kontakt mit Konzentraten möglich	• Teuer • Kontakt mit Konzentraten möglich • Abfälle durch leere Beutel	• Auch bei sachgemäßer Handhabung häufig unpräzise • Kontakt mit Konzentraten möglich	• Sichere Funktion ist an regelmäßige Wartung gebunden • Preis für Anschaffung und Wartung

Abb. 9.1: Vor- und Nachteile von Dosierhilfen [M 119]

Abb. 9.2: Stark verschmutzte Reinigungslösung bei unsachgemäßer Handhabung der 2-Eimer-Methode [M 119]

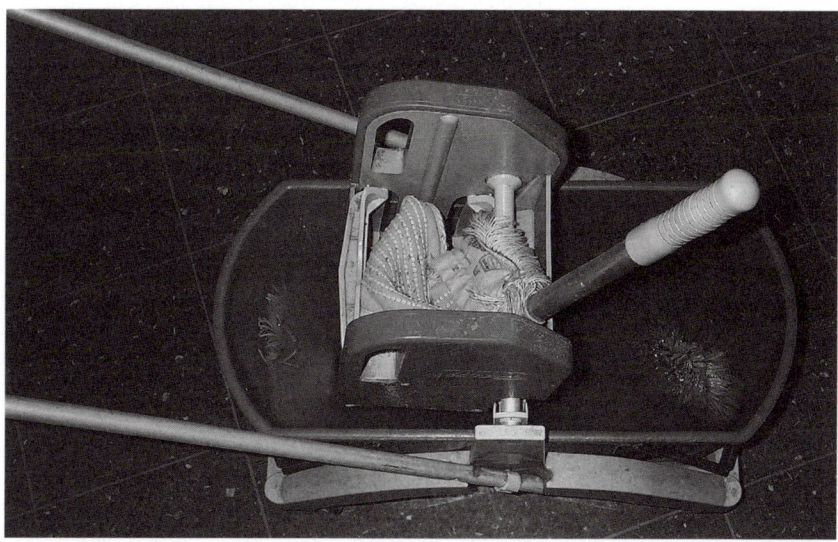

- Das **Reinigungspersonal** muss gemäß den berufsgenossenschaftlichen Vorgaben zur Durchführung der Arbeiten Berufskleidung und beim feuchten Wischen Schutzhandschuhe tragen. Für das Nachfüllen von Reinigungsmitteln und ähnlichen Arbeiten, bei denen es zum Verspritzen schädigender Substanzen kommen kann, müssen eine Schutzbrille und eine feuchtigkeitsdichte Schürze zur Verfügung stehen. Reinigungspersonal soll ebenso wie das Pflegepersonal entsprechende Schutzimpfungen erhalten (☞ Kap. 7.5.4).

9.2 Bettenaufbereitung

Bewohner- oder Patientenbetten sind äußerst selten an Infektionsentstehungen beteiligt. Ungeachtet dessen sollte schon aus Gründen der Ethik und des Wohlbefindens dafür gesorgt werden, dass der Bewohner ein sauberes Bett vorfindet. Zudem kann es z. B. auf Grund von Inkontinenz oder Erbrechen schnell dazu kommen, dass Bettgestelle, Inletts und Bezüge gereinigt und/oder desinfiziert werden müssen. Dies sollte von der Beschaffenheit des Materials auch möglich sein.

- Bei der **Ausstattung** von Betten ist somit darauf zu achten, dass die Inletts und die Bezüge bei Temperaturen über 65 °C waschbar und dass die Matratzen mit einem desinfizierbaren, atmungsaktiven Überzug (möglichst abnehm- und austauschbar) versehen sind. Das Bettgestell soll funktionell und desinfizierbar sein.
- Im Rahmen der Langzeitpflege soll das **Bettgestell** in regelmäßigen Abständen, z. B. wöchentlich, reinigend abgewischt werden. Eine (Wisch-) Desinfektion ist im Alltag nur nach Kontamination, z. B. nach der Anschmutzung mit Fäces, notwendig.
- Um das Bett für einen anderen Bewohner **aufzubereiten,** wird das Gestell und wird die Matratze desinfizierend abgewischt und alle Inletts ausgetauscht und neu bezogen. Nach einer Kurzzeitpflege genügt es, das Bett neu zu beziehen, sofern das Gestell, die Matratzen und die Inletts augenscheinlich sauber sind.
- Eine **routinemäßige Desinfektion** oder maschinelle Aufbereitung von Bettgestellen ist in einem Alten- und Pflegeheim aus hygienischen Gründen nicht notwendig.
- Beim **Wechsel der Bettwäsche** soll die Schmutzwäsche direkt vor Ort mit Hilfe geeigneter Entsorgungswagen (☞ Abb. 10.2) entsorgt werden, sodass eine Zwischenablage unterbleibt. Wie oft ein Wechsel der Bettwäsche notwendig ist, richtet sich vorrangig nach den Bedürfnissen und dem Zustand der Bewohner bzw. Patienten. Sofern kein Wechsel auf Grund von

z. B. starkem Schwitzen oder Inkontinenz zwischenzeitlich notwendig ist, erscheint ein wöchentlicher Wechsel (incl. einer Wischreinigung des Matratzenüberzuges) sinnvoll.

9.3 Aufbereitung von Medizinprodukten

9.3.1 Definition und Einteilung von Medizinprodukten

Definition gemäß Medizinproduktegesetz

Medizinprodukte dienen gemäß § 3 Medizinproduktegesetz (MPG) folgenden Zweckbestimmungen:

Zweck	Beispiele
Erkennung, Verhütung, Überwachung, Behandlung oder Linderung von Krankheiten	Thermometer, Pumpen für Sondennahrung
Erkennung, Überwachung, Behandlung, Linderung oder Kompensation von Verletzungen oder Behinderungen	Gehhilfen oder Lagerungsschienen
Untersuchung, Ersetzung oder Veränderung des anatomischen Aufbaus oder eines physiologischen Vorgangs	Prothesen oder Implantate
Empfängnisverhütung (der Vollständigkeit halber)	Messgeräte zur Bestimmung des Eisprungs

Tab. 9.1: Zweckbestimmungen verschiedener Medizinprodukte

Über die Zweckbestimmung entscheidet der Hersteller.

Bei Medizinprodukten kann es sich um einzelne oder miteinander verbundene Instrumente, Apparate, Vorrichtungen, Stoffe, Zubereitungen aus Stoffen oder andere Gegenstände sowie die zum Funktionieren notwendige Software handeln. Sie unterscheiden sich von Arzneimitteln dadurch, dass der Zweck eines Medizinproduktes vorwiegend auf physikalischem Wege erreicht wird. So ist z. B. ein Heftpflaster (z. B. Leukoplast®) ein Medizinprodukt und ein Heilpflaster (z. B. ABC-Pflaster®) ein Arzneimittel.

> **Hinweis**
>
> Das Medizinproduktegesetz (MPG) und die damit zusammenhängenden Vorschriften sind ein außerordentlich komplexes Thema, welches hier nur knapp und lediglich unter hygienischen Gesichtspunkten behandelt wird. Umfassende Auskünfte über diesen Themenbereich erhalten Sie unter der Internetadresse http://www.dimdi.de

Einteilung von Medizinprodukten

Gemäß den Richtlinien des Robert Koch-Institutes (RKI-Richtlinien) werden zunächst aktive, d. h. energetische, durch Strom, Druckgas oder andere Energiequellen betriebene Medizinprodukte von anderen unterschieden. Eine davon unabhängige Einteilung bezieht sich auf die Art der Anwendung und legt gleichzeitig die notwendigen Schritte zur Aufbereitung fest:
- **Unkritische Medizinprodukte,** d. h. Medizinprodukte, die lediglich mit intakter Haut in Berührung kommen, z. B. Stethoskope oder Lagerungsschienen. Die betreffenden Gegenstände brauchen nach Gebrauch lediglich gereinigt und nur bei Kontamination bzw. nach Gebrauch bei infektiösen Bewohnern desinfiziert werden.
- **Semikritische Medizinprodukte ohne besondere Anforderungen an die Aufbereitung,** die mit Schleimhaut oder krankhaft veränderter Haut in Berührung kommen, z. B. Mundpflege-Spatel oder Sauerstoff-Insufflationsmasken. Gegenstände dieser Art müssen desinfiziert werden. Bei Vorhandensein von Rückständen ist eine vorherige Reinigung notwendig.

- **Kritische Medizinprodukte ohne besondere Anforderungen an die Aufbereitung,** die zur Anwendung von Blut, Blutprodukten und anderen sterilen Arzneimitteln bestimmt sind, z.B. Infusionssystemen oder Medizinprodukten, oder bei deren Anwendung die Haut oder Schleimhaut durchdrungen wird und es dabei zum Kontakt mit Blut, inneren Geweben, Organen oder Wunden kommt, z.B. bei chirurgischen Instrumenten wie Pinzetten und Scheren. Hier sind die Schritte Reinigung, Desinfektion und Sterilisation vorgesehen. Wünschenswert ist eine maschinelle Reinigung und Desinfektion mit anschließender Dampfsterilisation (☞ Kap. 9.3.4).
- **Semikritische und kritische Medizinprodukte mit erhöhten Anforderungen an die Aufbereitung,** die sich ergeben, wenn
  - die Effektivität der Reinigung nicht durch Inspektion unmittelbar zu beurteilen ist
  - nachteilige Beeinflussungen durch die Aufbereitung auf das Medizinprodukt/seine Materialeigenschaften nicht auszuschließen sind
  - die Aufbereitungshäufigkeit durch den Hersteller begrenzt ist.

  Artikel dieser Art, z.B. Instrumente zur mikroinvasiven Chirurgie, werden zwar im Krankenhaus, nicht aber in Alten- und Pflegeheimen verwendet.
- **Kritische Medizinprodukte mit besonders hohen Anforderungen an die Aufbereitung,** die sich ergeben, wenn kritische Produkte thermolabil, also nicht dampfsterilisierbar sind. Im Alten- und Pflegeheim handelt es sich um typische Einmalprodukte wie Urin- oder Venenkatheter, Injektionsnadeln usw., bei denen sich eine Aufbereitung schon aus ökonomischen Gründen verbietet, die aber auf Grund fehlender Rahmenbedingungen auch nicht möglich wäre.

Medizinprodukte in Alten- und Pflegeheimen

Im Alltag des Alten- und Pflegeheimes sind somit **drei Gruppen** zu unterscheiden:
- Unkritische Medizinprodukte (energetisch und nichtenergetisch), z.B. Inhalatoren, Pumpen zur enteralen Ernährung, Vibrax-Geräte, Thermometer, Blutdruckmessgeräte und Stethoskope, Gehhilfen, Anti-Thrombose-Strümpfe, elastische Binden
- Semikritische Medizinprodukte, z.B. Schläuche, Masken oder Sonden zur Sauerstofftherapie oder Inhalation von Arzneimitteln, Utensilien zur Mund- und Nasenpflege
- Kritische Medizinprodukte, z.B. Scheren, Pinzetten, Klemmen, wie sie im Zusammenhang mit Verbandswechseln verwendet werden.

Für alle 3 Gruppen gilt, dass es sich um Produkte ohne besondere Anforderungen an die Aufbereitung handelt. Unabhängig davon richtet sich die Aufbereitung stets nach Vorgaben des Herstellers und muss nachvollziehbar so erfolgen, dass sich das aufbereitete Produkt qualitativ, z.B. hinsichtlich Funktionalität, Materialbeschaffenheit, oder Rückstandsfreiheit, nicht von einem neuen unterscheidet, so dass die Sicherheit und Gesundheit von Patienten, Anwendern oder Dritten nicht gefährdet wird (§ 4 MPBetreibV).

Hinweis

Bei älteren Medizinprodukten sind die Anleitungen diesbezüglich oft ungenau und müssen ggf. beim Hersteller erfragt werden. Einige Hersteller nennen statt Wirkstoffgruppen Handelsnamen, sodass der Eindruck erweckt wird, dass die Aufbereitung nur mit einem speziellen Mittel möglich wäre. Hier sollten Sie den Hersteller bitten, Ihnen Wirkstoffgruppen zu nennen, die eine freie Wahl des Mittels gestatten.

9.3.2 Aufbereitung unkritischer Medizinprodukte

Nichtenergetische, unkritische Medizinprodukte

Nichtenergetische, unkritische Medizinprodukte wie Gehhilfen, Lagerungsschienen, Krankenbetten werden meist durch einfaches Abwischen mit einem Reinigungs- und/oder mit einem Desinfektionsmittel aufbereitet, was über den Reinigungs- und Desinfektionsplan geregelt wird. Bei Kunststoffen ist auf die Materialkompatibilität zu achten. Sofern Lagerungsschienen mit textilen Überzügen versehen sind, sollten diese mit den hausüblichen Methoden aufbereitet werden und desinfizierbar sein. Bei Artikeln wie Anti-Thrombosestrümpfen, elastischen Binden usw. muss die Funktionalität und die Intaktheit des Materials berücksichtigt werden. Außerdem sind Begrenzungen von Aufbereitungszyklen zu beachten. Meist gibt es hierzu seitens des Herstellers entsprechende Aufbereitungsstandards.

Zur Aufbereitung von **Urinflaschen oder Steckbecken** sollten Steckbeckenspülautomaten verwendet werden, die nach einer Reinigungsphase die benutzten Gegenstände thermisch oder chemothermisch desinfizieren. In der Praxis haben sich Programmabläufe mit Einsatz eines speziellen Reinigungsmittels und nachfolgender thermischer Desinfektion mit Wasserdampf bewährt. Der gesamte Ablauf benötigt ca. 5 bis 7 Minuten. Kürzere Programme führen oft dazu, dass manuell nachgereinigt werden muss, was unerwünscht ist.

Energetische, unkritische Medizinprodukte

Bei energetischen, unkritischen Medizinprodukten, z. B. Pumpen zur enteralen Ernährung, Saugungen, Inhalatoren, elektrisch verstellbaren Betten, steht die Sicherung der Funktionalität und Betriebssicherheit im Vordergrund. Produkte oder Geräte dieser Art müssen zur Aufbereitung evtl. demontiert und nach der Aufbereitung auf ihre Funktion überprüft werden. Die genaue Vorgehensweise richtet sich nach den Herstellervorgaben; Anwendung und Aufbereitung ist eingewiesenen Personen vorbehalten. Die Einweisung der Personen muss nachgewiesen werden.

9.3.3 Aufbereitung semikritischer Medizinprodukte

Semikritische Produkte bestehen meist aus Gummi- oder Kunststoffverbindungen, bei denen vor allem auszuschließen ist, dass sich Aufbereitungsmittel materialschädigend oder funktionsbeeinträchtigend auswirken oder als potentiell gefährlicher Rückstand verbleiben. Da in einem Alten- und Pflegeheim Reinigungs- und Desinfektionsautomaten selten vorhanden sind, kommt meist das Eintauchverfahren zur Anwendung, wobei sich die Durchführung analog zur Aufbereitung kritischer Medizinprodukte gestaltet (☞ Kap. 9.3.4).

9.3.4 Aufbereitung kritischer Medizinprodukte

Die Aufbereitung kritischer Medizinprodukte wird detailliert in der Richtlinie des Robert Koch-Institutes »Anforderungen der Hygiene an die Aufbereitung von Medizinprodukten« beschrieben. Die dort erläuterten Aufbereitungsschritte sind nur bedingt auf die Verhältnisse in Alten- und Pflegeheimen übertragbar, was jedoch nicht mit qualitativen Abstrichen verbunden sein darf.

Hinweis

Die Richtlinine des Robert Koch-Institutes »Anforderungen der Hygiene an die Aufbereitung von Medizinprodukten« kann unter http://www.rki.de/GESUND/HYGIENE/ HYGIENE.HTM nach Wahl der Rubrik »Empfehlungen der Kommission für Krankenhaushygiene« heruntergeladen werden.

Instrumentenaufbereitung Die Aufbereitung benutzter Pinzetten, Scheren usw. kann wie folgt durchgeführt werden:

- Die **Sammlung und der Transport** benutzter Instrumente erfolgt in desinfektionsmittelbeständigen und durchstichfesten Behältnissen, die so konstruiert sind, dass ein Abwurf der Instrumente an Ort und Stelle des Gebrauchs sofort möglich und eine ungewollte Berührung nach dem Abwurf ausgeschlossen ist. Hierzu eigenen sich spezielle Instrumentenwannen mit Einlegesieb. Beim Abwurf von Scheren und Klemmen ist darauf zu achten, dass sie geöffnet sind, damit nachfolgend eine umfassend wirksame Reinigung und Desinfektion möglich ist.

- Die so gesammelten Instrumente werden im Behältnis in den Aufbereitungsraum (unrein) gebracht. Das Behältnis wird mit einer **reinigenden Desinfektionslösung** so gefüllt, dass alle Instrumente vollständig bedeckt sind. Zum Ausschluss ungewollter Hautkontakte mit der Desinfektionslösung und den benutzten Instrumenten werden diese Arbeiten mit Schutzhandschuhen durchgeführt. Um ein Antrocknen der Sekrete zu vermeiden und sich damit eine aufwendige manuelle Aufbereitung zu ersparen, soll zwischen Gebrauch und Einlegen der Instrumente möglichst wenig Zeit vergehen (max. 1 Stunde).

- Nach Verstreichen der Einwirkzeit (meist 60 Min.) werden die Instrumente mit dem Sieb aus dem Desinfektionsbad entnommen, unter fließendem Wasser **abgespült,** auf Rückstände inspiziert und mit einem frischen Geschirrtuch **abgetrocknet.** Das Tuch wird unmittelbar anschließend in die Schmutzwäsche gegeben. Sollten Rückstände an den Instrumenten verblieben sein, müssen die betreffenden Instrumente manuell mit einer Bürste gereinigt und zusammen mit der Bürste erneut für die vorgeschriebene Einwirkzeit eingelegt werden. Da es bei diesen Arbeiten zum Verspritzen potentiell infektiöser, allergisierender und hautschädigender Substanzen kommen kann, müssen Schutzhandschuhe, Schutzkittel und Schutzbrille (oder Visier) getragen werden (☞ Abb. 7.1).

- Die trockenen Instrumente müssen vor der Verpackung und Sterilisation auf ihre Unversehrtheit und Funktionsfähigkeit **überprüft** werden, z. B. der Zustand der Gelenke, Schneidflächen usw.

- Danach wird das Sterilisiergut zweilagig **verpackt,** wobei für kleine Sets und Einzelinstrumente, z. B. zum Verbandswechsel, Klarsicht- oder Papier-Sterilisierbeutel bevorzugt werden, die natürlich für das jeweilige Sterilisationsverfahren geeignet sein müssen. Alternativ können auch spezielle Metallcontainer zum Einsatz kommen.

- Für die sichere Anwendung des späteren Sterilgutes ist eine **Kennzeichnung** notwendig, aus der folgende Angaben hervorgehen:
  - Bezeichnung des Instrumentes, sofern dies nicht durch die Verpackung erkennbar ist
  - Datum, Chargennummer, Bezeichnung und Freigabevermerk des Sterilisationsprozesses
  - Sterilgutlagerfrist im Sinne eines Verfallsdatums.

- Zur **Heißluftsterilisation** (☞ Abb. 9.4 a und b) wird die Sterilisationskammer nach vorgegebenen Schemata beschickt und darf danach während des gesamten Ablaufes nicht mehr geöffnet werden. Die Luft wird bis auf eine Temperatur von 180 °C erwärmt (+ 20 °C Sicherheitszuschlag) und nach einer Ausgleichszeit für mind. 30 Minuten Abtötungszeit gehalten. Nach erfolgter Abtötungszeit erfolgt eine Abkühlphase, nach welcher die Kammer geöffnet und das Sterilgut entnommen werden kann.

- Zum **Autoklavieren** (Dampfsterilisation ☞ Abb. 9.4 c und d) wird die Sterilisationskammer nach vorgegeben Schemata beschickt und geschlossen. Zur Entfernung der Luft wird, meist mehrstufig, ein Vakuum angelegt. Die fehlende Luft wird durch gesättigten, d. h. maximal feuchten Dampf ersetzt. Der Dampf wird unter Druck gesetzt und steigt dadurch in der Temperatur. Ein Überdruck von 1 bar erzeugt eine Temperatur von 121 °C, ein Überdruck von 2 bar 134 °C. Die Abtötungszeit beträgt 5 Min. bei 134 °C oder 20 Min. bei 121 °C. Der Druck wird nach Ablauf der Abtötungszeit und einem Sicherheitszuschlag abgelassen. Der Dampf wird abgepumpt und durch Luft ersetzt. Die Hitze des Sterilgutes bewirkt eine Trocknung von selbst. Nach einer Abkühlphase wird die Kammer geöffnet und das Sterilgut entnommen.

> **Hinweis**
>
> Die Qualitätsforderungen im Zusammenhang mit der Sterilisation werden in Kap. 5.4.4 beschrieben.
>
> Vor Ort sollte überlegt werden, inwiefern eine Aufbereitung kritischer Instrumente ökonomisch sinnvoll und hygienisch vertretbar ist. In vielen Fällen dürfte die Verwendung von Einmalinstrumenten oder konfektionierten Sets sinnvoller sein.

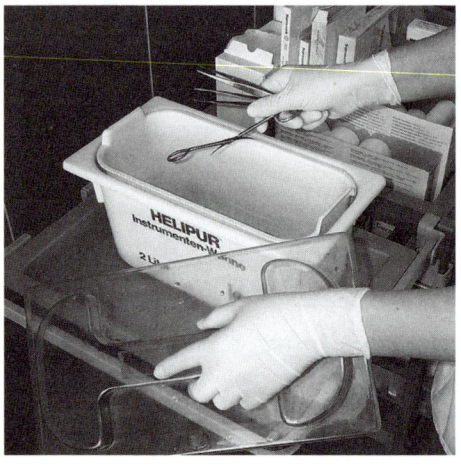

a

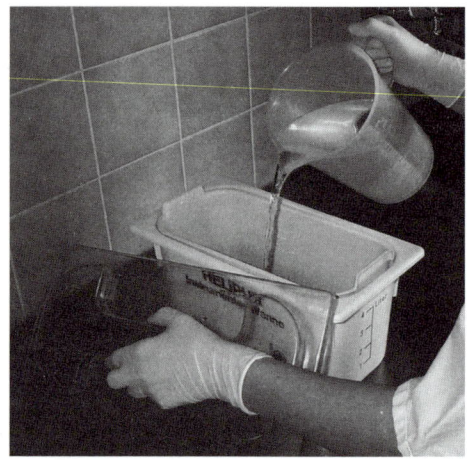

b

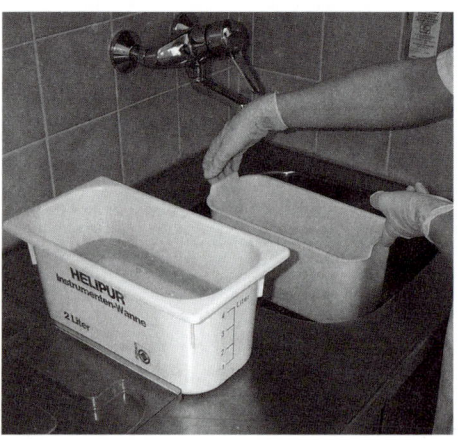

c

d

Abb. 9.3: Beispiel zur manuellen Instrumentenaufbereitung [M119]
a) Die benutzten Instrumente (in diesem Fall ein Set zur Entfernung von Wundfäden) werden am Ort der Durchführung in eine kleine, leere Instrumentenwanne abgeworfen.
b) In einem unreinen Pflegearbeitsraum (z. B. Spülraum) wird die Wanne mit einem reinigenden Instrumenten-Desinfektionsmittel befüllt.
c) Nach erfolgter Einwirkzeit (z. B. 30 Min.) wird der Inneneinsatz der Instrumentenwanne herausgenommen und in ein Waschbecken gestellt.
d) Die desinfizierten Instrumente werden gründlich mit Leitungswasser (Trinkwasserqualität) abgespült und im Zuge dessen auf Rückstände, Defekte und mangelnde Funktionsfähigkeit überprüft.

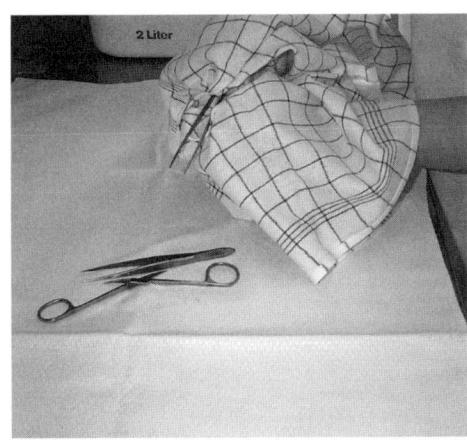

e

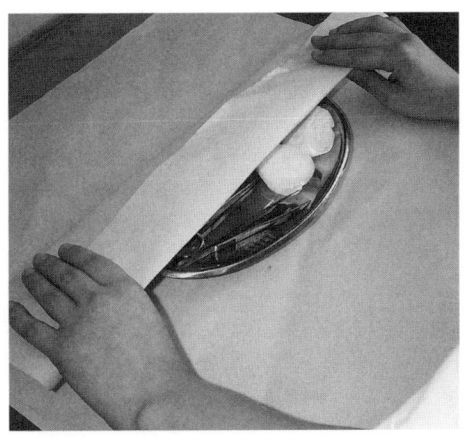

f

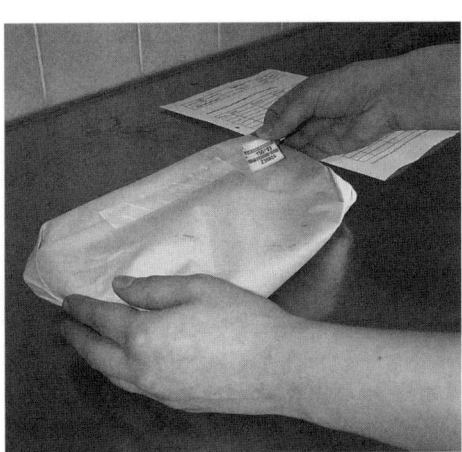

g

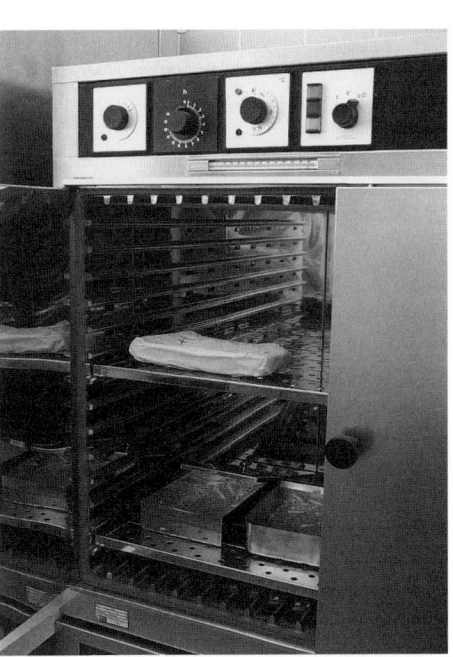

h

Abb. 9.3: Beispiel zur manuellen Instrumentenaufbereitung [M119]

e) Die desinfektionsmittel- und rückstandsfreien Instrumente werden auf einem sauberen Geschirrtuch abgelegt und abgetrocknet.

f) Danach werden sie als Set in speziellen, auf die Sterilisationsmethode abgestimmte Bögen verpackt.

g) Alle zu einem Sterilisationsdurchlauf zugehörigen Materialien werden mit einem Kontrolletikett und einem Indikatorstreifen versehen. Die Nummer des Etiketts wird auf einem Verlaufsbogen notiert.

h) Das Set wird in den Heißluftsterilisator geschoben. Nach einer regelrecht verlaufenden Sterilisation gibt die für die Sterilisation verantwortliche Person das Set zur Verwendung frei.

a

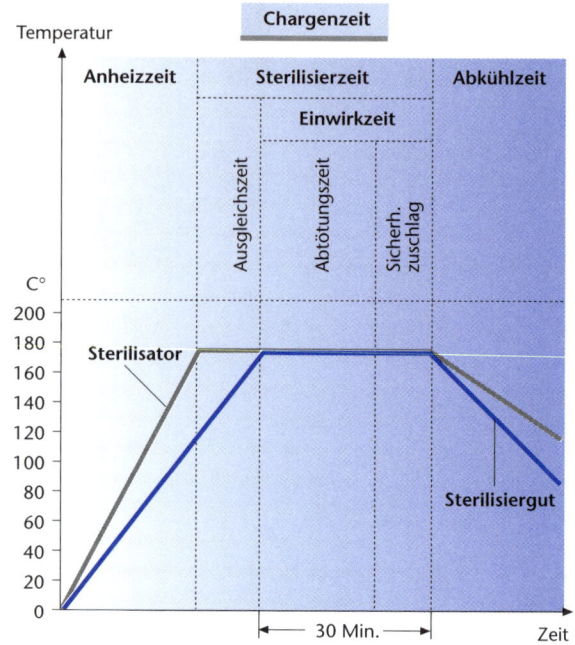

Abb. 9.4 a: Sterilisatoren [M 119]
Heißluftsterilisator mit schematischer Darstellung
der Funktionsabläufe (Sicherheitszuschlag wurde nicht
berücksichtigt).

b

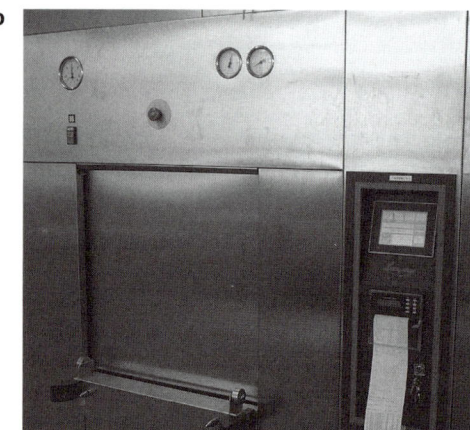

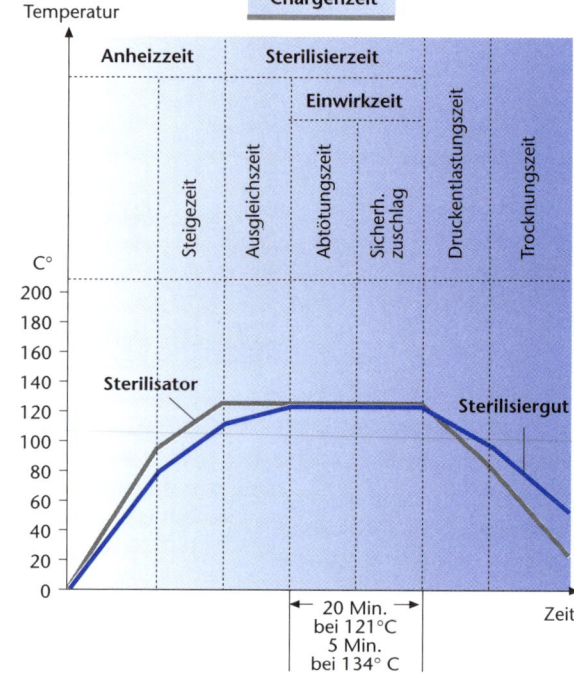

Abb. 9.4 b: Sterilisatoren [M 119]
Dampfsterilisator mit schematischer Darstellung
der Funktionsabläufe.

Checkliste Desinfektionsmittel-Eigenschaften ☞ Kap. 15.5
Dosiertabelle ☞ Kap. 15.4
Dokumentationsblatt für hygienerelevante Geräte ☞ Kap. 15.8

10 Hygiene bei der Ver- und Entsorgung

Die Entsorgung von Abfällen, der Umgang mit Schmutzwäsche und die Wäscheaufbereitung bieten ebenso wie die Versorgung mit Lebensmitteln oder Arzneimitteln zahlreiche Möglichkeiten der Infektionsübertragung. Entscheidungsträger vor Ort sollten diesbezüglich die Hygiene-Qualität der von den eigenen Mitarbeitern und von Fremdfirmen erbrachten Leistungen beurteilen können.

Im Kapitel 10.1 wird auf die Abfalleinteilung und auf die Organisation der Abfallentsorgung eingegangen. Im Folgekapitel 10.2 wird die Wäscheentsorgung und Wäscheversorgung behandelt, wobei die spezifischen Aspekte von Alten- und Pflegeheimen besondere Berücksichtigung finden.

Vor allem für nicht an der Lebensmittelherstellung beteiligte Personen ist die Lebensmittelhygiene ein sehr eigenständiges und komplexes Thema, welches gern den Fachleuten vor Ort überlassen wird. Hierbei wird nicht berücksichtigt, dass die Forderungen der Lebensmittelhygieneverordnung und anderer Regelwerke auch dann ihre Gültigkeit haben, wenn die Lebensmittel den Küchenbereich verlassen haben. Daher wird im Kapitel 10.3 ausführlich über die gesetzlichen Vorgaben, die möglichen Hygieneproblemen und die entsprechenden Präventivmaßnahmen im Rahmen der Herstellung und des Umgangs mit Lebensmitteln berichtet.

Weitere spezielle Beachtungspunkte verlangt der hygienisch korrekte Umgang mit Arzneimitteln, der im Kapitel 10.4 beschrieben wird.

10.1 Abfälle

10.1.1 Einteilung der Abfälle

Die Richtlinie des Robert Koch-Institutes für Krankenhaushygiene und Infektionsprävention gibt in einem Merkblatt »Vermeidung und Entsorgung von Abfällen« folgende Einteilung vor:

Gruppeneinteilung lt. Robert Koch-Institut	Art der Abfälle
Gruppe A	Dem Hausmüll entsprechende Abfälle, an deren Entsorgung aus infektionspräventiver und umwelthygienischer Sicht keine besonderen Anforderungen zu stellen sind
Gruppe B	Kontaminierte Abfälle, an deren Entsorgung aus infektionspräventiver Sicht innerhalb der Einrichtungen des Gesundheitsdienstes besondere Anforderungen zu stellen sind
Gruppe C	Infektiöse Abfälle, an deren Entsorgung aus infektionspräventiver Sicht innerhalb und außerhalb der Einrichtungen des Gesundheitsdienstes besondere Anforderungen zu stellen sind
Gruppe D	Sonderabfälle, an deren Entsorgung aus umwelthygienischer Sicht innerhalb und außerhalb der Einrichtungen des Gesundheitsdienstes besondere Anforderungen zu stellen sind
Gruppe E	Medizinische Abfälle, z. B. Amputate, an deren Entsorgung nur aus ethischer Sicht besondere Anforderungen zu stellen sind

Tab. 10.1: Abfallkategorien des Robert Koch-Institutes

Da infektiöse und medizinische Abfälle in einem Alten- und Pflegeheim nicht anfallen, ergibt sich eine Einteilung in die Gruppe A, B und D.

10.1.2 Abfallentsorgung

Entsorgung von Abfällen der Gruppe A

Beispiele für hausmüllähnliche Abfälle sind: Zeitschriften, Verpackungsmaterialien, Glasflaschen, leere Kunststoffbeutel (z. B. von Sondennahrung), leere Konserven, Küchenabfälle. Diese Abfälle dürfen und müssen nach den örtlichen Vorgaben **sortiert und recycelt** werden. Beim Sammeln von **Nassmüll** (Essenreste, Schalen usw.) ist darauf zu achten, dass er nicht über einen Tag hinaus in den Bewohnerräumen und dem Küchenbereich verbleibt, um einer Emission durch Schimmelsporen vorzubeugen.

Bei der **Glasentsorgung** besteht Verletzungsgefahr durch Glasbruch. Dies kann verhindert werden, wenn Glas in die betreffenden Behältnisse, z.B. stabile Plastikkisten, abgelegt und nicht abgeworfen wird und wenn ein manuelles Nachsortieren oder Umfüllen unterbleibt.

Entsorgung von Abfällen der Gruppe B

Beispiele für kontaminierte Abfälle sind mit Blut, Sekreten oder Exkrementen behaftete Abfälle, z. B. benutzte Inkontinenzvorlagen, benutzte Katheter, Sonden, Verbände. Abfälle dieser Art dürfen nicht recycelt werden. Die Sammlung **kontaminierter Abfälle ohne Verletzungsgefahr** erfolgt vorzugsweise in 10- oder 20-Liter-Plastikbeuteln, die nach Gebrauch zugeknotet und in dem Abfallsack für Gruppe A/Restmüll zugegeben werden (Doppelsackmethode). In jedem Fall soll sichergestellt werden, dass B-Abfälle nicht offen im Bewohnerzimmer verbleiben und dass ein Umfüllen oder Nachsortieren unterbleibt.

Eine Sondergruppe bilden **B-Abfälle mit Verletzungsgefahr** wie benutzte Kanülen oder Einmalinstrumente. Zur Entsorgung solcher scharfen, spitzen Gegenstände sind durchstichfeste Behältnisse (☞ Abb. 7.5) zu verwenden.

Entsorgung von Abfällen der Gruppe D

Beispiele für Sonderabfälle sind abgelaufene Arzneimittel oder Desinfektionsmittel, Farb- oder Ölreste, defekte Neonröhren. Für solche Abfälle müssen für jede Abfallart individuell entsprechende, mit dem Entsorgungsunternehmen abgestimmte Entsorgungsmaßnahmen getroffen werden.

10.1.3 Organisation der Abfallentsorgung

Die Entsorgung von Abfällen ist an eine Vielzahl von Regelwerken wie das Abfallgesetz (AbfG), die Abfallbestimmungsverordnung (AbfBestV), die Abfall- und Reststoffüberwachungs-Verordnung (AbfRestÜberwV), die Gefahrstoffverordnung (GefStoffV) und verschiedene Landesrechtliche Regelungen gebunden.

Eine sachgemäße Entsorgung zeichnet sich dadurch aus, dass die Beachtung rechtlicher Vorgaben, die Praktikabilität und Sicherheit vor Ort und die ökonomische Vertretbarkeit im Einklang stehen. Dies zu regeln verlangt zumindest in größeren Einrichtungen einen **Abfallbeauftragten,** der einen entsprechenden Fachkurs besucht hat. Neben der Regelung der Sammlung, des Transportes und der Zwischenlagerung von Abfällen ist es seine Aufgabe einen **Abfallentsorgungsplan** zu erstellen, der die Beachtungspunkte der Abfallentsorgung vor Ort detailliert aufführt. Praktischerseits sollte auch die Regelung der Wäscheentsorgung in diesen Plan aufgenommen werden.

Abfall- und Wäscheentsorgungsplan ☞ Kap. 15.7

10.2 Wäsche

10.2.1 Wäscheeinteilung

Benutzte Bett- oder Kleidungswäsche kann mit potentiell infektiösen Substanzen wie Schweißrückständen, Urin, Fäces oder Wundsekret behaftet sein und bietet damit ähnlich wie Abfall der Gruppe B innerhalb eines Alten- und Pflegeheimes Möglichkeiten der Infektionsübertragung. In der Praxis wird jedoch zu unterscheiden sein, ob es sich um Wäsche von infektionsfreien Bewohnern oder um Wäsche von kolonisierten bzw. infizierten Bewohnern handelt.

Bewohnerwäsche kann im Normalfall wie jede andere private Wäsche in haushaltsüblichen Waschmaschinen und Waschverfahren gewaschen werden; dies muss aus hygienischer Sicht nicht unbedingt innerhalb der Einrichtung erfolgen, sondern kann auch privat, z. B. durch Verwandte, erledigt werden.

Für **Wäsche von schwerkranken oder schwerpflegebedürftigen Bewohnern** hingegen gelten dagegen die gleichen Hygieneansprüche wie für Krankenhauswäsche. Hinsichtlich der Aufbereitung werden in normativen Regelwerken wie der **RAL-RG 992** strenge Vorgaben zur Keimfreiheit bzw. -armut von Krankenhauswäsche definiert. Der Umgang mit Schmutzwäsche wird in den **Unfallverhütungsvorschriften** für den Gesundheitsdienst bzw. für die Wäscherei beschrieben.

Bewährt ist folgendes **Einteilungsbeispiel** (☞ Kap. 15.7):

Sackfarbe	Wäscheart	Waschverfahren
Weißer Sack	Bewohnerwäsche	Normales Waschverfahren
Gelber Sack	Bewohnerwäsche von Schwerpflegebedürftigen	Desinfizierendes Waschverfahren
Grüner Sack	Berufskleidung	Desinfizierendes Waschverfahren
Sammelnetz	Spezialwäsche, d. h. Wäsche für die besondere Aufbereitungsmethoden notwendig sind, z. B. Kompressionsbinden oder Anti-Thrombosestrümpfe	Desinfizierendes Waschverfahren

Tab. 10.2: Beispiele der Wäschesortierung mit notwendigem Reinigungsverfahren

10.2.2 Umgang mit Bewohnerwäsche

Sammeln von Schmutzwäsche

Grundsätzlich ist es zweckmäßig, wenn das Sammeln der verschiedenen Wäschearten über einen Plan geregelt wird (☞ Kap. 15.7). Schmutzwäsche der Bewohner und die Berufswäsche soll voneinander getrennt, möglichst direkt vor Ort, mit dafür geeigneten Sammelwagen oder -gestellen in feuchtigkeitsundurchlässigen, widerstandsfähigen und fest verschließbaren Textil- oder Plastikbeuteln gesammelt werden. Sichtbar kontaminierte Bewohnerwäsche erfordert den Einsatz von Schutzhandschuhen. Kontakt mit der Berufskleidung soll vermieden werden; ggf. ist eine flüssigkeitsdichte Schürze zu tragen.

Nach Kontakten mit Schmutzwäsche ist vor weiteren Tätigkeiten eine hygienische Händedesinfektion durchzuführen.

Transportieren und Lagern von Schmutzwäsche

Volle Wäschesäcke sollen stets verschlossen gelagert und transportiert werden. Für die Zwischenlagerung ist ein Entsorgungsraum wünschenswert; alternativ kann sie auch in einem unreinen Arbeitsraum (Spülraum) stattfinden. Für die Sammellagerung ist ein separater, der Wäscherei bzw. der Waschküche angelagerter Raum sinnvoll. Schmutz- und Frischwäsche soll nicht in einem Raum gelagert werden.

Waschen von Bewohner- und Berufswäsche

Bei **gewerblichen Wäschereien** erfolgt die Wäscheaufbereitung unter Anwendung automatisierter, normativ geregelter thermischer oder chemo-thermischer Desinfektions- und Waschverfahren. Diese Betriebe sind normalerweise zertifiziert. Die mikrobiologische Reinheit der Wäsche, aber auch die Rückstandsfreiheit, z. B. von Waschmitteln, soll nachweislich gegeben und vertraglich gesichert sein.

Betriebsinterne Wäschereien in Alten- und Pflegeheimen verfügen oft nicht über vergleichbare personelle, räumliche und maschinelle Ressourcen und erreichen diesen hohen Standard selten. Kleineren Einrichtungen verfügen oft nur über eine Waschküche mit wenigen Nebenräumen (☞ Abb. 10.1). Dennoch kann auch unter diesen Bedingungen hygienisch korrekt gearbeitet werden, wenn folgende Vorgaben erfüllt sind:

- Die in der Wäscherei eingesetzten Maschinen müssen den Vorgaben der Unfallverhütungsvorschrift (UVV) »*Wäscherei*« entsprechen. Die in den Unfallverhütungsvorschriften genannten Vorgaben zum Umgang mit Krankenhauswäsche sind einzuhalten. Das Personal trägt innerhalb der Wäscherei eine für diesen Bereich zugewiesene Berufskleidung.
- Die Wäscherei sollte eine unreine und reine Seite vorweisen. Das Öffnen der Schmutzwäschesäcke und die Beschickung der Maschinen passiert auf der unreinen Seite, die Entnahme der Frischwäsche, das Finishen, Legen und Sortieren dagegen auf der reinen Seite. Es ist wünschenswert und zweckmäßig, wenn analog hierzu auch eine entsprechende personelle Trennung erfolgt. Anderenfalls ist ein Wechsel der Seiten mit einer hygienischen Händedesinfektion und dem An- bzw. Ausziehen von Schutzkleidung verbunden.

Hinweis

Bei betriebseigenen Wäschereien in Heimen, die überwiegend der Pflege von Menschen dienen, müssen die reinen und unreinen Seiten einen jeweils separaten Zugang und Personendurchgänge eine Schleuse vorweisen.

- Auf der unreinen Seite soll mit Schutzhandschuhen (in diesem Fall Haushaltshandschuhen) und einer flüssigkeitsundurchlässigen Schürze gearbeitet werden. Essen, Trinken und Rauchen ist in diesem Bereich verboten; Schwangere und stillende Mütter dürfen hier nicht eingesetzt werden. Auf der unreinen Seite muss ein Handwaschplatz vorhanden sein.
- Schmutzwäsche darf nicht nachsortiert werden. Jegliche Sortierung muss daher beim Sammeln erfolgen.
- Die Lagerung von Frischwäsche soll nicht im Waschraum und nicht zusammen mit Schmutzwäsche erfolgen.
- Das Reparieren von Wäsche ist nur mit Frischwäsche durchzuführen.
- Als Waschverfahren wird ein thermisches desinfizierendes Verfahren mit Temperaturen zwischen 85 °C und 90 °C bevorzugt, was natürlich bedingt, dass die betreffende Wäsche hierfür geeignet ist. Alternativ können chemo-thermische Verfahren mit Temperaturen zwischen 40 °C und 85 °C in Verbindung mit einem entsprechenden Desinfektionsmittel eingesetzt werden.
- Die Räumlichkeiten der Wäscherei sind im Reinigungs- und Desinfektionsplan sowie im Schädlingsmonitoring zu berücksichtigen. Die Maschinenaußenseiten sowie die Wasch- und Lagerräume sollten täglich, die Nebenräume, z. B. Umkleide oder Aufenthaltsraum, zweimal wöchentlich gereinigt werden.

Transportieren und Lagern von Frischwäsche

Frischwäsche soll vor Kontamination geschützt werden, was am besten durch geschlossene Rollcontainer möglich ist, die damit gleichzeitig Transportfahrzeug und Lagerschrank sind. Holzschränke und offene Regale sind grundsätzlich zur Lagerung von Wäsche schlecht geeignet. Außen- und Innenflächen fahrbarer oder immobiler Wäscheschränke müssen über flüssigkeitsabweisende, pflegeleichte, desinfizierbare und fugenlose Oberflächen verfügen. Davon unabhängig müssen Wäscheschränke in das Schädlingsmonitoring integriert werden.

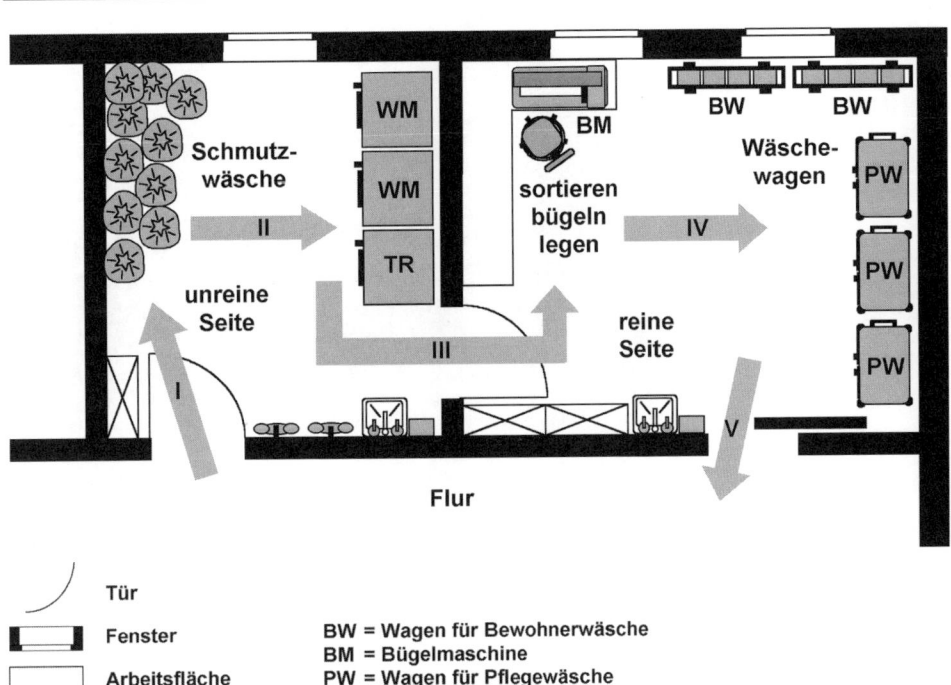

Abb. 10.1: Grundriss einer Wäscherei eines Alten- und Pflegeheimes [M119]

Die Zeichnung zeigt den Grundriss einer kleinen »Wäscherei« eines Alten- und Pflegeheimes mit ca. 50 Bewohnern.

Die Wäscherei besteht aus zwei Räumen im Kellergeschoss, die über einen Flur zugänglich und miteinander durch eine Tür verbunden sind. Dies ermöglicht eine Unterscheidung in eine unreine und eine reine Seite. Die Arbeit im ersten, unreinen Raum erfolgt mit flüssigkeitsundurchlässigen Schürzen und Handschuhen. Das Verlassen der unreinen bzw. das Betreten der reinen Seite bedingt das Ausziehen der Schürze, Handschuhe und eine hygienische Händedesinfektion. Alle Arbeiten werden von einer einzelnen Mitarbeiterin des Hauswirtschaftsdienstes durchgeführt.

Zur Wegeführung: Der Transport der Schmutzwäsche erfolgt in speziellen Textilsäcken. Sie werden in einem offenen Gitterwagen in den ersten, unreinen Raum gefahren (I) und dort in einem dafür vorgesehenen Bereich abgelegt. Die Säcke werden geöffnet und der Inhalt direkt in die Waschmaschinen gegeben (II). Eine Vorsortierung ist durch ein geordnetes Sammeln der Schmutzwäsche unnötig. Die gewaschene Wäsche wird größtenteils im Trockner getrocknet und gelangt in normalen Plastikwäschekörben in den zweiten Raum (III). Dort wird sie sortiert, gebügelt und zusammengelegt. Die fertige Bewohnerwäsche wird in speziellen Wagen deponiert, die über Fächer für die einzelnen Bewohner verfügen (IV). Die sog. »Pflegewäsche«, wie Laken, Bettwäsche, Handtücher etc. wird in Schrankwagen einsortiert (IV). Die Wagen werden vom Pflegepersonal abgeholt und auf die Bewohnerbereiche gefahren (V), wo die Frischwäsche ausgeteilt bzw. deponiert wird.

Die Aufbereitung der Berufs- und Schutzkleidung, sowie der Wäsche infektiöser Bewohner erfolgt in einem Reinigungsbetrieb.

Die Abbildung wurde unter freundlicher Mithilfe des Christophorusstiftes Hildesheim und des Architekturbüros Jung erstellt.

Abb. 10.2: Kombinations-
wagen zur Wäscheversor-
gung und Wäscheentsor-
gung [M119]

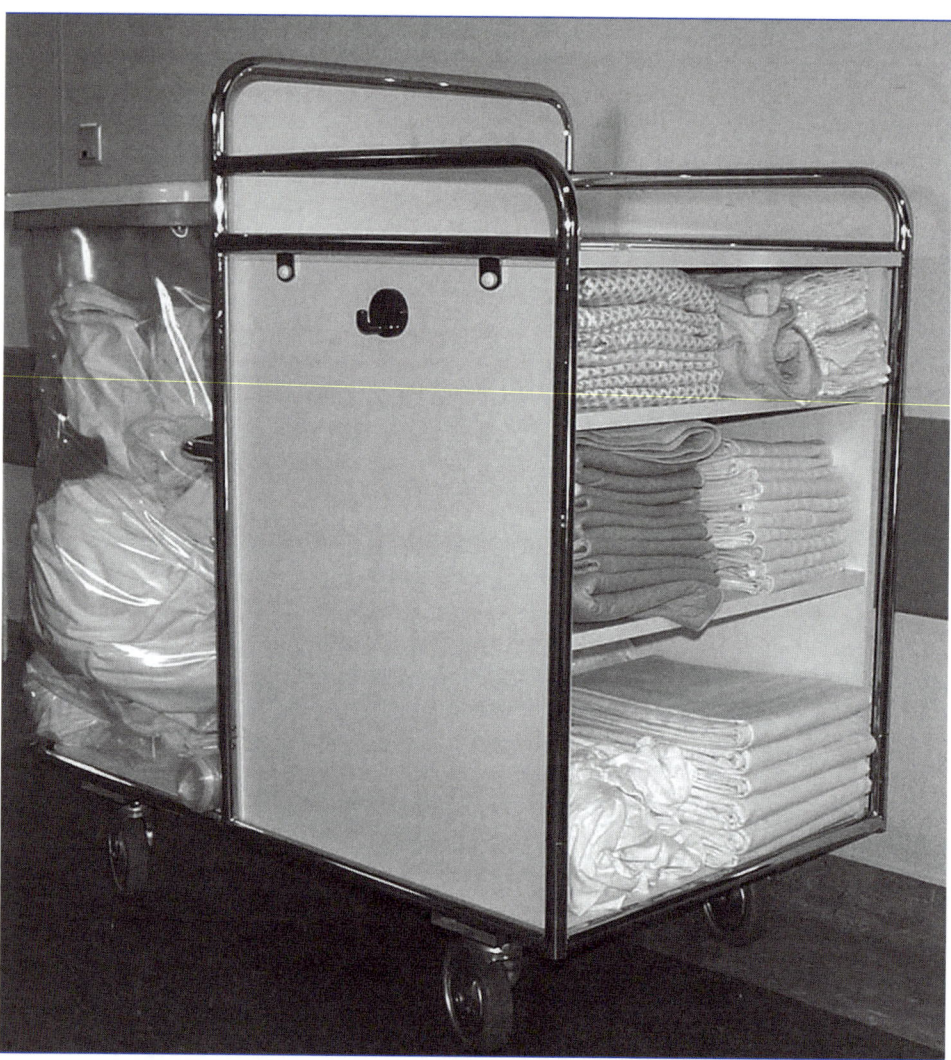

Ein besonderes Problem stellt Restfeuchte dar, die nicht nur zur Verkeimung, sondern auch zur Materialschädigung der Frischwäsche (Stockflecken) führen kann. Neben einem fehlerhaften Wasch-, Schleuder- oder Trockenverfahren kann eine Zwischenlagerung von Frischwäsche in der Waschküche die Ursache sein.

Zum Wäschetransport im Pflegebereich haben sich kombinierte Ver- und Entsorgungswagen bewährt (☞ Abb. 10.2).

Begehungskatalog: Räumlichkeiten ☞ Kap. 14.6.1

10.3   Lebensmittel- und Küchenhygiene

10.3.1   Regelwerke

Die Lebensmittel- und Küchenhygiene ist ein recht eigenständiger, komplexer Themenbereich, dessen Beherrschung nicht nur die genaue Kenntnis von Regelwerken wie des Infektionsschutzgesetzes (IfSG ☞ Kap. 6.1.1), des Lebensmittel- und Bedarfsgegenständegesetzes (LMBG), der Lebensmittelhygieneverordnung (LMHV ☞ Kap. 6.1.5), der Hackfleischverordnung (HFlV) und weiterer Verordnungen und Empfehlungen erfordert, sondern auch Kompetenz auf dem Gebiet der Hygiene und der Lebensmittelverarbeitung. Es empfiehlt sich daher dringend einen geeigneten Mitarbeiter mit diesem Thema zu beauftragen und ihn entsprechend schulen zu lassen.

Lebensmittelhygiene-verordnung

In § 3 der Lebensmittelhygieneverordnung (LMHV) wird folgende Aussage getroffen:
»*Lebensmittel dürfen nur so hergestellt, behandelt oder in den Verkehr gebracht werden, dass sie bei Beachtung der im Verkehr erforderlichen Sorgfalt der Gefahr einer nachteiligen Beeinflussung nicht ausgesetzt sind.*«

Die Erfüllung dieser Forderung erfordert ein **Qualitätsmanagementsystem.** Hierauf bezieht sich § 4 Absatz 1 der Lebensmittelhygieneverordnung:

»*Wer Lebensmittel herstellt, behandelt oder in Verkehr bringt, hat durch betriebseigene Kontrollen die für die Entstehung gesundheitlicher Gefahren durch Faktoren biologischer, chemischer oder physikalischer Natur kritischen Punkte im Prozessablauf festzustellen und zu gewährleisten, dass angemessene Sicherungsmaßnahmen festgelegt, durchgeführt und überprüft werden. Dies erfolgt durch ein Konzept, das der Gefahrenidentifizierung und -bewertung dient, zu deren Beherrschung beiträgt und folgenden Grundsätzen genügt:*
1. Analyse dieser Gefahren in den Produktions- und Arbeitsabläufen beim Herstellen, Behandeln und lnverkehrbringen von Lebensmittel,
2. Identifizierung der Punkte in diesen Prozessen, an denen diese Gefahren auftreten können,
3. Entscheidung, welche dieser Punkte die für die Lebensmittelsicherheit kritischen Punkte sind,
4. Festlegung und Durchführung wirksamer Sicherungsmaßnahmen und deren Überwachung für diese kritischen Punkte und
5. Überprüfung der Gefahrenanalyse, der kritischen Punkte und der Sicherungsmaßnahmen und deren Überwachung in regelmäßigen Abständen sowie bei jeder Änderung der Produktions- und Arbeitsabläufe beim Herstellen, Behandeln und lnverkehrbringen von Lebensmitteln.«

Ein Qualitätsmanagementsystem setzt wiederum ein Mindestmaß an Fachwissen bei allen Küchenmitarbeitern voraus. § 4 Absatz 2 der Lebensmittelhygieneverordnung macht dies zur Verpflichtung:

»*Wer Lebensmittel herstellt, behandelt oder in den Verkehr bringt, hat im Rahmen betriebseigener Maßnahmen zu gewährleisten, dass Personen, die mit Lebensmitteln umgehen, entsprechend ihrer Tätigkeit und unter Berücksichtigung ihrer Ausbildung in Fragen der Lebensmittelhygiene geschult werden.*«

10.3.2   Hygieneprobleme bei Lebensmitteln

Schädigungsfaktoren

Die in der Lebensmittelhygieneverordnung (LMHV) genannte »nachteilige Beeinflussung« von Lebensmitteln kann durch drei Faktoren erfolgen:

- **Biologisch**, indem das Lebensmittel
  - mit krankheitsauslösenden Mikroorganismen (Bakterien, Pilzen, Viren) kontaminiert ist
  - Parasiten, z. B. Nematoden, Finnen, Trichinellen, enthält
  - durch Schädlinge, z. B. Schaben, Ameisen, Käfer, bzw. deren Ausscheidungsprodukte und anhaftenden Mikroorganismen verunreinigt wird.
- **Chemisch**, indem das Lebensmittel
  - Rückstände von Reinigungs-, Desinfektions-, Pflanzenschutz-, Schädlingsbekämpfungs-, Arzneimitteln, Futterzusatzstoffen usw. enthält
  - Giftstoffe wie Fischgift, Blausäure, Kumarin, Schwermetalle usw. vorweist.
- **Physikalisch**, indem das Lebensmittel
  - Fremdkörper wie Holz-, Glas- oder Metallsplitter, Knochenstücke usw. enthält
  - durch Temperatureinflüsse, Dämpfe, Gase, Rauch usw. negativ verändert wurde.

Lebensmittelvergiftungen Die Küchenhygiene befasst sich vor allem mit der Verhütung von Lebensmittelvergiftungen. Als Lebensmittelvergiftungen bezeichnet man Magen-Darm-Erkrankungen, die durch die Aufnahme zersetzter, gifthaltiger oder bakteriell kontaminierter Lebensmittel verursacht werden, was zu unterschiedlichen Symptomen und schweren Krankheitszuständen führen kann (☞ Tab. 10.3).

Das Vorhandensein dieser Symptome und deren Ausprägung ist individuell abhängig von der Art und Anzahl der Erreger und vom Ausgangszustand des Erkrankten. Alte Menschen haben hier häufig eine schlechte Ausgangslage. Ausgelöst werden diese Symptome meist durch die Endo- und Exotoxine der Mikroorganismen (☞ Kap. 3.2.1).

Ursachen von Lebensmittelvergiftungen Einige Lebensmittel, z. B. Kartoffeln und andere Feldfrüchte, Fleisch, Fisch, sind von Natur aus mit Keimen belastet. Man spricht von »**primärer Kontamination**«. Andere Lebensmittel, z. B. Milch, gegartes Fleisch, Marmelade, sind dagegen natürlicherweise oder auf Grund einer besonderen Behandlung, z. B. durch Pasteurisieren, keimarm, können aber im Zuge ihrer Herstellung, Lagerung, des Transport oder der Verarbeitung **sekundär kontaminiert** werden. Dementsprechend gibt es zahlreiche Möglichkeiten für das Entstehen krankheitserzeugender Keimpotentiale in und auf Lebensmitteln und deren alimentäre Übertragung:

- Keimpotentiale von primär kontaminierten Lebensmitteln (z. B. Tauwasser von tiefgefrorenem Geflügel), die über Maschinen, Hände sowie über Transport- und Lagerungseinrichtungen auf keimarme Lebensmittel, z. B. Desserts, übertragen werden.
- Keimpoteniale von Umverpackungen, z. B. von Folien oder Kartons, die sich in Räumen zur Herstellung von Lebensmitteln befinden und Möglichkeiten zur Kontaktübertragung bieten.
- Bauliche Unzulänglichkeiten wie mangelnde Trennung in reine und unreine Bereiche, Schimmelbildung an den Wänden, Schmutzrückstände, Klimatisierungsmängel, welche die Lebensmittelverderbnis fördern.
- Unzulänglichkeiten der Einrichtung und der Geräte, z. B. zu schnell laufende Geschirrspülmaschinen, Kochutensilien aus Holz, schwer zu reinigende bzw. zu desinfizierende Schneide- oder Rührmaschinen, die zahlreiche Möglichkeiten zur sekundären Kontamination bieten.
- Schädlingsbefall in Lagerräumen für Lebensmittel, der z. B. Lebensmittel wie Mehl, Trockenei, Brot, Teigwaren ruinieren kann.
- Übertragung von Haut-, Nasen-Rachen- und u.U. auch Darmfloraanteilen des Personals, durch mangelnde Händehygiene, Niesen, Sprechen usw.
- Infizierte, kolonisierte oder Krankheitserreger ausscheidende Küchenmitarbeiter, die gefährliche Infektionserreger, z. B. Staphylokokken oder Salmonellen, auf Lebensmittel übertragen können.
- Unzureichend gegarte Lebensmittel.
- Überschreitung der Lagerzeit und/oder Lagertemperatur, Unterbrechen von Kühl- oder Wärmeketten, wodurch Lebensmittel vorzeitig verderben.

Dies macht auch deutlich, dass eine Lebensmittelschädigung zu sehr unterschiedlichen Zeitpunkten und Orten erfolgen kann und dass eine einwandfreie Lebensmittelqualität nur über das reibungslose Zusammenwirken organisatorischer, baulicher, gerätetechnischer, personeller und weiterer Rahmenbedingungen erbracht werden kann.

Erreger	Inkubations-zeit	Erkrankungs-dauer	Symptome	Lebensmittel
Salmonellen	5 bis 72 Stunden	Einige Tage	Übelkeit, Bauch-schmerzen, Durch-fall, Erbrechen, Schüttelfrost, Fie-ber	Fleisch, Geflügel, Wurst, Eier, Eier-speisen, Milch, Milcherzeugnisse, Hackfleisch
Staphylococ-cus aureus	1 bis 7 Stun-den	1 bis 2 Tage	Plötzliche Übelkeit, Bauchschmerzen, Durchfall, Erbre-chen, Schweißaus-brüche	Fleisch, Geflügel, Wurst, Käse, Eier, Eierspeisen, Milch, Milcherzeugnisse
Bacillus cerus	8 bis 16 Stunden	1 Tag	Übelkeit, wässriger Durchfall, Bauch-krämpfe	Getreideerzeugnis-se, erhitzte Fleischerzeugnisse, Eierspeisen
Campylobac-ter	2 bis 5 Tage	1 Woche	Wässriger, evtl. blutiger Durchfall, evtl. Fieber	Unzureichend gegartes Fleisch (meist Geflügel)
Clostridium perfringens Typ A	8 bis 24 Stunden	1 bis 2 Tage	Durchfall, evtl. Erbrechen	Zubereitete Fleisch-, Geflügel- und Mischgerichte
Clostridium botulinum	2 Stunden bis 6 Tage	bis zu 8 Mo-nate	Übelkeit, Erbre-chen, Bauch- und Kopfschmerzen, Doppelsehen, Schluckbeschwer-den, Atemlähmung	Unzureichend erhitzte Fleisch-, Misch- und Gemüsekonserven, Rohschinken

Tab. 10.3: Häufige Erreger von Lebensmittelvergiftungen

10.3.3 Organisation der Lebensmittel- und Küchenhygiene

Verantwortlichkeiten

Jede Person, die mit Lebensmitteln umgeht, obliegt einer Sorgfaltspflicht, in welcher sie im Rahmen ihrer Möglichkeiten dafür zu sorgen hat, dass die Beschaffenheit eines Lebensmittels im Einklang mit den in Kap. 10.3.1 genannten gesetzlichen Bestimmungen steht. Wenn einem Verbraucher (Bewohner, Personal) durch ein in der Küche hergestelltes Produkt Schaden zugefügt wird, haftet gemäß des Produkthaftungsgesetzes (ProdHaftG) der Hersteller (also der Küchenchef) dafür. Er kann sich nur durch das Vorhandensein eines Eigenkontrollkonzeptes und damit verbunden mit Dokumenten und Rückstellproben entlasten.

Das Eigenkontrollkonzept

Die in § 4 der Lebensmittelhygieneverordnung (LMHV) genannten Forderungen zur Quali-tätssicherung sehen vor, dass innerhalb eines Küchenbetriebes ein Eigenkontrollsystem instal-liert werden muss, welches sich am HACCP-Konzept (Hazard Analysis Critical Control Point) orientiert und folgende Schritte beinhaltet:
- **Gefahrenanalyse und Identifizierung von Gefährdungspunkten**
  Betriebsabläufe, z. B. die Herstellung eines Puddings, werden auf mögliche biologische, phy-sikalische und chemische Gefahren analysiert und es wird ermittelt, an welchen Punkten eines Betriebsablaufes diese Gefahren auftreten können.
- **Festlegung von Lenkungspunkten**
  Für einige der identifizierten Gefährdungspunkte werden lenkende Maßnahmen notwendig sein, um die mögliche Gefährdung abzuwenden. Diese Punkte werden als Lenkungspunkte oder als CCPs (Critical Control Points) bezeichnet.

- **Festlegung von Grenzwerten und Überwachungsverfahren**
  Für die ermittelten Lenkungspunkte muss im einzelnen festgelegt werden, an welchen Orten oder zu welchen Zeitpunkten und in welcher Häufigkeit eine Kontrolle erfolgen soll, welche Grenzwerte und welche Maßnahmen der Kontrolle zugrunde liegen, wer dafür zuständig ist und wie die Dokumentation zu erfolgen hat.
- **Fortlaufende Überprüfung**
  Das Eigenkontrollsystem muss jährlich oder aus aktuellem Anlass überprüft werden.

Typische Lenkungspunkte

- Die **Kontrolle des Wareneinganges,** z. B. auf Gültigkeit des Mindesthaltbarkeitsdatum (MHD), auf Aussehen und Geruch der angelieferten Lebensmittel
- Die **Sicherung von Kühl- bzw. Tiefkühlketten und Lagerfristen,** z. B. durch Überwachung der Kühlgeräte und Temperaturmessungen an Stichproben, sowie die systematische Kontrolle der Mindesthaltbarkeitsdaten
- Die **Sicherung des Heißhaltens** und die **Sicherung des Erreichens von Gartemperaturen,** z. B. durch Optimierung von Arbeitsabläufen, Temperaturmessungen
- Durch die beschriebenen Schritte wird für die einzelnen Produktionsprozesse und Betriebsabläufe ein Geflecht kontrollierter Lenkungspunkte errichtet, deren Überwachung und Sicherung die Hygienequalität der hergestellten und verarbeiteten Lebensmittel gewährleisten soll.

Systemeinführung

Um ein solches System einzuführen, ist eine Bestandsaufnahme mit anschließender Mängelbeseitigung notwendig. Erst dann kann ein Eigenkontrollsystem in den genannten Schritten unter Einbezug der Mitarbeiter vor Ort erprobt, geschult und installiert werden. Im Zuge dessen wird ein **Handbuch** erstellt, in welchem die Lenkungspunkte, Maßnahmen, Anweisungen, Verantwortlichen und Dokumentationsformulare des Systems im Detail vorgegeben sind.

> **Hinweis**
>
> Die Erstellung eines HACCP-Konzeptes und eines entsprechenden Handbuches ist eine sehr anspruchsvolle Aufgabe, bei welcher die Hinzuziehung eines Fachinstitutes oder einer einschlägig erfahrenen Hygienefachkraft sinnvoll ist.

Dokumentation und Rückstellproben

Wie in vergleichbaren Belangen der Qualitätssicherung muss die Einhaltung des Selbstkontrollsystems und der durchgeführten Hygienemaßnahmen für die kontrollierenden Behörden, z. B. Ordnungsamt und Veterinäramt, sowie für den Schadensfall nachvollziehbar sein. Insofern ist das Selbstkontrollsystem mit dem Führen zahlreicher Kontrollformulare verbunden, in welchen der Zustand von Waren, gemessene Temperaturen und die Durchführung von Reinigungsarbeiten dokumentiert werden (☞ Abb. 10.3).

Obwohl eine ausdrückliche gesetzliche Forderung nicht besteht, legen die meisten Großküchen zur rechtlichen Absicherung **Rückstellproben** an. Hierbei handelt es sich um Speisenproben, die am Ende der Speisenausgabe entnommen, (berührungs-)sicher verpackt, beschriftet und für ca. eine Woche eingefroren werden.

Abb. 10.3: HACCP-Formular zur Temperaturkontrolle [M119]

Seniorenpark Lauffenbach
- Küchendienst -

Temperaturkontrolle Mittagessen (betr. CCP 8) Monat: *Juni* Jahr: *03*

Datum	Suppe	Menue 1				Menü 2				Dessert	HZ
		Haupt-speise	Soße	Beilage 1	Beilage 2	Haupt-speise	Soße	Beilage 1	Beilage 2		
1	72°	68°	74°	67°	69°	70°	73°	67°	66°	12°	Te
2	71°	69°	ø	68°	76°	69°	72°	66°	68°	11°	Te
3	78°	67°	72°	69°	67°	72°	78°	68°	ø	70°	Te
4	82°	72°	84°	72°	68°	68°	ø	77°	69°	10°	Te
5	84°	69°	82°	68°	ø	74°	82°	72°	71°	11°	Te
6	80°	70°	ø	72°	70°	72°	84°	70°	ø	70°	Te
7	84°	71°	82°	70°	ø	76°	80°	62①ø		9°	Te
8	85°	72°	83°	71°	68°	75°	79°	68°	73°	10°	Re
9	83°	68°	84°	74°	72°	76°		69°	72°	9°	Re
10	76°	79°	82°	73°	/	81°	78°	67°	69°	12°	Re
11	84°	73°	/	72°	69°	73°	88°	66°	71°	11°	Re
12	82°	68°	73°	69°	74°	79°	77°	72°	72°	10°	Re
13	78°	70°	82°	69°	/	72°	82°	68°	70°	10°	Te
14	85°	74°	80°	67°	68°	79°	84°	72°	69°	15②Te	
15	82°	72°	80°	68°	/	80°	86°	72°	/	0S②Te	
16											
17											
18											
19											
20											
21											
22											
23											
24											
25											
26											
27											
28											
29											
30											
31											

Toleranzabweichungen

Datum	K-Nr.	Gründe und Maßnahmen
7	1	Reis verabschüttet, Ausfall Wärmewagen → in Reparatur
14	2	Pudding zu warm zubereitet, zu lau → verteilt → Joghurt ausgeteilt

Mindest-Kerntemperatur bei warmen Speisen: + 65°C / Höchsttemperatur bei kalten Speisen: + 12°C
Toleranzabweichungen bitte mit Kenn-Nummern markieren und im unteren Tabellenteil vermerken.

10.3.4 Lebensmittel- und Küchenhygiene in der Großküche

Von einer Großküche kann bei Nichtbeachtung von Hygienemaßnahmen eine immense Gefahr für ein Alten- und Pflegeheim ausgehen, da im Falle von Lebensmittelverunreinigungen sehr viele Personen gleichzeitig erkranken würden, was in der Vergangenheit auch mehrfach geschehen ist. Entsprechend differenziert sind die baulichen, gerätetechnischen, personalbezogenen und organisatorischen Vorgaben zur Lebensmittel- und Küchenhygiene in diesem

Bereich. Neben einem funktionierenden Selbstkontrollsystem werden auch entsprechende **Rahmenbedingungen** verlangt.

> **Hinweis**
>
> Die nachfolgende Aufzählung von Hygienemaßnahmen für den Großküchenbereich ist bei weitem nicht vollständig und soll nur einen Einblick vermitteln. Differenzierte Vorgaben sind der Lebensmittelhygieneverordnung (LMHV) und ihren Anhängen, den berufsgenossenschaftlichen Regeln *Sicherheit und Gesundheitsschutz bei der Arbeit in Küchen* (BGR 100) und diversen Fachpublikationen entnehmbar.

Bau, Einrichtung, Geräte, Ausstattung

- **Baulicherseits** müssen reine und unreine Bereiche gemäß den durchzuführenden Arbeiten voneinander getrennt sein (☞ Tab. 10.4). Jeder Durchgangsverkehr ist von der Küche fernzuhalten. Räume der Küchenabteilung dürfen nicht zweckentfremdet werden. Für das Personal müssen entsprechende Sanitäranlagen und Umkleideräume zur Verfügung stehen. In der gesamten Abteilung müssen entsprechend ausgestattete Handwaschbecken vorhanden sein. Wandflächen, Türen, Fenster usw. müssen sauber, intakt, leicht zu reinigen und zu desinfizieren sein. Fenster sind mit leicht entfernbaren Fliegengittern auszustatten.
- Für **Oberflächen von Einrichtungen,** die mit Lebensmitteln in Berührung kommen, sind glatte, abwaschbare, leicht zu reinigende und desinfizierbare Materialien zu verwenden. Die Wasserversorgung und Abwasserableitung muss ausreichend dimensioniert sein.
- **Maschinen und Geräte** wie Brotschneidemaschinen, Rührgeräte, Portionierer müssen intakt, nötigenfalls demontierbar und leicht zu reinigen und zu desinfizieren sein.
- **Vorrichtungen, Behältnisse oder Wagen,** die zur Lagerung oder Beförderung von Lebensmitteln dienen, müssen die erforderlichen Temperaturen halten können. Reinigungs- und Desinfektionsmaßnahmen müssen durchzuführen sein.

Reine Arbeitsabläufe	Unreine Arbeitsabläufe
• Speisenzubereitung, Garungsvorgänge	• Warenanlieferung
• Portionieren, Speisenausgabe	• Gemüsevorbereitung
• Bereitstellung von sauberem Geschirr	• Auftauen und Vorbereiten roher tierischer Lebensmittel
	• Geschirrspülen und Abfallbeseitigung

Tab. 10.4: Reine und unreine Arbeitsabläufe in der Küche

Personalhygiene

Das Infektionsschutzgesetz sieht im 8. Abschnitt **Beschäftigungsverbote** für mit bestimmten Krankheitserregern infizierte oder kolonisierte Küchenmitarbeiter vor. Hierüber sind alle Mitarbeiter initial und später in jährlichen Abständen vom örtlichen Gesundheitsamt bzw. durch vom Gesundheitsamt beauftragte Personen zu belehren.

Im Küchenbereich muss **Berufskleidung** inklusive einer Kopfbedeckung und situativ **Schutzkleidung,** z. B. für Arbeiten mit Kontaminations- oder Spritzgefahr getragen werden.

Hinsichtlich der **Händehygiene** sind Handschmuck, Armbanduhren sowie lange und/oder lackierte Fingernägel im Küchenbereich verboten. Eine hygienische Händedesinfektion mit unparfümierten alkoholischen Mitteln ist notwendig,

- vor Arbeitsbeginn
- nach Pausen
- vor dem Wechsel von unreinen zu reinen Arbeitsbereichen
- nach dem Toilettengang
- nach Niesen, Naseputzen, Berührung der Haare

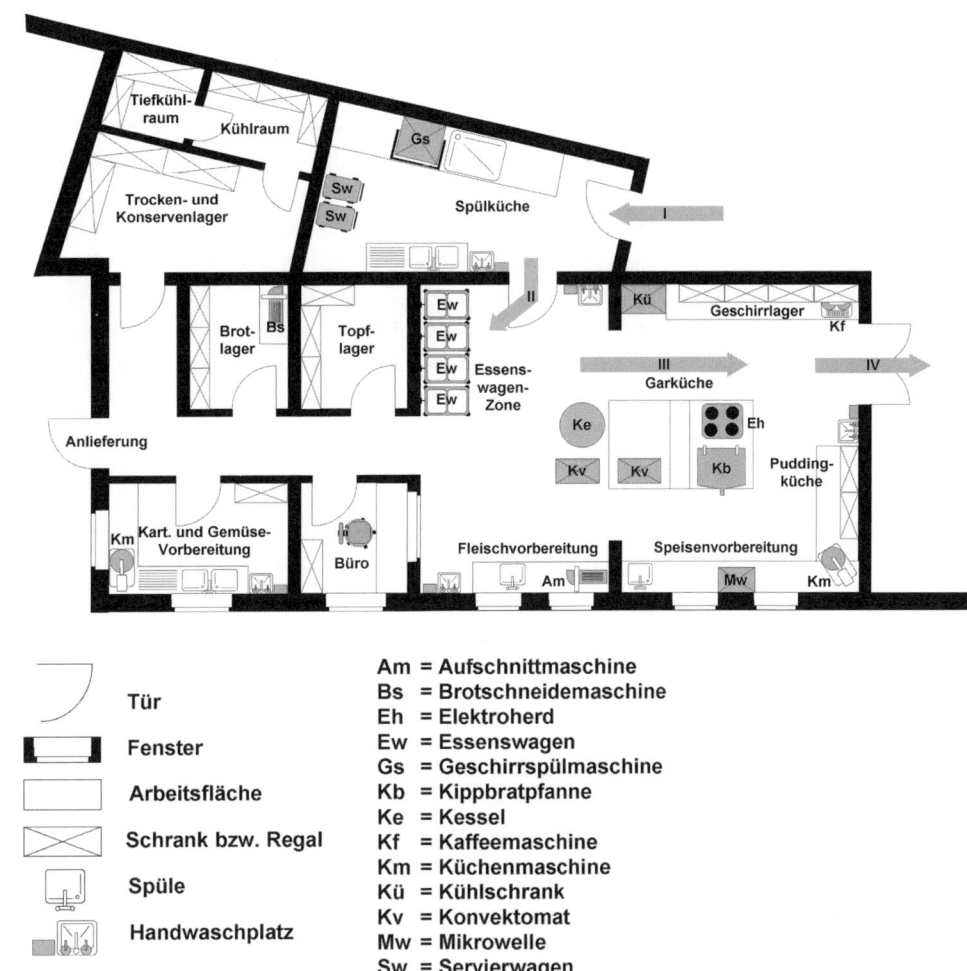

Tür	
Fenster	
Arbeitsfläche	
Schrank bzw. Regal	
Spüle	
Handwaschplatz	

Am = Aufschnittmaschine
Bs = Brotschneidemaschine
Eh = Elektroherd
Ew = Essenswagen
Gs = Geschirrspülmaschine
Kb = Kippbratpfanne
Ke = Kessel
Kf = Kaffeemaschine
Km = Küchenmaschine
Kü = Kühlschrank
Kv = Konvektomat
Mw = Mikrowelle
Sw = Servierwagen

Abb. 10.4: Grundriss einer Zentralküche eines Alten- und Pflegeheimes. [M119]

Die Zeichnung zeigt den Grundriss einer Zentralküche eines Alten- und Pflegeheimes mit ca. 100 Bewohnern.

Der Küchentrakt befindet sich im Kellergeschoss angrenzend zum Speisesaal, in direkter Nähe zu den Personalräumen und zu den zentralen Fahrstühlen. Die Spülküche, die Kartoffel- und Gemüse-Vorbereitung sowie die Fleischvorbereitung werden als unreiner Bereich geführt. Ein Verlassen dieser Bereiche ist mit einer hygienischen Händedesinfektion verbunden. Die Spülküche wird von zwei Mitarbeiterinnen des Reinigungsdienstes betrieben, die nicht in den restlichen Küchenbereichen arbeiten.

Zur Wegeführung: Der Transport der Speisen und des Geschirrs erfolgt mit beheizbaren Essenswagen. Wagen mit benutztem Geschirr und Essenresten werden in die Spülküche gefahren (I), wo sie abgeräumt und desinfizierend gereinigt werden. Die aufbereiteten Wagen werden bis zur nächsten Befüllung in die Essenswagen-Zone geschoben (II), wo entsprechende Anschlüsse zum Aufheizen vorhanden sind. Das aufbereitete Geschirr wird mit Servierwagen in das der Garküche angelagerte Geschirrlager gefahren. Die Befüllung der Essenswagen mit frischen Speisen und Geschirr erfolgt in der Garküche (III), wonach sie die Küche verlassen und zum direkt angrenzenden Speisesaal und zu den Pflegestationen gefahren werden (IV).

Die Abbildung wurde unter freundlicher Mithilfe der Seniorenresidenz Nordstemmen erstellt.

- nach der Verarbeitung von Fleisch, Fisch, Gemüse oder Obst
- nach Entsorgungs- oder Reinigungsarbeiten.

In Produktions- und Lagerräumen darf nicht gegessen, getrunken oder geraucht werden.

Reinigung und Desinfektion

Ähnlich wie innerhalb des Pflegebereiches sind auch im Küchenbereich routinemäßige Reinigungs- und Desinfektionsarbeiten notwendig, die über einen **Reinigungs- und Desinfektionsplan** (☞ Kap. 15.3 und 15.4) geregelt werden müssen. Hierbei ist zu beachten, dass die verwendeten Mittel ausgewiesenermaßen für den Küchenbereich geeignet sein müssen. Daher dürfen im Zusammenhang mit Lebensmitteln keine Mittel der Liste der Deutschen Gesellschaft für Hygiene und Mikrobiologie (DGHM-Liste), sondern nur Mittel der Liste der Deutschen Veterinärmedizinische Gesellschaft (DVG-Liste) verwendet werden. Inwiefern eine Reinigung genügt oder desinfiziert werden muss, richtet sich vor allem nach den im jeweiligen Bereich verarbeiteten Lebensmitteln und sollte von fachlich versierten Personen festgelegt werden.

- Alle benutzten Maschinen und Geräte werden möglichst direkt nach Benutzung, spätestens vor einer Arbeitspause, also am Ende eines Arbeitstages, gereinigt oder desinfiziert. Grobe Verschmutzungen müssen in jedem Fall sofort beseitigt werden.
- Fußböden, Wände, Einrichtungsgegenstände, alle Arbeitsflächen, Transportwagen usw. werden täglich gereinigt.
- Benutztes Geschirr und Besteck wird stets zeitnah und möglichst maschinell aufbereitet, um fest anhaftende Rückstände zu vermeiden. Für Besteck ist u.U. ein **Tauchbad** mit einer speziellen Reinigungslösung notwendig. Bei im Großküchenbereich verwendeten **gewerblichen Spülmaschinen** mit kurzen Durchlaufzeiten, z.B. Spülstraßen, sollten die Auswahl der Komponenten, die Einstellung der Maschine und deren Wartung stets durch einen Fachmann betreut werden. Dieser hat dafür zu sorgen, dass unerwünschte Faktoren wie übermäßige Schaumbildung, Verkalken, Verbleiben von Rückständen oder Spülschatten vermieden werden. Hier empfehlen sich auch routinemäßige Überprüfungen der Reinigungseffizienz und der Desinfektionsleistung.

Abfallentsorgung

Küchenabfälle sind mikrobiell gut besiedelungsfähig, locken Schädlinge an und verursachen Geruchsprobleme. Ihre Sammlung, Zwischenlagerung und Entsorgung muss daher verbindlich und hygienisch sicher geregelt sein, z.B. indem diese Punkte in den Reinigungs- und Desinfektionsplan integriert werden. **Abfallsammelbehältnisse** müssen einen dicht schließenden Deckel vorweisen, der möglichst mit einem Fußhebel bedient werden kann und in unmittelbarer Nähe der Abfallentstehung platziert sein soll. Diese Behälter sollen leicht zu reinigen und zu desinfizieren sein; alternativ können auch Beutel in entsprechenden Halterungen verwendet werden. Der anfallende Abfall muss täglich entsorgt werden.

Es ist darauf zu achten, dass sich das **Abfalllager** nicht in unmittelbarer Nähe zur Warenannahme befindet und dass der betreffende Raum kühl und belüftet ist. Abfälle aus speziellen Einrichtungen wie Fett- oder Stärkeabscheidern müssen in der Regel von einer Fachfirma entsorgt werden.

Schädlingsbekämpfung

Die Küche nimmt in der Schädlingsvorsorge und -bekämpfung (☞ Kap. 4.2) einen besonderen Stellenwert ein, weil hier die Gefahr eines Schädlingsbefalls und hieraus resultierender Schäden besonders groß ist. Haustiere dürfen sich daher grundsätzlich nicht in Räumen zusammen mit Lebensmitteln aufhalten. Eingehende Waren sind auf Schädlingsbefall zu kontrollieren. Lager- und Produktionsräume müssen sauber gehalten werden, verschüttete Lebensmittel sind sofort zu beseitigen, Abfallbehälter müssen dicht schließen. Lebensmittel – mit Ausnahme von ungewaschenem Obst und Gemüse – sind stets in geschlossenen Behältnissen aufzubewahren oder abzudecken und dürfen nicht auf dem Boden abgestellt oder gelagert werden. Eine regelmäßige Schädlingskontrolle (Monitoring) durch den Fachmann ist obligatorisch. Die Intervalle sind individuell nach den Verhältnissen vor Ort festzulegen.

Schädlingsbefall muss sofort der Küchenleitung gemeldet werden. Es ist umgehend eine Schädlingsbekämpfung durch eine Fachfirma bzw. Fachperson zu veranlassen.
Begehung der Zentralküche ☞ Kap. 14.4
Desinfektionsplan Zentralküche ☞ Kap. 15.3

10.3.5   Lebensmittel- und Küchenhygiene in Wohn- und Pflegegruppenküchen

Es erklärt sich von selbst, dass die Lebensmittelsicherheit in Wohn- und Pflegegruppenküchen nicht geringer als in Großküchen sein darf, dass aber Räumlichkeiten, Einrichtungen und Utensilien nicht auf die Massenproduktion von Lebensmitteln ausgerichtet sind, wie dies bei einer Großküche der Fall ist. Wenn zudem in der betreffenden Küche Lebensmittel lediglich gelagert, verteilt oder aufgewärmt werden, reduzieren sich dadurch auch die zu beachtenden Hygienemaßnahmen. Dennoch ist auch in Wohn- und Pflegegruppen hinsichtlich, Bau und Einrichtung, Umgang mit Lebensmitteln, Reinigung, Organisation und persönlicher Hygiene ein gewisser Rahmen zu beachten.

Bau, Einrichtung und Ausstattung von Wohn- und Pflegegruppenküchen

In Gruppenküchen ist darauf zu achten, dass Fußböden, Wände, Türen, Fenster und das Inventar intakt, wasserfest und leicht zu reinigen sind. Fenster werden mit Fliegengittern ausgestattet. Wenn **Reinigungs- und Schädlingsbekämpfungsmittel** in der Küche aufbewahrt werden, müssen sie strikt von Lebensmitteln getrennt sein. Dies ist auch deshalb notwendig, weil Dämpfe und Gerüche solcher Mittel nicht auf Lebensmittel übergehen dürfen.
Ausstattung der Küche:
- Entsprechend ausgestattetes Handwaschbecken (☞ Kap. 8.1.2)
- Schränke zur Lagerung von Lebensmitteln, Geschirr und Kochutensilien, die zweckgebunden verwendet werden. Lebensmittel müssen getrennt von Arzneimitteln lagern
- Zweckgebundene Kühl- und evtl. Tiefkühleinrichtungen
- Geschirrspülmaschine oder entsprechendes Geschirrwaschbecken, möglichst Doppelwaschbecken, um Spülen und Nachspülen trennen zu können
- Kochutensilien und die Gerätschaften, die küchengeeignet und leicht zu reinigen sind. Holz sollte vermieden werden
- Herd, evtl. mit Backofen.

Die Kücheneinrichtung soll so gestaltet werden, dass eine örtliche und funktionelle Trennung reiner und unreiner Arbeiten (☞ Tab. 10.4) ermöglicht wird. Wenn eine **normale Geschirrspülmaschine** eingesetzt wird, kommen die üblichen Reinigungs- und Hilfsmittel wie Reiniger, Klarspüler (als Netzmittel) und Salz (zur Herabsenkung der Wasserhärte) zum Einsatz. Das Trocknen erfolgt bevorzugt durch Hitze. Beim Packen der Maschine muss gewährleistet sein, dass alle Geschirrteile dem Wasser zugänglich sind (Spülarme nicht behindern, Spülschatten vermeiden). Es ist aus Sicht der Hygiene vorteilhaft, wenn die Maschine eine Temperaturleistung von mindestens über 65 °C hat. Das Rückstandssieb wird bei täglicher Küchennutzung mindestens wöchentlich gereinigt. Die Küchenmitarbeiter tauschen **Putz-, Geschirr- und Trockentücher** täglich aus.

Personalhygiene und Organisation

Wohn- und Pflegegruppenküchen werden meist nicht vom Küchenpersonal, sondern von Hauswirtschafterinnen, Pflegepersonal und Bewohnern betrieben, also Personen, die weder eine Einweisung gemäß Infektionsschutzgesetz, noch eine Hygieneschulung erfahren haben. Ebenso oft ist die Frage der Verantwortlichkeit, der Zuständigkeiten und des **Selbstkontrollkonzeptes** (☞ Kap. 10.3.3 und Abb. 10.3) unzureichend geklärt. Die Frage nach dem Handlungsbedarf richtet sich in erster Linie nach den dort durchgeführten Tätigkeiten, sollte aber in jedem Fall verbindlich abgeklärt werden.

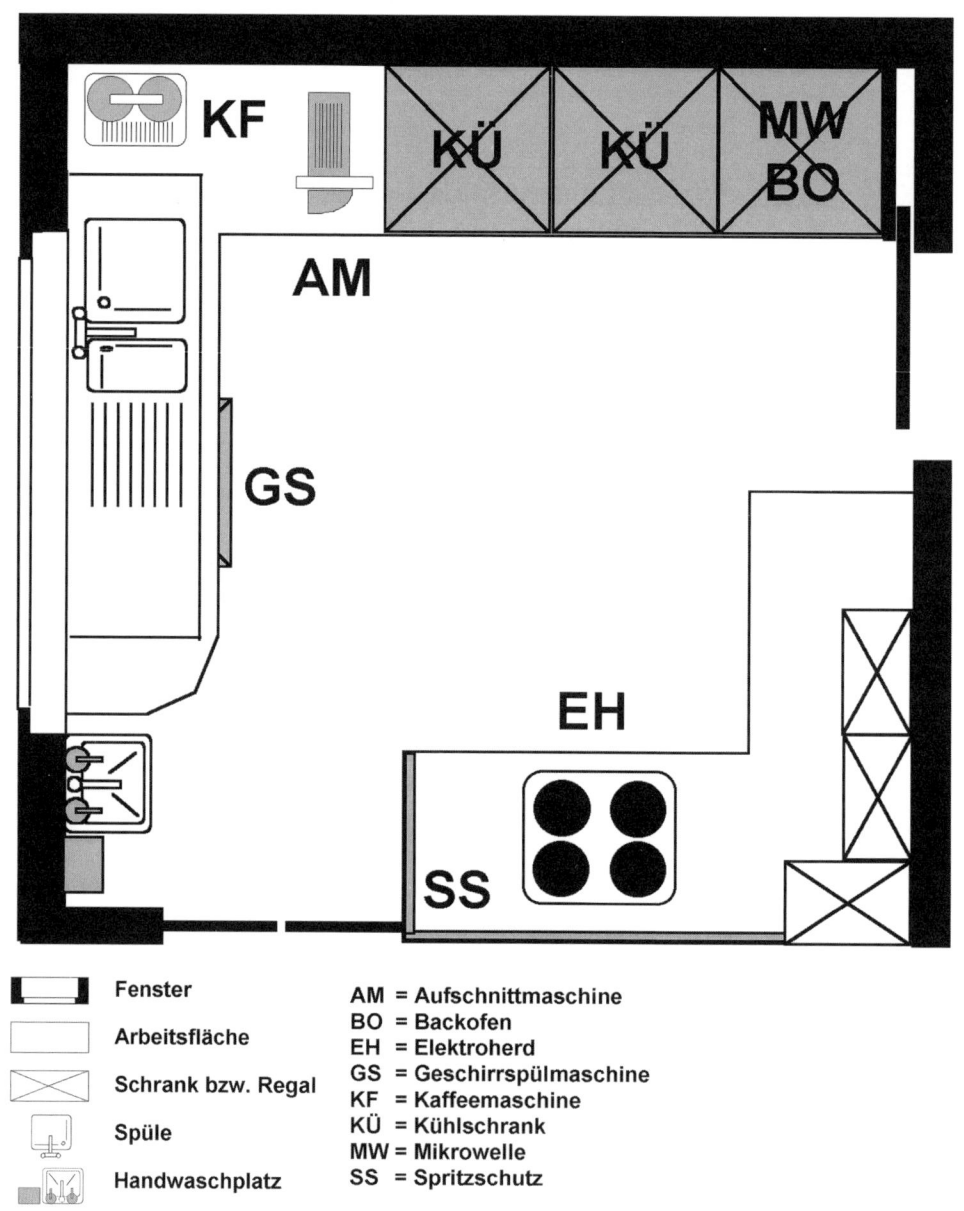

Fenster	AM = Aufschnittmaschine
Arbeitsfläche	BO = Backofen
	EH = Elektroherd
Schrank bzw. Regal	GS = Geschirrspülmaschine
	KF = Kaffeemaschine
Spüle	KÜ = Kühlschrank
	MW = Mikrowelle
Handwaschplatz	SS = Spritzschutz

Abb. 10.5: Grundriss einer Heim- und Wohngruppenküche. [M119]

Die Zeichnung zeigt den Grundriss einer Heim- und Wohngruppenküche eines Alten- und Pflegeheimes, die einer Gruppe von ca. 20 Bewohnern zur Verfügung steht. Sie befindet sich in einem großen, flurähnlichen Areal in Nähe des Speiseraumes und ist so konzipiert, dass sie durch eine halbhohe Abgrenzung und Verwendung einer ebenfalls halbhohen Schwingtür gut einsehbar ist. Hier können die Bewohner backen und (eingeschränkt) kochen. Der Aufbau ähnelt einer normalen Haushaltsküche: Unter den Arbeitsflächen befinden sich geräumige Unterschränke für Kochutensilien und zur Trockenlagerung von bestimmten Lebensmitteln und Konserven. Darüber sind Hängeschränke angebracht. Es sind die üblichen Haushaltsgeräte wie Kühlschränke, Mikrowellenherd, Elektroherd, Backofen und Geschirrspüler vorhanden. Neben einer Spüle gibt es auch ein separates Handwaschbecken zur Händehygiene. Eine bauliche Trennung in eine reine und unreine Seite wurde nicht vollzogen. Zur Begrenzung möglicher Infektionsübertragungen wird in dieser Küche auf die Verarbeitung von rohem Fleisch bzw. Geflügel verzichtet.

Die Abbildung wurde unter freundlicher Mithilfe des Christophorusstiftes Hildesheim und des Architekturbüros Jung erstellt.

Die Küchenarbeit und Speisenausgabe wird stets mit **Schutzkleidung** durchgeführt, die über der »normalen« Dienstkleidung getragen wird und deren Verwendung auf den Küchenbereich beschränkt ist. Geeignet sind saubere Kittel, die täglich gewechselt werden. Es gelten die gleichen Regeln zur **Händehygiene** wie in Großküchen (☞ Kap. 7.4 und 10.3.4). Das Berühren von Lebensmitteln mit den Händen wird auf das Nötigste beschränkt. Immer wenn es möglich ist, verwenden die Mitarbeiter stattdessen Besteck. Das dauerhafte, unindizierte Tragen von Schutzhandschuhen bringt keine Hygienevorteile, ist aber extrem hautschädigend.

Infizierte, kolonisierte oder dauerausscheidende Personen dürfen in der Wohn- und Pflegegruppenküche und im Rahmen der Speisenverteilung nicht tätig sein. Zweifelsfälle werden mit dem Gesundheitsamt abgeklärt.

Der Küchenbereich muss im **Reinigungs- und Desinfektionsplan** (☞ Kap. 15.4) der Station bzw. des Bereichs berücksichtigt oder eigens für diesen Bereich erstellt werden. Darüber hinaus ist eine geregelte **Abfallsammlung** (☞ Kap. 10.1 und 15.7), **Abfallentsorgung** (☞ Kap 15.7) und **Schädlingsvorsorge** (☞ Kap. 4.2) zu schaffen.

Umgang mit Lebensmitteln

- Die Lagerung von Lebensmitteln ist auf das Minimum zu beschränken und soll so erfolgen, dass alte Waren zuerst verbraucht werden (first-in-first-out-Prinzip). **Mitgebrachte Lebensmittel** müssen mit Namen des Bewohners und dem Datum der Einlagerung beschriftet werden. Ungeachtet des Mindesthaltbarkeitsdatums (MHD) sind sie bald zu verbrauchen. **Lebensmittel des Personals** sollten nicht in Wohn- und Pflegegruppenküchen gelagert werden. Nicht mehr zum Verzehr geeignete Vorräte sind unverzüglich zu entsorgen.
- Lebensmittel müssen grundsätzlich in **verschlossenen Behältnissen** oder unter einer Abdeckung (z. B. Folie) gelagert und vor direkter Sonneneinstrahlung geschützt werden.
- Die **Kühlschranklagerung** soll bei 4 °C erfolgen; eine Tiefkühllagerung sollte in Heim- und Pflegegruppenküchen vermieden werden. Umverpackungen sind vor der Kühlschranklagerung zu entfernen. Rohe Lebensmittel (z. B. Gemüse, Obst) müssen im unteren Teil des Kühlschrankes, getrennt von zubereiteten Speisen, Wurst, Käse usw. gelagert werden. Es ist sinnvoll, Kühlschränke wöchentlich auf Temperatur und Schmutz zu kontrollieren. Darin gelagerte Lebensmittel sollten bei diesem Kontrolldurchgang auf abgelaufene Mindesthaltbarkeitsdaten, Beschriftung und Verpackung geprüft werden. Insbesondere »offene« Lebensmittel sind dabei auf ihren Zustand zu prüfen. Vierteljährlich wird der Kühlschrank ganz ausgeräumt und gereinigt.
- Zu erhitzende Speisen müssen eine **Kerntemperatur von mind. 70 °C** erreichen, die bis zum Servieren der Speisen nicht deutlich unter 65 °C abfallen sollte. Da Temperaturmessungen in diesem Bereich unüblich sind, muss nach Erfahrungswerten vorgegangen und visuell kontrolliert werden, sodass z. B. beobachtet wird, ob die Speise tatsächlich gekocht hat. Das Erhitzen mit der **Mikrowelle** gilt auf Grund der sehr ungleichmäßigen Hitzeverteilung als hygienisch unsicher. Flüssige und halbfeste Speisen sollten während und nach dem Kochen umgerührt werden, um eine gleichmäßige Hitzverteilung zu erreichen.
- In einer Wohn- und Pflegegruppenküche sollte auf die Verwendung von **rohen Eiern, Rohmilch und Hackfleisch** verzichtet werden; anderenfalls müssen Regelungen getroffen werden, die mit den betreffenden Verordnungen im Einklang stehen.
- Wenn möglich, sollen Speisen nach der Zubereitung gegessen und Reste verworfen werden. Das nochmalige **Aufwärmen bereits zubereiteter Speisen** sollte möglichst unterbleiben; anderenfalls sind die Speisen unmittelbar bis zum Aufwärmen geschlossen oder abgedeckt, zeitlich auf max. 24 Std. begrenzt im Kühlschrank zu lagern. **Kühlpflichtige Lebensmittel** (z. B. Aufschnitt, Käse, Joghurt) sollen innerhalb der nächsten 2 Stunden nach dem Servieren verzehrt werden und sind anderenfalls zu verwerfen. Ein wiederholtes Aufwärmen ist ebenso wie das **Wiedereinfrieren** von auf- oder angetauter Tiefkühlkost oder von Speiseeis untersagt.
- Bei der **Speisenausgabe** festgestellte Mängel, z. B. Schimmelbildung oder Faulstellen, defekte Verpackungen, zu niedrige oder zu hohe Temperatur, unangenehmer Geruch, müssen

unverzüglich der Küche gemeldet und abgeklärt werden. Teller sollen nur am Rand, Besteck am Griff und Gläser nur an der Außenseite berührt werden.

Begehung der Wohn- und Pflegegruppenküche ☞ 14.5

Desinfektionsplan Wohn- und Pflegegruppenküche ☞ 15.4

10.4   Arzneimittelversorgung

10.4.1   Fehler im Umgang mit Arzneimitteln und ihre Auswirkungen

Arzneimittel können ähnlich wie Lebensmittel auf Grund eines unsachgemäßen Transports oder einer falschen Lagerung und Vorbereitung verderben. Sie können aber auch durch mangelhafte Sorgfalt und Dokumentation verwechselt, falsch dosiert oder unsachgemäß appliziert werden.

Die möglichen **Auswirkungen** sind sehr unterschiedlich:

- Das Medikament kann **bakteriell kontaminiert** sein. Bei oral aufzunehmenden Arzneimitteln kann dies ähnliche Folgen wie eine Lebensmittelvergiftung haben (☞ Kap. 10.3.2). Bei Augentropfen droht die Gefahr einer Augenbindehautentzündung (Konjunktivitis), bei Salben eine Wundinfektion, bei parenteral zu applizierenden Arzneimitteln ein Spritzenabszess oder eine »Blutvergiftung« (Sepsis).
- Bei chemisch veränderten, falsch dosierten oder unsachgemäß applizierten Arzneimitteln kann die Wirkung und können die Nebenwirkungen in unkontrollierter Weise verstärkt, abgeschwächt oder aufgehoben sein. Auch Vergiftungen (Intoxikationen), Gewebsschädigungen oder Organversagen sind möglich.

Dies erklärt, warum der Umgang mit Arzneimitteln eine besonders große Sorgfalt, eine profunde Sachkenntnis und eine lückenlose Dokumentation verlangt.

Rechtliche Vorgaben und Hygienerichtlinien finden sich hauptsächlich im deutschen **Arzneibuch,** welches mit dem Arzneimittelgesetz in Zusammenhang steht. Primärer Ansprechpartner zum Umgang mit Arzneimitteln ist der zuständige **Apotheker.**

10.4.2   Haltbarkeit und Lagerung von Arzneimitteln

Anders als im Krankenhaus erfolgt die Medikation streng personengebunden. D.h. dass die Medikamente des einen Bewohners nicht an andere Bewohner ausgeteilt werden dürfen. Dies verlangt eine entsprechende logistische Berücksichtigung bei der Medikamentenlagerung und -bestellung.

Das **Gesetz zur Änderung des Apothekengesetzes** vom August 2002 sieht vor, dass Alten- und Pflegeheime auf vertraglicher Basis von Apotheken betreut werden. Somit werden das betreffende Heim und seine Bewohner nicht nur von der Vertragsapotheke beliefert, sondern auch in Fragen der ordnungsgemäßen Handhabung und Lagerung von Medikamenten beraten und überprüft. Dennoch hat unabhängig davon jeder Heimbewohner das Recht sich von »seiner« Apotheke beliefern und beraten zu lassen.

In Bezug auf die hygienerelevanten Gesichtspunkte sind vor allem die Aspekte Transport, Lagerung und Vorbereitung zu regeln. Dabei sind folgende Kriterien zu beachten:

- Zu jedem Zeitpunkt muss die **Identität** eines Arzneimittels gesichert sein. Arzneimittel sollen daher grundsätzlich in ihren Verpackungen gelagert werden, was zudem einen Kontaminationsschutz darstellt. Ebenso ist das Umfüllen untersagt.
- Jedes Arzneimittel hat seine individuelle **Haltbarkeit,** die dem außen aufgedruckten Mindesthaltbarkeitsdatum (MHD) entnehmbar ist, welches sich jedoch wie bei Lebensmitteln auf die ungeöffnete Verpackung bezieht. Wie lange und unter welchen Bedingungen ein geöffnetes Arzneimittel haltbar ist, steht entweder auf dem Beipackzettel oder muss mit der Apotheke abgeklärt werden.

- Im Allgemeinen sollen Arzneimittel geschlossen, trocken, kühl, staub- und lichtgeschützt in eindeutig beschrifteten Schränken und Schubladen gelagert werden. Regale sind nur zur Lagerung von Arzneimitteln in Umverpackungen geeignet.
- Arzneimittel müssen grundsätzlich vor dem unbefugten Zugriff geschützt werden. Betäubungsmittel verlangen neben einer diebstahlsicheren Aufbewahrung eine genaue Buchführung.
- Die Lagerung ist auf das Minimum zu beschränken und soll so erfolgen, dass alte Waren zuerst verbraucht werden (first-in-first-out-Prinzip).
- Im Kühlschrank sollen Arzneimittel, **separat** von Lebensmitteln, Kühlkompressen usw., bei kontrollierten Temperaturen zwischen 2 und 8 °C gelagert werden. Ein Einfrieren kann das Arzneimittel u.U. chemisch verändern und ist daher unbedingt zu vermeiden.
- Bei Injektionslösungen in **Mehrdosisbehältnissen** (Stammampullen) ist zu unterscheiden, ob sie einen Konservierungsstoff enthalten oder nicht. Die Haltbarkeitsangaben für Lösungen mit Konservierungsstoff (z. B. Insulin) schwanken zwischen 72 Stunden und 6 Wochen und sind dem Beipackzettel entnehmbar. Konservierungsmittelfreie Lösungen sollten innerhalb von 24 Stunden verbraucht werden. Unabhängig davon sind Mehrdosisbehältnisse nach ihrem Anbruch mit Datum und Uhrzeit zu beschriften und zügig zu verbrauchen.
- Lagerungs- und Kühlschränke zur Arzneimittelaufbewahrung sollten mind. monatlich gereinigt und ebenso wie die tägliche Aufbereitung der Arzneimittelbecher und Dispenser in den Reinigungs- und Desinfektionsplan aufgenommen werden (☞ Kap. 15.1).
- Darüber hinaus müssen regelmäßige, meist halbjährliche **Kontrollen der Arzneimittellagerung** durch einen vertraglich mit dem Haus verbundenen Apotheker erfolgen.

10.4.3 Arzneimittelvorbereitung und -austeilung

- Zu kühlende und/oder parenteral zu applizierende Arzneimittel sollen stets zeitnah zur Applikation vorbereitet werden, maximal eine Stunde vorher.
- Zur **Verdünnung von Tropfen** eignet sich bevorzugt abgekochtes und abgekühltes Wasser, welches täglich gewechselt werden muss; hierbei ist ein frisches Gefäß zu verwenden.
- Um Arzneimittel sicher vorbereiten und applizieren zu können, ist eine vollständige ärztliche **Anordnung** notwendig, aus der die Arzneimittelbezeichnung (incl. der Zusatzbezeichnungen wie forte, mite usw.), die Dosis, der Applikationszeitpunkt, die Applikationsart und der Name des Bewohners hervorgeht.
- Um eine **Kontamination** der Arzneimittel zu vermeiden, muss zur Vorbereitung und zum Austeilen eine hygienische Händedesinfektion erfolgen. Bei der Vorbereitung von Injektions- und Infusionslösungen sind weitere Regeln zu beachten (☞ Kap. 11.3.4 und 11.3.5).
- Im Zuge der Vorbereitung muss das Arzneimittel auf **Veränderungen** wie Verfärbungen, Trübungen, Konsistenzveränderungen, Ausflockungen und Mindesthaltbarkeitsdatum überprüft werden. Bei Unstimmigkeiten ist der zuständige Apotheker vor der Applikation zu befragen.
- Zur Vorbereitung von **Arzneimitteln zur Krebstherapie** (Zytostatika) sind spezielle Arbeitsschutzmaßnahmen zu beachten, welche die Möglichkeiten eines Alten- und Pflegeheimes meist überschreiten. Zytostatikahaltige Injektions- und Infusionslösungen sollten daher bevorzugt durch die Apotheke vorbereitet werden.
- Die **Entsorgung** unbenutzter, verdorbener oder überlagerter Arzneimittel sollte mit dem zuständigen Apotheker abgesprochen und in den Abfallplan aufgenommen werden.

Hinweis:

Zum Umgang mit Zytostatika kann von der Berufsgenossenschaft ein Merkblatt angefordert werden.

11 Hygiene bei medizinisch-pflegerischen Maßnahmen

In vielen Altenheimen vollzieht sich derzeit ein Wandel, der die Grenzen zwischen Wohnraum und Pflegeeinrichtung verschwimmen lässt. Leistungen wie Injektionen, Verbandswechsel, Katheterisierungen, Infusionstherapie, enterale Ernährung und andere invasive Maßnahmen gehören mit einer großen Selbstverständlichkeit längst zum Arbeitsalltag eines Alten- und Pflegeheimes. Ebenso selbstverständlich sollte es sein, dass die Hygienesicherheit bei der Ausführung pflegerischer Maßnahmen jederzeit gegeben ist. Deshalb wird im Folgenden über die in Altenpflegeeinrichtungen am häufigsten vorkommenden pflegerischen Maßnahmen im Hinblick auf eine hygienisch korrekte Durchführung berichtet.

In Kapitel 11.1 wird die hygienisch korrekte Durchführung von Körperpflegemaßnahmen beschrieben. Das Kapitel 11.2 befasst sich mit den Hygieneproblemen und -maßnahmen im Rahmen der Inhalation. Die speziellen Gefahren, rechtlichen Rahmenbedingungen und die hygienisch korrekte Ausführung von invasiven Maßnahmen werden im Kapitel 11.3 ausführlich erläutert.

Es ist zu beachten, dass die nachfolgenden medizinisch-pflegerischen Maßnahmen in diesem Rahmen aus Sicht der Infektionsprophylaxe behandelt wurden, sodass in der Praxis noch weitere Aspekte der jeweiligen Themen zu berücksichtigen sind.

11.1 Körperpflegemaßnahmen

Infektionsgefährdung durch Körperpflegemaßnahmen

Bei **Körperpflegemaßnahmen** wie der Körperwaschung, der Mund-, Nasenpflege oder der Haarpflege können Infektionserreger und Floraanteile von der Hand des Pflegenden auf die Haut oder Schleimhaut des Bewohners übergehen. An die Hand des Pflegenden gelangen wiederum Keime des Bewohners. Die gegenseitige Übertragung der Keimbesiedelung ist auch indirekt über Pflegeutensilien wie Lagerungsmaterialien oder Rasierer möglich.

Durchführung von Körperwaschungen

Eine hygienische **Händedesinfektion** ist vor Beginn und nach Abschluss der Maßnahme notwendig. Das Verbleiben von **Seifenresten** reizt die Haut, ist unangenehm und begünstigt bakterielle Hauterkrankungen. Seifen und Waschlotionen sollen daher sparsam angewendet und mit reinem Wasser von der Haut, speziell von Hautfalten, entfernt werden. Verseiftes oder sichtbar verschmutztes **Waschwasser** ist umgehend zu wechseln. Die Pflegenden trocknen nach dem Waschen jedes einzelnen Bereiches die entsprechende Körperstelle gründlich und schonend ab. Um Pilzinfektionen und Epidermisschädigungen zu vermeiden, ist das **Verbleiben von Feuchtigkeitsresten** vor allem in den Finger- und Zehenzwischenräumen, in der Leiste, in der Analfalte und hinter den Ohren zu vermeiden. Das **Waschen des Genital- und Analbereiches** sollte zum Schluss der Körperwaschung mit Schutzhandschuhen durchgeführt werden (Waschrichtung Symphyse zum Anus). Falls nicht mit fließendem Wasser gewaschen wird, wechseln die Pflegenden das Waschwasser der Schüssel vor dem Waschen des Intimbereichs. Auch ein separater Waschlappen und ein separates Handtuch sind für den Intimbereich zu verwenden, falls nicht täglich frische Utensilien zur Verfügung stehen. Wegen der möglichen Keimverschleppung ist es am besten, Einmalwaschlappen zu verwenden.

Pflege bei Haut- und Weichteilinfektionen

Die Pflegenden klären bei Haut- und Weichteilinfektionen, z. B. Hautmykosen, mit dem behandelnden Arzt ab, ob diese Stellen auch gewaschen werden können. Gegebenenfalls ist dies am Schluss der Waschung mit frischem Wasser, mit Schutzhandschuhen und mit einem Einmalwaschlappen durchzuführen. Lappen und Handtuch sind anschließend sofort zu entsorgen und Hände zu desinfizieren. Bei Entzündungen des Auges (Konjunktivitis) ist ein konsequent getrenntes Vorgehen für jedes Auge notwendig.

Pflege bei Inkontinenz

Zur Waschung **inkontinenter** Bewohner tragen die Pflegenden eine flüssigkeitsdichte Schürze und Schutzhandschuhe. Manchmal ist ein Vorreinigen mit Zellstoff notwendig. Dafür wird schon vor Beginn der Pflegehandlung der Abwurfbehälter in direkter Nähe aufgestellt. Einmalwaschlappen sind empfehlenswert. Mit Fäkalien kontaminierte textile Waschlappen und Handtücher sind sofort nach Gebrauch in die Wäsche zu geben.

Durchführung der Mund- und Zahnpflege

Hochgradig pflegebedürftige Personen leiden häufig an Infektionen des Mund-Rachenraumes wie Stomatitis, Soorbefall, Aphten, was durch unsachgemäße Mundpflege verstärkt werden kann. Zudem besteht wie auch bei der Körperwaschung die Möglichkeit der Keimverschleppung.

Eine hygienische **Händedesinfektion** ist vor Beginn und nach Abschluss der Maßnahme notwendig. Die Pflegenden tragen zur Durchführung Schutzhandschuhe, die sofort nach Beendigung der Maßnahme verworfen werden.

Wegen der Aspirationsgefahr soll die Durchführung in **Oberkörperhochlagerung** erfolgen. Es ist darauf zu achten, dass keine Beläge, Essensreste usw. in der Mundhöhle verbleiben und dass die Vorgehensweise atraumatisch mit geeigneten Instrumenten und Pflegemitteln erfolgt. Wenn also Klemmen dafür verwendet werden, müssen deren Endigungen so geschützt sein, dass davon keine Verletzungsgefahr ausgeht.

Wenn vom Arzt verordnete **Lösungen** mit Arzneimittelstatus (z. B. Antimykotika) eingesetzt werden sollen, tragen die Pflegenden diese erst nach Abschluss der Reinigungsmaßnahmen unter vollständiger Benetzung der Mundhöhle auf.

Zur Mundpflege benutztes Material, z. B. **Lösungen** oder **Tupfer,** sind als B-Abfall zu entsorgen (☞ Kap. 10.1). Wieder verwendbares Material wie benutzte **Klemmen** sind als semikritische Medizinprodukte einzustufen und entsprechend aufzubereiten (☞ Kap. 9.3.3).

Pflegeutensilien

- **Kämme, Bürsten und Elektrorasierer** sollten grundsätzlich personengebunden verwendet werden. Nach Gebrauch sind diese Utensilien gemäß der Gebrauchsanweisung zu reinigen.
- Personengebundene **Waschschalen, Nierenschalen, Zahnputzbecher** usw. brauchen nur gereinigt und abgetrocknet werden. Bei personenübergreifender Verwendung ist nach einer Reinigung auch eine Wischdesinfektion notwendig. Details sind über den Reinigungs- und Desinfektionsplan zu regeln (☞ Kap. 15.1)
- Benutzter **Zellstoff, benutze Taschentücher oder Inkontinenzsysteme** sind als B-Abfall zu entsorgen (☞ Kap. 10.1.2).
- **Feuchte Handtücher und Waschlappen** besiedeln sich massiv mit feuchtigkeitsliebenden Keimen, wenn diese Textilien über Tage hinweg benutzt werden. Wünschenswert ist daher die Verwendung hauseigener Lappen und Tücher, die nach Gebrauch in die Schmutzwäsche gegeben werden.

11.2 Inhalationen

11.2.1 Indikationen und Risiken

Inhalationen werden zur Anfeuchtung der Atemluft, Befeuchtung der Tracheal- und Bronchialschleimhaut, Atelektasen- und Pneumonieprophylaxe und zur Therapie von Atemwegserkrankungen durchgeführt. Die Inhalation von Arzneimitteln bedarf der ärztlichen Anordnung. Die Durchführung erfolgt über **Inhalationsgeräte** wie Ultraschallvernebler, Druckluftvernebler und Dosieraerosole (☞ Abb. 11.1).

Im Zuge einer Inhalation kann es zu einer aerogenen Infektionsübertragung und damit zur Atemwegsinfektion kommen, wenn

- das Inhalat mikrobiell besiedelt ist, dabei ermöglicht die Feinstverteilung der Tröpfchen eine hohe Eindringtiefe in die unteren Atemwege
- bestimmte Geräteteile bei unsachgemäßer Aufbereitung eine rasche Verkeimung des Inhalates bewirken und die Entstehung indirekter Kontaktübertragungen fördern
- bestimmte Inhalate, z.B. Cortison, unerwünschte infektionsfördernde Nebenwirkungen entfalten können.

11.2.2   Hygienemaßnahmen

Vor- und Nachbereitung von Geräten

- Als Inhalate sollen nur sterile Flüssigkeiten wie sterile physiologische Kochsalzlösung, steriles, mehrfach destilliertes Wasser oder sterile Arzneimittel verwendet werden.
- Die Beschickung von Inhalationsgeräten muss so erfolgen, dass weder das Inhalat, noch die inhalatführenden Flächen kontaminiert werden. Hierbei sind, schon in Hinblick auf die Medizinproduktebetreiberverordnung (MPBetriebV), die Herstellerangaben zu beachten.
- Luftzuführungsfilter müssen in festgelegten Intervallen (gemäß den Herstellerangaben) ausgetauscht werden.
- Die Aufbereitung von Inhalationsgeräten sollte in den Reinigungs- und Desinfektionsplan aufgenommen werden.

Hinweis

Bei älteren Inhalationsgeräten sind in den Bedienungsanleitungen oft nur lückenhafte Angaben zur Beschickung und zur Aufbereitung zu finden, da zum Herstellungszeitpunkt das Medizinprodukterecht in der heutigen Form noch nicht existiert hat. Hier empfiehlt es sich, den Hersteller mit der Bitte um Detailangaben zu kontaktieren. Ggf. sollte hierzu auch die Stellungnahme eines Krankenhaushygienikers eingeholt werden.

Spezielle Maßnahmen bei Ultraschallverneblern

Eine bewohnergebundene Verwendung ist wünschenswert, da Keimübertragungen z.B. durch Anhusten des Zuleitungsschlauches denkbar sind. Ultraschallvernebler (Abb ☞ 11.1) müssen in der Regel täglich aufbereitet werden. Hierzu gehört der Austausch benutzter Gerätschaften gegen eine desinfizierte oder sterilisierte Verneblerkammer und Zuleitungsschläuche sowie die Auffüllung mit frischem Inhalat. Alternativ können auch geschlossene Einmalsysteme verwendet werden, bei denen Inhalatbehälter, Verneblerkammer und Zuleitungsschläuche eine Einheit bilden, die so lange nicht getrennt wird, bis das Inhalat aufgebraucht ist. Für Systeme dieser Art wird als Inhalat steriles, mehrfach destilliertes Wasser angeboten, sodass Besiedelungsmöglichkeiten drastisch minimiert werden.

Hinweis

Die Inhalation von mehrfach destilliertem Wasser kann gegenüber anderen Inhalaten (z.B. NaCl 0,9%) mit medizinisch begründeten Nachteilen verbunden sein.

Spezielle Maßnahmen bei Druckluftverneblern

Geräte dieser Art (☞ Abb 11.1), vor allem die Atemmasken und Mundstücke sollen grundsätzlich bewohnerbezogen verwendet werden. Die Beschickung ist so vorzunehmen, dass bei einem Inhalationsvorgang der gesamte Inhalat verbraucht und nicht auf mehrere Anwendungen verteilt wird. Die Pflegenden wechseln die Atemmaske, den Vorratsbehälter und den Zerstäuber mind. täglich und bereiten diese Utensilien bei sichtbarer Kontamination gemäß den Herstellerangaben auf. In der Regel ist eine Reinigung mit Wasser vorgesehen. Bei Verwendung von Leitungswasser muss Trinkwasserqualität gesichert sein (☞ Kap. 8.2). Zum Abtrocknen dieser Teile verwenden die Pflegenden frische, gebügelte Geschirrtücher oder Ein-

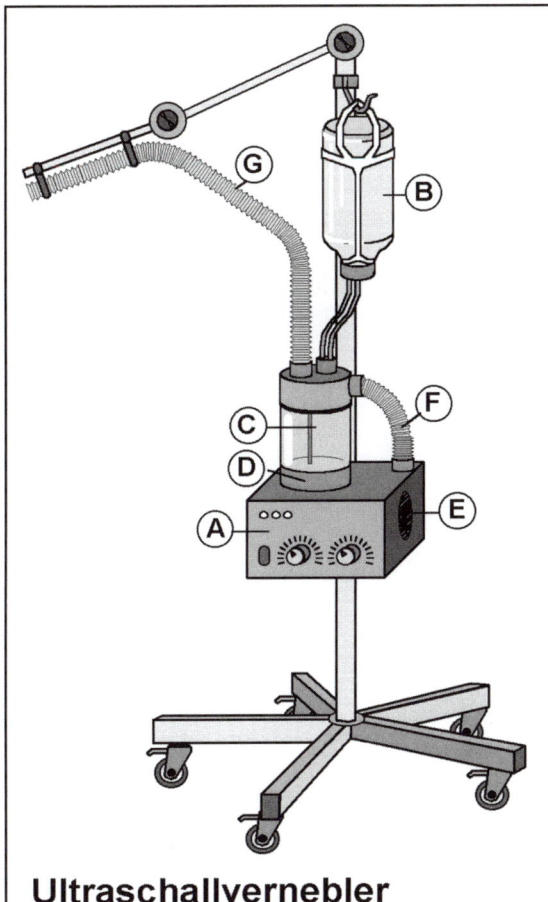

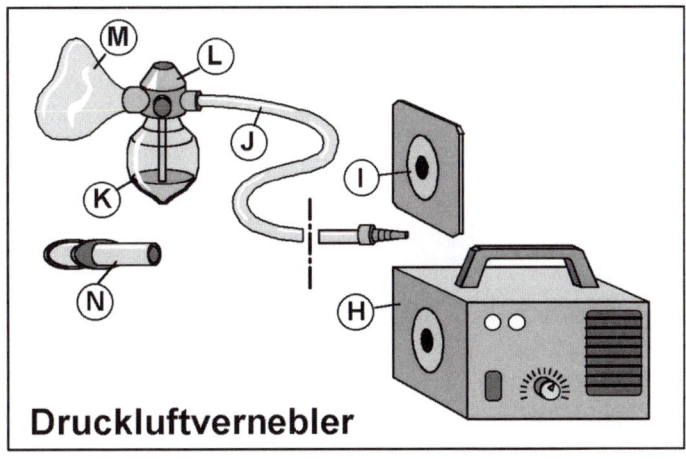

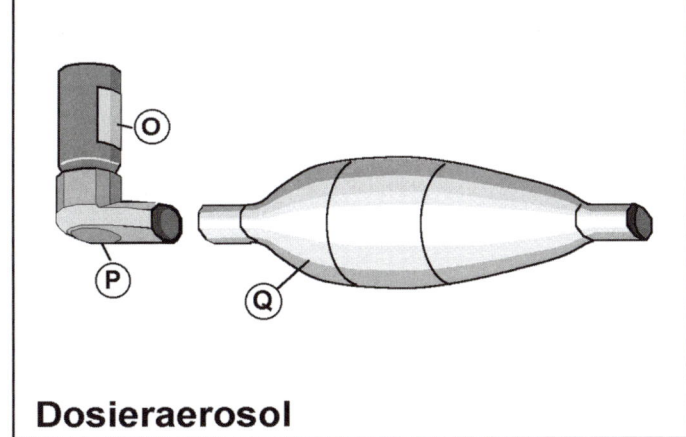

Abb. 11.1: Inhalationsgeräte [M119]

Ultraschallvernebler: Die zu inhalierende Flüssigkeit befindet sich in einem Vorratsbehälter (B) und wird einer Verneblerkammer (C) zugeleitet. Dort wird eine Membran (D) mittels Ultraschall zum Schwingen gebracht und erzeugt so das Inhalat. Im Steuergerät (A) befindet sich ein Gebläse, welches Luft über einen Filter (E) ansaugt und der Verneblerkammer zuleitet (F). So entsteht ein Inhalatstrom, der über einen Zuleitungsschlauch (G) dem Patienten zugeleitet wird.
Druckluftvernebler: Das Inhalat (meist Arzneimittel) befindet sich genau dosiert in einem kleinen Vorratsbehälter (K), der mit einem Zerstäuber (L) verbunden ist. Die Zerstäubung erfolgt mit Hilfe von Druckluft, die aus der zentralen Anlage (I) bezogen oder über ein mobiles Gerät (H) erzeugt werden kann und über einen Schlauch (J) dem Zerstäuber zugeleitet wird. Zur Inhalation werden entweder Atemmasken (M) oder Mundstücke (N) verwendet.
Dosieraerosol: Das Inhalat befindet sich in einer kleinen Treibgasflasche (O), die mit einem Aufsatzteil (P) verbunden ist, welches eine Spraydüse mit einem Mundstück kombiniert. Zur besseren Verteilung des Inhalats gibt es die so genannten »Spacer« (Q), die teilweise auf das Mundstück des Aufsatzteils gesteckt werden.

malhandtücher. Wenn das Gerät einem anderen Bewohner zur Verfügung gestellt werden soll, werden vorher die aufzubereitenden Teile desinfiziert, sterilisiert oder gegen neue ausgetauscht.

Hinweis

Für die meisten Druckluftvernebler gibt es Einmalsysteme, die für die Dauer einer Inhalationstherapie personengebunden wie beschrieben verwendet und danach verworfen werden.

Spezielle Maßnahmen bei Dosieraerosolen

Dosieraerosole (☞ Abb. 11.1) müssen strikt bewohnergebunden verwendet werden. Instruktionen zur Anwendung und zur Aufbereitung sind dem Arzneimittel-Beipackzettel entnehmbar.

Corticoidhaltige Dosieraerosole, z. B. Bronchocort®, Junic®, können durch verbleibende Wirkstoffe innerhalb der Mundhöhle und des Rachens eine infektionsfördernde Wirkung mit Folgen wie Mundhöhlenentzündung (Stomatitis) oder Soorbefall entfalten. Hier ist es sinnvoll, wenn nach der Inhalation eine Mundspülung erfolgt. Um die Aerosolanhaftung in der Mundhöhle zu verhindern und eine bessere Verteilung des Inhalats zu gewährleisten, gibt es für einige Dosieraerosole so genannte »Spacer« (☞ Abb. 11.1) als Zusatzgerät.

Die Pflegenden reinigen die Mundstücke von Dosieraerosolen nach jedem Gebrauch mit Trinkwasser oder machen den Bewohner auf diese Notwendigkeit aufmerksam.

11.3 Invasive Maßnahmen

11.3.1 Infektionsgefährdung durch invasive Maßnahmen

Als **invasive Maßnahmen** bezeichnet man Durchführungen, die mit Verletzung der Haut oder Schleimhaut einhergehen oder bei denen durch natürliche Körperöffnungen Instrumente oder Schläuche in den Körper eingeführt werden. Hierbei sind hochinvasive Maßnahmen, z. B. Operationen oder das Einschieben von Herzkathetern, von geringinvasiven, z. B. Injektionen oder transurethralen Katheterisierungen, zu unterscheiden.

Beim **Legen und Versorgen von Zugängen** wie Venenzugängen, transurethralen Kathetern, Magensonden, PEGs, Tracchealkanülen sowie bei **Verbandswechseln** besteht die Gefahr, dass Floraanteile des Bewohners verschleppt und durch direkte und indirekte Kontakte potentielle Krankheitserreger übertragen werden. Zudem ist es möglich, kontaminierte Substanzen wie Wundsekret oder Katheterurin im Sinne einer Schmierinfektion zu verschleppen.

Maßnahmen wie **Injektionen, Infusionstherapie** oder der **enteralen Ernährung** können u. a. dadurch gefährlich sein, dass kontaminierte Flüssigkeiten appliziert werden. Dadurch können Abszesse, Blutvergiftungen oder Durchfallerkrankungen entstehen.

11.3.2 Zur rechtlichen Situation

Delegation ärztlicher Tätigkeiten an das Pflegepersonal

Geringinvasive Maßnahmen sind ärztliche Tätigkeiten, die unter bestimmten Bedingungen an pflegerisches Personal delegiert werden können:
- Der Bewohner muss damit einverstanden sein.
- Der anordnende Arzt muss sich von den Fähigkeiten und Kenntnissen der betreffenden Pflegeperson überzeugt haben.
- Es muss eine schriftliche Anordnung mit allen wichtigen Details bezogen auf einen bestimmten Bewohner vorliegen. Bei Injektionen sind dies z. B. die Arzneimittelbezeichnung, die Dosis, die Applikationszeitpunkte und die Applikationsart (z. B. s. c.).

Dies vorausgesetzt besteht eine **Anordnungsverantwortung** für den Arzt und eine **Durchführungsverantwortung** für die Pflegenden (☞ Kap. 6.3.4).

Rechtsprobleme

- Ein Hausarzt, der kein Vertragsverhältnis mit der betreffenden Einrichtung hat, ist gegenüber den Heimmitarbeitern streng genommen nicht anordnungsberechtigt. Hieraus darf jedoch nicht die Situation erwachsen, dass Arzneimittel ohne klare Anordnung oder invasive Maßnahmen (z. B. Katheterwechsel) ohne ärztliche Beauftragung durchgeführt werden. In jedem Fall ist die Übernahme ärztlicher Aufgaben abzulehnen, wenn die obig genannten Bedingungen nicht erfüllt sind.

- Ebenso heikel ist es, wenn Hausärzte medizinische Maßnahmen in offenbar unfachgerechter, unhygienischer Weise durchführen. Obwohl sie hierfür die alleinige Durchführungsverantwortung tragen, sollte dies von der betreffenden Einrichtung nicht ignoriert werden. Hilfreich sind hier hauseigene Standards, auf die verwiesen werden kann.
- In vielen Einrichtungen arbeiten im pflegerischen Dienst Mitarbeiter mit sehr unterschiedlichen Berufsausbildungen, sodass verbindlich geregelt werden muss, welche Mitarbeiter welche Arbeiten durchführen dürfen. Selbst wenn dies geregelt ist, kommt es auf die einzelne Person an, nach eigenem Ermessen zu entscheiden, ob sie der übertragenen Aufgabe gewachsen ist oder nicht. Im Zweifelsfall hat sie die Verpflichtung, ihren Vorgesetzten davon zu unterrichten, dass sie sich nicht sicher genug fühlt, um die Maßnahme zu übernehmen. Eine daraus resultierende Ablehnung darf nicht im Sinne einer Arbeitsverweigerung bewertet werden.

Fragen dieser Art sollten von der pflegerischen Leitung in Zusammenarbeit mit dem Justiziar des Hauses abgeklärt werden.

> **Hinweis**
>
> Der Fachautor Werner Schell betreibt im Internet unter der Adresse http://www.wernerschell.de ein Rechtsforum für den Gesundheitsdienst.

11.3.3 Harndrainage

Risiken und Dispositionen

Die künstliche Harnableitung, speziell die transurethrale Katheterisierung ist in Krankenhäusern und Alten- und Pflegeheimen die häufigste Ursache für Bakteriurien und Harnwegsinfektionen.

- Bei einer **Bakteriurie** liegt lediglich eine Kontamination des Urins vor, ohne dass das Gewebe daran beteiligt wäre. Somit fehlen die klinischen Anzeichen einer Infektion.
- Eine **Harnwegsinfektion** ist dagegen sowohl mit einer Kontamination des Urins als auch mit Symptomen wie Leukozyturie, Fieber, suprapubischer Druckschmerzhaftigkeit und Brennen beim Wasserlassen verbunden.

Das **Risiko einer Bakteriurie** nimmt bei liegendem transurethralen Katheter kontinuierlich mit einer täglichen Inzidenz zwischen 3 und 10 % zu, so dass 50 % der Katheterträger nach 10 Tagen eine Bakteriurie vorweisen. Da die Liegedauer das Risiko einer katheterassoziierten Bakteriämie bzw. Harnwegsinfektion maßgeblich beeinflusst, wird zwischen Kurz- (d.h. Katheterisierung unter 30 Tage, meist nur 2 bis 4 Tage) und Langzeitkatheterisierung (d.h. über 30 Tage) unterschieden. Während das Risiko einer Bakteriurie bei der **Kurzzeitkatheterisierung** (Bakteriurie-Inzidenz ist ca. 15 %) durch Hygienemaßnahmen entscheidend beeinflusst werden kann, ist die Bakteriurie bei der **Langzeitkatheterisierung** nahezu gewiss.

Meist bleibt eine katheterassoziierte Harnwegsinfektion auf die Urethra und die Blase begrenzt. Eine **Ausweitung des Infektionsgeschehens** kann darüber hinaus eine Prostatitis, Epididymitis, Pyelonephritis oder eine Urosepsis zur Folge haben. Besonders gefürchtet ist die mit einer hohen Letalität einhergehende Urosepsis, die durch das Einpressen von Mikroorganismen über das entzündlich veränderte Urothel in Lymph- und Blutgefäße zustande kommt. Eine weitere Komplikation ist die durch entzündliche Veränderungen bedingte Harnröhrenstriktur.

Besonders **prädisponiert** für Harnwegsinfektionen sind weibliche Bewohner in hohem Alter und Menschen mit einem schlechten Allgemeinzustand und schwerem Grundleiden. Der entscheidende Sachverhalt ist jedoch, dass die transurethrale Harndrainage generell eine unphysiologische Maßnahme ist, die auch bei Personen mit einer guten Ausgangssituation nach wenigen Tagen zur Bakteriurie führt. Von den an der Bakteriurie beteiligten Erregern, von der Immunkompetenz der Person und vom Belassen des Katheters hängt es ab, inwiefern sich daraus eine Infektion entwickelt oder nicht.

Erreger

Wenn es in den **ersten Tagen nach der Katheterisierung** zu einer Bakteriurie und evtl. zu einer nachfolgenden Infektion kommt, sind dafür meist Erreger verantwortlich, die ursprünglich der Anal- und Perianalflora zuzurechnen sind oder exogen beim Legen des Katheters eingeschleust wurden. Eine weitere Infektionsursache liegt häufig in der unkorrekten Handhabung des Ableitungssystems. Zu den durch diese Manipulationen eingeschleppten Erregern zählen Escherischia coli, Enterococcus species, Pseudomonas aeruginosa, Candida albicans, Klebsiella pneumoniae und Enterobacter species, die meist als Monokultur vorliegen (☞ Kap. 3).

Bei **zunehmender Katheter-Verweildauer,** wobei meist Katheterwechsel stattgefunden haben, kommen andere Infektionserreger wie Providencia stuardii, Proteus sp. oder Morganella morganii hinzu; meist liegt eine Mischkultur vor. Der Erregerwechsel erklärt sich dadurch, dass diese Bakterien die Fähigkeit besitzen, Kunststoffmaterialien zu besiedeln und Biofilme zu bilden, unter welchen sich die Mikroorganismen geschützt vermehren können.

Infektionsursachen

Bei einem gesunden Menschen sorgen der Harnfluss und die durch die Schleimhaut der Urethra diffundierende Iga-Antikörper dafür, dass die Harnwege relativ gut gegen das Vordringen von Mikroorganismen geschützt sind. Beide Mechanismen werden im Zuge einer Katheterisierung ausgeschaltet. Dies hat die Folge, dass sich endogen oder exogen eingedrungene Krankheitserreger im Gewebe, im Katheter oder im Ableitungssystem ansiedeln können.

Das **Einbringen von Infektionserregern** kann auf verschiedenen Wegen erfolgen (☞ Abb. 11.2):

- Die **Urethra** ist im vorderen Drittel mit Bestandteilen der umgebenden Genitalflora besiedelt. Die bei einer Katheterisierung üblichen Desinfektionsmaßnahmen erreichen diesen Bereich nicht. Somit werden diese Keime bei einer Katheterisierung zwangsläufig entlang der Urethra in die Harnblase verschleppt. Je länger der Katheter liegt, umso mehr wird sich der Spalt zwischen Urethra und Katheter mit besiedelten Schleimhautsekret füllen, so dass nach einiger Zeit eine **Schleimstraße** von außen nach innen entstanden ist, die dem Eindringen weiterer Infektionserreger Vorschub leistet.
- Die aseptische Durchführung des Katheterismus ist relativ kompliziert und verlangt sowohl eine lückenlose Vorbereitung als auch durchdachte Arbeitsabläufe. Eine **Kontamination des Instrumentars, der sterilen Handschuhe oder des Katheters** ist durchaus möglich, was exogene Einschleppungen begünstigt.
- Auch bei Anwendung eines geschlossenen Ableitungssystems kann es zur Kontamination des Beutelinhaltes und letztlich zu einer von unten aufsteigenden (retrograden), durch das Innere des Katheters erfolgenden (intraluminalen) **Besiedelung des Blasenurins** kommen. Dies ist sehr viel eher der Fall, wenn Verbindungsstellen diskonnektiert oder geschlossene Ableitungssysteme unsachgemäß gehandhabt werden.

> **Hinweis**
>
> Die nachfolgenden Empfehlungen orientieren sich an den »Empfehlungen zur Prävention und Kontrolle Katheter-assoziierter Harnwegsinfektionen« des Robert Koch-Institutes aus dem Jahre 2000, siehe Internetseite http://www.rki.de/GESUND/HYGIENE/HYGIENE.HTM

Alternativen zur transurethralen Katheterisierung

Die beste Prophylaxe der nosokomialen Harnwegsinfektion besteht darin, auf das Legen transurethraler Katheter zu verzichten und bestehende Katheter frühstmöglich zu entfernen. Viele Alten- und Pflegeheime vertreten ebenso wie Hygieniker die Ansicht, dass jede Katheterisierung aus Gründen der Harninkontinenz grundsätzlich kontraindiziert ist und greifen auf verschiedene **Inkontinenzsysteme** zurück, die nach den individuellen Bedürfnissen des Bewohners ausgewählt werden. Zur Wahl stehen:

- **Aufsaugende Materialien** wie Inkontinenzhosen (z. B. das Inco®-System der Fa. Hartmann) oder Einlagen verschiedener Form und Größe.

- **Kondomkatheter**, die sich in ihrer Handhabung jedoch oft als problematisch und unsauber erweisen, sodass sie nur bedingt eine Alternative zum Katheter darstellen.
- **Suprapubische Drainagen**, die an Stelle eines transurethralen Katheters erhebliche Vorteile bieten:
    - Verzögerung der Bakteriurie um Wochen und dadurch Reduktion nosokomialer Harnwegsinfektionen
    - Vermeidung von Urethrastrikturen
    - Spontanmiktion und Restharnbestimmung sind weiterhin möglich
    - geringerer Pflegeaufwand
    - Verbesserung des Wohlbefindens für den Bewohner.

Die suprapubische Drainage ist bei einer Entscheidung zwischen transurethraler Katheterisierung und suprapubischer Harnableitung vorzuziehen, sofern die mutmaßliche Verweildauer fünf Tage überschreitet. Bei einer monatelang verbleibenden suprapubischen Harndrainage wird sich jedoch mit großer Wahrscheinlichkeit ebenfalls eine Bakteriurie bzw. eine Harnwegsinfektion einstellen. Daher ist in fast allen Fällen der Inkontinenz die Inkontinenzversorgung mit saugenden Materialien die erste und beste Wahl.

Ein weiterer für Alten- und Pflegeheime entscheidender Nachteil im Bezug auf die Vewendung von suprapubischen Kathetern liegt darin, dass Hausärzte mit dem Einlegen suprapubischer Drainagen häufig nicht vertraut sind und dass ein Bewohnerzimmer kein geeigneter Ort zur Durchführung dieses Eingriffs darstellt. Eine weitere, jedoch in Alten- und Pflegeheimen ebenfalls kaum gebräuchliche Alternative ist die **intermittierende Katheterisierung**, bei welcher der Patient zu bestimmten Tageszeiten katheterisiert, der Katheter aber nicht urethral belassen wird.

Abb. 11.2: Eintrittspforten für Infektionserreger bei transurethraler Katheterisierung [M119]

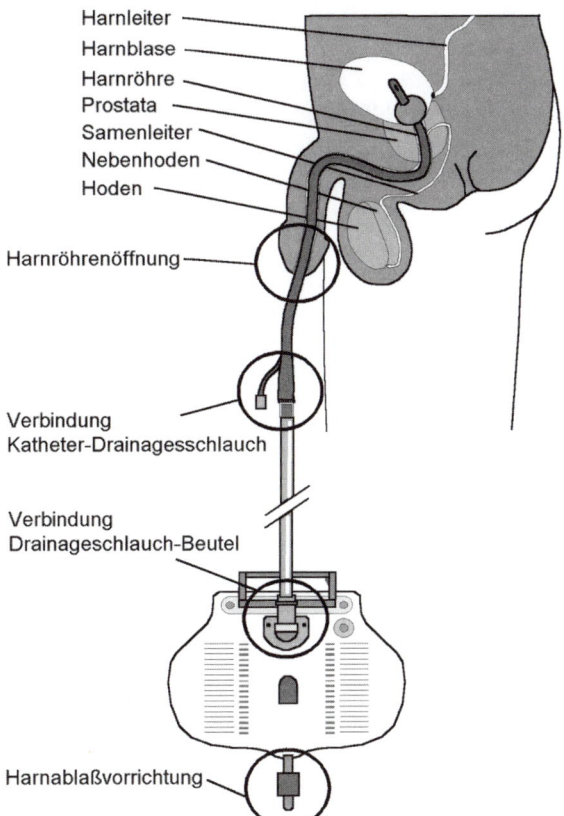

Harnleiter
Harnblase
Harnröhre
Prostata
Samenleiter
Nebenhoden
Hoden

Harnröhrenöffnung

Verbindung Katheter-Drainagesschlauch

Verbindung Drainageschlauch-Beutel

Harnablaßvorrichtung

Maßnahmen der Basishygiene

- Eine hygienische Händedesinfektion ist durchzuführen
  - vor der Manipulation am Katheter und am Ableitungssystem
  - nach jedem Kontakt mit Urin oder Gegenständen, die mit Urin kontaminiert sind, z. B. nach dem Entleeren des Auffangbeutels
  - vor und nach dem Einlegen eines Blasenkatheters oder der Entnahme einer Urinprobe.
- Wenn es zu einem Kontakt mit Urin oder dem Genitale kommen kann, sind Schutzhandschuhe zu tragen, z. B. bei der Intimpflege, beim Entleeren des Auffangbeutels oder dem Entfernen eines transurethralen Katheters.
- Bei der Pflege harnwegskolonisierter oder -infizierter Patienten kann es zu Kontaminationen der Bewohnerumgebung und von verwendeten Utensilien kommen. Daher ist die Einhaltung fortlaufender Desinfektionsmaßnahmen und einer geregelten Abfallentsorgung wichtig (☞ Kap. 15.1 und 15.7).

Auswahl transurethraler Katheter

- Transurethrale Katheter sollen so beschaffen sein, dass Läsionen, Druckstellen und Reizungen der Urethra oder der Blase vermieden werden.
- Der äußere Durchmesser transurethral einzuführender Instrumente oder Katheter ist so klein wie möglich zu wählen.
- Wenn die zu erwartende Verweildauer ≤ 5 Tage beträgt und keine Latexallergie vorliegt, können Latexkatheter verwendet werden. Für eine längere Verweildauer sind Vollsilikonkatheter sehr viel geeigneter.
- Katheter mit antibakteriellen oder Silber-Beschichtungen blieben bislang den Beweis einer Effizienz schuldig, so dass keine Empfehlung gegeben werden kann.

Einlegen transurethraler Katheter

Das transurethrale **Einlegen** von Einmal- oder Dauerkathetern soll aseptisch und von geschulten, mit der korrekten Einlegetechnik vertrauten Personen durchgeführt werden. Es ist vorteilhaft, wenn hierzu ein Set in Verbindung mit einem Durchführungsstandard vorhanden ist. Das Robert Koch-Institut fordert zu diesem Punkt: *»Es sind sterile Handschuhe, steriles Abdeckmaterial, sterile Tupfer, ggf. eine sterile Pinzette zur aseptischen Katheterinsertion, ein Schleimhautantiseptikum für die Dekontamination der Harnröhrenöffnung und ihrer Umgebung (Einwirkzeit beachten!) und steriles Gleitmittel zu verwenden.«*

Die **Reinigung des Genitale** bei liegendem Katheter erfolgt im Rahmen der normalen Intimpflege mit Wasser und Seife ein- bis zweimal täglich, ohne Zug auf den Katheter auszuüben. Hierbei sind Schutzhandschuhe zu tragen. Meatusnahe Inkrustationen können mit 3 %iger H_2O_2-Lösung schonend beseitigt werden.

Der **Wechsel** von Blasenverweilkathetern sollte nicht nach festen Intervallen, sondern nur aufgrund konkreter Störungen wie Inkrustation, Obstruktion oder Verschmutzung erfolgen.

Suprapubische Drainagen

Das **Legen einer suprapubischen Drainage** erfolgt normalerweise in einer Klinik oder einer Arztpraxis. Diese ärztliche Maßnahme kann nicht an Pflegende delegiert werden. Wenn Krankenhauspatienten mit einer suprapubischen Drainage entlassen werden, sollte zu Abklärung der weiteren Vorgehensweise der Hausarzt kontaktiert werden. Am ersten Tag nach dem Einlegen erfolgt ein aseptischer **Verbandswechsel** (☞ Kap. 11.3.6), später wird er nach Bedarf durchgeführt. Beim Verbandswechsel, aber auch sonst mehrmals täglich, z. B. nach dem Lagern, kontrollieren die Pflegenden, ob der **Drainageschlauch** durchgängig ist. Die **Einstichstelle** soll täglich durch Palpation überprüft werden. Schmerzen, Schwellungen oder Rötungen der Umgebung weisen auf eine Infektion hin. In diesem Fall muss der Verband entfernt und die Einstichstelle näher inspiziert werden.

Das **Wechseln** einer suprapubischen Drainage erfolgt nur, wenn Inkrustationen, Obstruktionen oder Verschmutzungen dazu Anlass geben. In der Praxis kann von einer ununterbrochenen Verweildauer von ca. ein bis zwei Monaten ausgegangen werden.

Die **Entfernung** eines suprapubischen Katheters ist ausschließlich dem Arzt vorbehalten. Die Punktionsstelle verschließt sich spontan nach der Entfernung. Lediglich bei langer Liegedauer kann es zur Fistelbildung kommen. Für zwei bis drei Tage wird die Wunde mit einem sterilen Tupfer und einem Pflaster versorgt.

Harnableitungssysteme

Zur **Harnableitung** sind sterile, geschlossene Systeme zu verwenden (☞ Abb. 11.3). Die Probeentnahmestelle, die Rückflusssperre, das Luftausgleichsventil, der Ablassstutzen und das Ablassventil sollen so beschaffen sein, dass einem Eindringen von Mikroorganismen in das System entgegengewirkt wird. Der Umgang mit Harnableitungssystemen erfordert **geschultes Personal.** Katheter und Drainageschlauch werden nach dem Einlegen des Katheters normalerweise **fest verbunden** und nicht mehr diskonnektiert. Wenn eine **Diskonnektion** unvermeidlich ist, muss die Diskonnektionsstelle vor der Trennung und vor der erneuten Verbindung alkoholisch desinfiziert werden. Für die **Entnahme von Urinproben** ist die dafür vorgesehene Entnahmestelle nach vorheriger alkoholischer Desinfektion (z. B. Hautdesinfektionsmittel) zu benutzen.

Die Pflegenden machen den Bewohner darauf aufmerksam, dass der Schlauch nicht abknicken darf, weil der **Harnabfluss** gesichert bleiben muss. Wenn die Pflegenden Pflegemaßnahmen durchführen, halten sie deswegen den Schlauch im Auge. Das intermittierende Abklemmen, zumindest bei transurethralen Kathetern, ist zu vermeiden.

Der **Urin-Auffangbeutel** wird unterhalb des Blasenniveaus freihängend und ohne Bodenkontakt positioniert. Er sollte entleert werden, bevor der Urin mit der Rückflusssperre in Kontakt kommt. Zum **Entleeren** tragen die Pflegenden Einmalhandschuhe und legen einen Spritzschutz (z. B. Zellstofftuch) unter, um zu verhindern, dass der Fußboden kontaminiert wird. Beim Entleeren darf der Ablassstutzen nicht mit dem Auffanggefäß in Kontakt kommen. Der Stutzen soll ohne Nachtropfen und desinfiziert in die Rückstecklasche platziert werden. Auffanggefäße müssen anschließend desinfiziert werden.

Abb. 11.3: Geschlossenes Ableitungssystem zur Harndrainage [M119].
A: Verbindung zum Katheter mit Probeentnahmestelle
B: Zuleitungsschlauch
C: Befestigungsvorrichtung
D: Auffangbeutel
E: Rückschlagventil
F: Graduierung
G: Ableitungsschlauch in Rückstecklasche

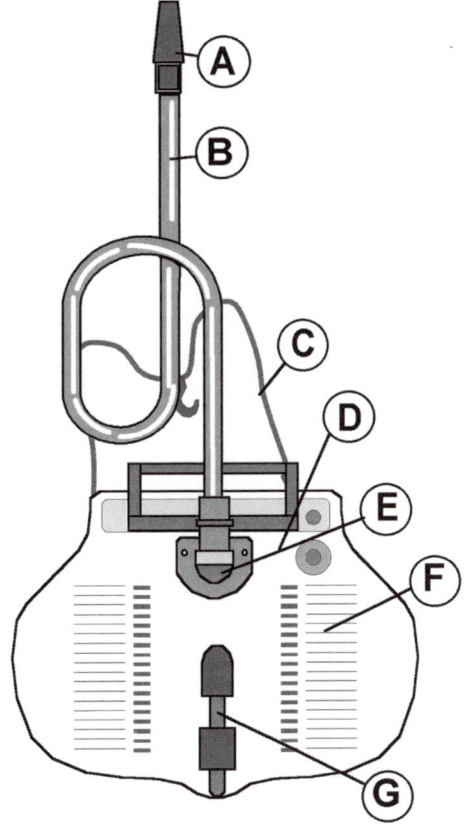

Weitere Maßnahmen
- Eine **Harnausscheidung** von 1,5 bis 2 l tägl. ist anzustreben.
- **Spülungen und Instillationen** sind hygienisch gesehen unvorteilhaft.
- Eine **antibiotische Infektionsprophylaxe** ist ebenfalls nicht sinnvoll. Wenn dagegen eine **antibiotische Behandlung** (nach einer Kultur- und Resistenzuntersuchung) aufgrund einer vorliegenden Harnwegsinfektion notwendig ist, sollte zuvor die Qualität der Harndrainage überprüft werden.

11.3.4   Injektionen

Gefährdungen

Injektionen sind prinzipiell mit einer Reihe unterschiedlicher Gefährdungen verbunden, die bei der Vorbereitung, Durchführung und Nachbereitung berücksichtigt werden müssen:
- **Infektion**, indem ein erregerhaltiges Arzneimittel injiziert wird, Hautkeime durch den Injektionsvorgang über Hautpartikel verschleppt werden oder kontaminiertes Instrumentar verwendet wird
- **Arzneimittelunverträglichkeit**, z. B. in Form einer allergischen (anaphylaktischen) Reaktion, Wirkungs- oder Nebenwirkungsverstärkung oder schmerzhaften Reaktion
- **Fehlmedikation** durch Verwechslung
- **Fehlinjektion**, indem eine nicht vorgesehene Applikation erfolgt, z. B. s.c. statt i.m., oder die Injektion in ungeeignete Strukturen erfolgt, z. B. paravenös
- **Selbstgefährdung** durch eigene Verletzung (z. B. Recapping), Kontakt mit schädigenden Substanzen (z. B. Zytostatika, Antibiotika), Kontakt mit infektiösem Blut.

> **Hinweis**
>
> Eine ausführliche Stellungnahme zu Rechtsfragen im Zusammenhang mit Injektionen und zur Frage der Delegation ist unter folgender Internetadresse einsehbar: http://www.wernerschell.de/Rechtsalmanach/Diagnostik%20und%20Therapie/delegation.htm

Vorbereitung von Injektionen

Es muss eine **schriftliche, ordnungsgemäße ärztliche Anordnung** vorliegen. Für die subkutane und intramuskuläre Injektion erwerben Pflegende durch ihre dreijährige Ausbildung Handlungskompetenz (Durchführungskompetenz). Zuvor muss der Bewohner über Vorgang und Konsequenz der Injektion vom Arzt aufgeklärt worden und damit einverstanden sein. Folgendes ist von den Pflegenden vor der Injektion zu beachten:
- Die Arbeitsfläche soll trocken und sauber sein und soll vor Benutzung desinfiziert werden.
- Vor der Injektionsvorbereitung ist eine hygienische Händedesinfektion durchzuführen.
- Eine zeitnahe Vorbereitung ist anzustreben, max. 1 Std. vor Injektion. Die Injektionsvorbereitung hat grundsätzlich so zu erfolgen, dass eine Kontamination der Instrumente oder der Injektionslösung ausgeschlossen wird.
- Die **Identität** der vorzubereitenden Substanzen unter Verwendung der Originaldokumentation muss zu jedem Zeitpunkt des Handlungsablaufes einer Injektion nachvollziehbar sein.
- Behältnisse müssen vor dem Aufziehen von Lösungen auf Verfalldatum und **Beschädigung** überprüft werden:
  - Ist das Behältnis nass?
  - Klebt das Behältnis?
  - Ist der Verschluss intakt?
- Prüfung des Inhaltes auf Trübung, Ausflockung und Kristallisation.
- Es sind möglichst Einzeldosis-Ampullen, am besten Brechampullen zu verwenden, wobei evtl. verbleibende Restmengen nur in Ausnahmefällen, z. B. Betäubungsmittel, und nur kurzfristig (max. 1 Std.) aufbewahrt und weiterverwendet werden dürfen.
- Zur Herstellung und zum **Aufziehen von Injektionslösungen aus Mehrdosisbehältnissen** (z. B. Heparin-Stammampullen) soll eine gesonderte Kanüle, eine »Aufziehkanüle« verwendet werden, die nach Gebrauch verworfen wird und **nicht** im Stopfen des Behältnisses ver-

bleiben soll. Vor dem Einstich muss der Stopfen alkoholisch (Hautdesinfektionsmittel) desinfiziert werden (mit getränktem Tupfer abreiben, 15 Sek. Einwirkzeit).

- Der **Anbruch eines Mehrdosisbehältnisses** muss mit Datum und Uhrzeit auf dem Behältnis vermerkt werden. Sofern keine anderslautenden Herstellerangaben bestehen, dürfen Arzneimittel ohne Konservierungsstoff nach Erstanstich max. 12 Std., mit Konservierungsstoff max. 72 Std. lang aufbewahrt werden. Sie müssen unabhängig davon sachgerecht gelagert werden (kühl, dunkel, trocken und kontaminationsgeschützt). Korrekte Handhabung vorausgesetzt, sind Insulin-Mehrdosisbehältnisse max. 6 Wochen, Mono-Embolex®-Mehrdosisbehältnisse max. 4 Wochen lang haltbar (Lagerung ☞ Kap. 10.4.2).
- Bei Behältnissen mit **Trockensubstanz** dürfen nur die in der Packungsbeilage vorgeschriebenen Lösungsmittel zum Einsatz kommen. Die Stopfen beider Behältnisse müssen desinfiziert werden (mit desinfektionsmittelgetränktem Tupfer abreiben, mind. 15 Sek. Einwirkzeit). Die Auflösung hat so zu erfolgen, dass dabei keine Flüssigkeit austritt und keine kontaminierten Materialien in die Behältnisse gelangen.
- Zum Umgang mit **Zytostatika**-haltigen Injektionslösungen sind spezielle Regeln zu beachten, die auf einem Merkblatt der Berufsgenossenschaft für Gesundheitsdienst und Wohlfahrtspflege enthalten sind. Grundsätzlich soll die Vorbereitung solcher Substanzen unter Nutzung spezieller Schutzvorrichtungen (z. B. Sicherheitswerkbank) in der Apotheke erfolgen.
- Die **Injektionsstelle** muss grundsätzlich frei von Entzündungen, Vernarbungen, Ödemen oder Hämatomen sein. Das sichere Auffinden eines geeigneten Injektionsortes und die Verwendung von geeignetem Instrumentar sind weitere unabdingbare Voraussetzungen zur Durchführung einer Injektion.

Durchführung von Injektionen

Bei **s.c.-Injektionen** wird die Infektionsgefahr als gering eingeschätzt. Abgesehen davon kann es aber leicht zu Fehlinjektionen kommen, indem eine zu lange Kanüle, verbunden mit falscher Injektionstechnik zu einer versehentlichen i.m.-Injektion führt. Neben einer schnelleren Resorption kann dies eine Gewebsschädigung zur Folge haben. Ein weiterer wesentlicher Gefahrenpunkt sind Dosierungsfehler, die durch Bedienungsfehler mit Insulinpens entstehen. Um diese Gefahren auszuschließen, sind entsprechende Schulungen und Standards unabdingbar.

Die **i.m.-Injektion** ist im Vergleich zur s.c.-Injektion komplikationsbehafteter: Neben der konkreten Gefahr eines bakteriellen Spritzenabszesses kann eine Fehlinjektion (s.c.- statt vermeintlicher i.m. -Injektion) ausgedehnte Gewebsnekrosen zur Folge haben. Eine weitere Schädigungsmöglichkeit ist die Nervschädigung, häufig des N. ischiadicus, auf Grund falscher Injektionstechnik. Insofern ist dringend abzuklären, ob die i.m.-Injektion delegierfähig ist und welchen geschulten Personen sie vorbehalten bleiben sollte.

Hinweis

Die nachfolgenden Ausführungen beschränken sich auf infektiologische Aspekte und setzen voraus, dass die korrekten Durchführungstechniken bekannt sind.

Für beide Injektionsarten gilt:
- Es sind sterile Instrumente (Einmalspritze und -kanüle) und Injektionslösungen zu verwenden.
- Unmittelbar vor der Durchführung ist eine hygienische Händedesinfektion notwendig.
- Die Einstichstelle wird ermittelt und mit einem alkoholischen Mittel (15 Sek. Einwirkzeit) desinfiziert. Hierzu wird das betreffende Hautareal mit dem Desinfektionsmittel eingesprüht und nach 15 Sek. mit einem sterilen (i. m.) bzw. sterilisierten (s. c.) Tupfer abgewischt.

Hinweis

Vielfach wird (u. a. von Diabetologen) empfohlen, die Hautdesinfektion bei der s.c.-Injektion nicht durchzuführen, da das Infektionsrisiko sehr gering sei. Wenn der betreffende Bewohner dies selbst so handhabt ist es rechtlich vertretbar; bei einer Durchführung durch das Personal sollte die etablierte Expertenempfehlung gelten.

- Falls es zu Nachblutungen kommt, wird die Einstichstelle mit einem sterilen Tupfer wenige Minuten komprimiert und mit einem Wundpflaster versorgt.
- Kanülen und scharfkantiger Glasabfall soll vor Ort mittels eines durchstichfesten Behältnisses entsorgt werden. Die benutzen Tupfer und Spritzen sind B-Abfall (☞ Kap. 10.1.2).

Abb. 11.3A: Bestandteile eines Insulinpens [U135]

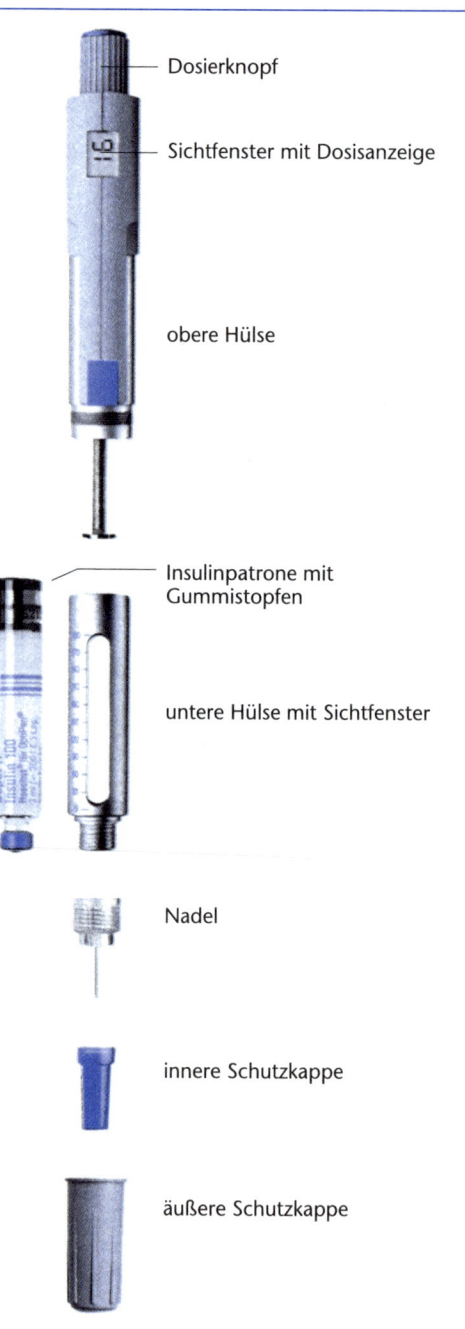

Dosierknopf

Sichtfenster mit Dosisanzeige

obere Hülse

Insulinpatrone mit Gummistopfen

untere Hülse mit Sichtfenster

Nadel

innere Schutzkappe

äußere Schutzkappe

Pen-Injektionen

Im Zusammenhang mit **Insulin-Pens** sind folgende Punkte zu berücksichtigen:

- Insulinpatronen für Pens enthalten U-100-Insulin (1 ml = 100 IE). »Normale« Insulinspritzen sind dagegen auf U-40-Insulin (1 ml = 40 IE) ausgelegt!
- Injektionsnadeln sind gemäß der Vorgaben der Medizinproduktebetreiberverordnung (MP BetreibV) nach den Vorgaben der Hersteller zu verwenden und zu wechseln. Die bei Insulin-Pens übliche Mehrfachverwendung von Einmalkanülen hat zur Konsequenz, dass bei daraus resultierenden Komplikationen (z. B. lokalen Infektionen) allein der Anwender haftet.
- Vor jeder Injektion muss über den Durchlass von 1 bis 2 Einheiten die Durchgängigkeit getestet werden. Falls undurchgängig: Nadel wechseln. Wenn dies nicht helfen sollte, muss ein technischer Defekt vermutet werden.
- Vor dem Einsetzen einer neuen Patrone muss der Kolben ganz zurückgedreht werden. Bei älteren Geräten erfolgt dies über den Dosierknopf.

11.3.5 Infusionstherapie

Risiken und Dispositionen

Bislang zählt die Infusionstherapie zu den im Alten- und Pflegeheim eher selten durchgeführten Maßnahmen, was sich jedoch bei einem erhöhten Aufkommen an Pflegefällen ändern kann. In der Regel wird es sich jedoch um die einmalige Gabe oder eine auf wenige Tage begrenzte Infusionsgabe handeln. Das Richten, Überwachen, Wechseln und Abstöpseln einer Infusionslösung kann vom Arzt an Pflegende delegiert werden.

Außer die Gabe von Infusionen über Verweilkanülen kann es möglich sein, dass chronisch kranke Patienten mit einem implantierten, unter der Haut gelegenen Venenzugang (»Port«) entlassen werden, über welchen der Hausarzt infundiert und injiziert. Eine zumindest in der Altenpflege und häuslichen Pflege häufiger angewandte Methode ist die Subkutan-Infusion. Die Durchführung einer Infusionstherapie ist für den betreffenden Bewohner u. a. mit der Gefahr einer Bakteriämie einer Sepsis oder der Entzündung der Einstichstelle verbunden. Jede der genannten Gefahren nimmt mit jedem Therapietag zu.

Zu den wichtigsten **Dispositionen** zählen hohes Lebensalter, immunsuppressive Therapie (z. B. Bestrahlung, Zytostase) und nichtintakte Haut (z. B. Traumata, Psoriasis).

Erreger

Bei den Infektionserregern handelt es sich meist um Hautflorabestandteile wie Staphylococcus epidermidis oder Candida albicans, feuchtigkeitsliebende Bakterien wie Pseudomonas aeruginosa oder Darmflorabestandteile wie Enterokokken, die sich auf Grund von Antibiotikatherapien selektiert haben. Ein Teil dieser Keime ist in der Lage, innerhalb der Venenzugänge hartnäckige »Biofilme« zu bilden, von welchen eine Streuung in die Blutbahn erfolgen kann (☞ Kap. 3).

Infektionsursachen

In der Abbildung 11.4 werden mehrere mögliche Ursachen für Infektionsübertragungen im Zusammenhang mit einer Infusionstherapie gezeigt. Sie betreffen:

- Die nähere **Umgebung der Einstichstelle** ist bakteriell durch die Hautflora besiedelt. Keime der Hautflora können über die Einstichstelle entlang des Zuganges, d. h. extraluminal in das Körperinnere vordringen, was u. a. eine Venenentzündung (Thrombophlebitis) oder eine Abgabe von Keimen in den Blutkreislauf zur Folge haben kann.
- Ein **Verband an der Einstichstelle** kann durch Speicherung von Feuchtigkeit und Förderung von Hautaufweichung (Mazeration) das bakterielle Wachstum an der Einstichstelle fördern. Beim Wechsel des Verbandes besteht zudem die Möglichkeit, weitere Keime z. B. durch die Hände des Personals an die Einstichstelle gelangen zu lassen.
- Der **Anschlusskonus** des Venenzuganges (Hub) und weitere Verbindungsstellen können durch Floraanteile des Bewohners und vor allem durch Keime des Personals kolonisiert sein. Bei jeder Diskonnektion sind daher Keimeinschleppungen durch das Schlauchinnere (intraluminal) möglich.
- Auch geringe Keimmengen sind in der Lage, sich in **Infusionslösungen,** (z. B. Eiweiß-, Fett- oder Mischinfusionen) oder zuzuspritzenden Arzneimitteln rasch zu vermehren und über diesen Weg (intraluminal) in den Körper zu gelangen.

Maßnahmen der Basishygiene

Eine hygienische Händedesinfektion ist durchzuführen:

- vor Kontakt mit aseptisch zu handhabenden Materialien, also vor der Vorbereitung von Infusionen, vor Manipulationen an oder Wechsel von Infusionssystemen, Zuspritzen von Arzneimitteln
- vor und nach dem Verbinden der Einstichstelle oder dem Wechsel des Verbandes
- nach jedem Kontakt mit Blut, Wundsekreten oder Gegenständen, die mit Blut oder Wundsekreten kontaminiert sind.

Zur Kontaktvermeidung sind bei Arbeiten, bei denen es zu einem Kontakt mit Blut, Wundsekreten oder mit kontaminierten Gegenständen kommen kann, **Schutzhandschuhe** zu tragen.

Abb. 11.4: Infektions-
übertragungswege bei
der i.v.-Infusionstherapie
[M119]

A: Defekte Infusions-
behältnisse bzw.
kontaminierte Infusions-
lösungen
B, C, D: Zuspritzungen
in den Infusionsbeutel,
in den Stopfen oder in
das Latexstück
E: Unsachgemäße Belüftung
von Infusionsbehältnissen
F, G, H: Diskonnektions-
stellen wie Anschlüsse,
Zwischenstücke, Dreiwege-
hähne
I: ZVD-Messsysteme
J, K, L: Besiedelungen an
Hub, Verband, Einstich-
stelle

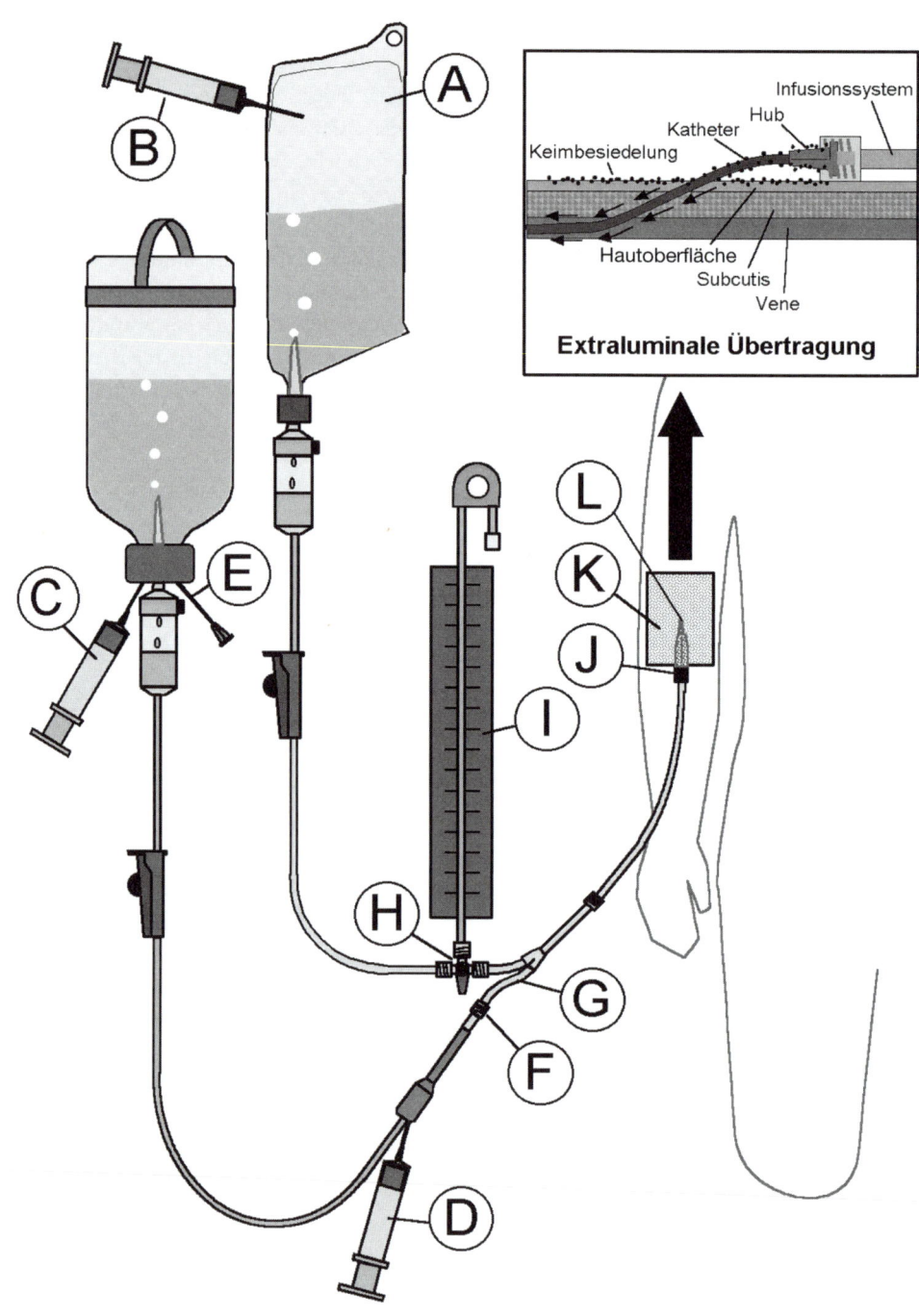

Weitere Infektionswege werden durch Maßnahmen der **fortlaufenden Desinfektion** (☞ Kap. 9)
und der geregelten **Abfallentsorgung** (☞ Kap. 10.1.2) unterbunden.

Lagerung und   Beim Lagern und Vorbereiten von Infusionslösungen müssen folgende Hinweise beachtet
Vorbereitung   werden:

- Infusionslösungen müssen ebenso wie Infusionszubehör gemäß den Herstellerangaben vor
  Licht, Staub und Kontaminationen geschützt gelagert werden.
- Infusionsbehältnisse müssen vor der Vorbereitung auf sichtbare Trübungen, Schäden, Risse,
  Partikel und auf das vom Hersteller angegebene Verfallsdatum überprüft werden.

- Zum Beginn einer Infusionsvorbereitung ist eine hygienische Händedesinfektion durchzuführen. Die Arbeitsfläche soll trocken, frei von Schmutz und desinfiziert sein.
- Vor dem Einstechen muss der Gummistopfen alkoholisch (z. B. mit Hautdesinfektionsmittel) desinfiziert werden.
- Die Vorbereitung muss zeitnah zur Applikation erfolgen, d. h. max. eine Stunde vorher.

Hinweis

Zu dieser Forderung gibt es ein Urteil des BGH vom 03.11.1981/Aktenzeichen VI 2 R 119/80.

Durchführung der i.v.-Infusionstherapie

- **Diskonnektionen** sollten durch überlegte Infusionsvorbereitung auf das nötige Maß reduziert werden. Vor jeder Diskonnektion muss eine hygienische Händedesinfektion erfolgen.
- **Blutentnahmen** hinterlassen Blutrückstände im Venenzugang oder im Infusionssystem und begünstigen damit die Ansiedelung von Infektionserregern. Es wird daher empfohlen, für die Blutentnahme separat zu punktieren.
- Ein **Wechsel** des Infusionssystems erfolgt
  - normalerweise alle 72 Stunden und bei klinischer Indikation
  - innerhalb von 24 h bzw. nach (Arzneimittel-)Herstellerangaben, wenn Infusionssysteme zur Verabreichung von Blut, Blutprodukten oder Lipidlösungen verwendet wurden.

Umgang mit Verweilkanülen

Eine **Verweilkanüle** (»Braunüle«, ☞ Abb. 11.5 a) ist eine ca. 5 cm lange Plastikkanüle, die u. a. für kurzzeitige (< 3 Tage) Infusionstherapien vorgesehen ist. Das Einlegen erfolgt vom Arzt nach vorheriger alkoholischer Hautdesinfektion (15 Sek. Einwirkzeit), mit Schutzhandschuhen bevorzugt in periphere Venen der oberen Extremität (Ellbeuge, Handrücken).

Da die Einstichstelle als Ausgangsort für extraluminale Infektionsübertragungen bekannt ist, sollten **Materialien zum Verbinden der Einstichstelle** steril und hypoallergisch sein, eine dauerhafte Fixierung des Zuganges gewährleisten und aseptisch applizierbar sein.

Vor dem **Verbinden der Einstichstelle** ist eine hygienische Händedesinfektion durchzuführen. Zum Schutz des Personals werden Schutzhandschuhe empfohlen. Das Verbinden einer Einstichstelle verlangt ebenso die Einhaltung der Asepsis wie andere Verbandswechsel auch (☞ Kap. 11.3.6). Eine routinemäßige Applikation von **antimikrobiellen Salben** auf die Einstichstelle ist hygienisch unsinnig und soll unterbleiben.

Hinweis

Das Verbinden der Einstichstelle, speziell die Applikation steriler, stark klebender Fixationsmaterialien mit Handschuhen oder Instrumenten, ist umständlich und schwer praktikabel. In der Praxis wird daher lediglich mit desinfizierten Händen verbunden. Ob dies tolerabel ist, hängt davon ab, inwiefern das Verbandmaterial eine kontaminationsfreie Applikation bei einfacher Handhabung erlaubt.

Eine **Kontrolle der Einstichstelle** sollte täglich über eine Palpation der Einstichstelle durch den intakten Verband erfolgen. Wichtig ist, dass die Pflegenden das Ergebnis aussagekräftig dokumentieren. Das Entfernen des Verbandes und eine visuelle Inspektion der Einstichstelle sind notwendig, wenn der Betroffene bei der Palpation Schmerzen oder Fieber unklarer Genese hat, Zeichen einer lokalen Infektion oder einer Sepsis auftreten.

Ein **Belassen des Einstichstellen-Verbandes** ist in der Regel bis zum Wechsel bzw. bis zur Entfernung der Verweilkanüle möglich. Erfahrungsgemäß hält ein Verband ca. 3 Tage. Bei stark schwitzenden Patienten wird ein Verbandswechsel häufiger notwendig sein. Feste (z. B. tägliche) Wechselintervalle sind dagegen hygienisch gesehen unsinnig.

Verweilkanülen sollen ebenfalls nicht nach festen Schemata gewechselt werden. Sie sind dagegen, auf Anordnung unverzüglich zu entfernen, sobald keine Indikation mehr für die Beibehaltung besteht, wenn die Funktionalität nicht mehr gesichert ist oder wenn Infektionszeichen festgestellt wurden.

Legen subkutaner Zugänge

Die subkutane Applikation von Infusionslösungen (☞ Abb. 11.5 c) ist im Rahmen der Geriatrie und der Altenpflege eine gebräuchliche, aber nicht unumstrittene Methode, den Flüssigkeitshaushalt alter, ausgetrockneter (exsikkierter) Bewohner und Patienten aufzufüllen. Die subkutane Infusionsgabe hat die Vorteile des geringen Aufwandes und der (im Vergleich zu Verweilkanülen) niedrigen Komplikationsrate. Als Nachteil sind mobilitätsbehindernde und teilweise schmerzhafte Schwellungen des Applikationsortes und u.U. des Genitalbereiches zu nennen. Ferner ist zu beachten, dass Infusionslösungen normalerweise nur für die intravenöse Applikation zugelassen und erprobt worden sind. Umso wichtiger ist die vollständige Dokumentation ärztlicher Anordnungen.

Auf subkutanem Wege darf keine parenterale Ernährung und auch keine Gabe großmolekularer Lösungen zur Volumenauffüllung (so genannte »Plasmaexpander«) erfolgen, da in diesem Falle Probleme hinsichtlich Resorption und Gewebsverträglichkeit zu erwarten sind. Von einer subkutanen Infusionsgabe ist ebenfalls abzusehen, wenn eine dekompensierte Herzinsuffizienz oder eine schwere bzw. therapeutisch bedingte Gerinnungsstörung, z.B. durch Marcumar, vorliegt.

Als **Zugang** wird meist eine Flügelkanüle (»Butterfly«) in den Oberschenkel gelegt – alternativ Bauch oder Flanke – und z.B. mit einem sterilen Transparentpflaster fixiert. Die hygienischen Rahmenbedingungen entsprechen denen des Legens von Verweilkanülen. Der Einstichwinkel soll so gewählt werden, dass ein sicheres Erreichen des subkutanen Fettgewebes gesichert und eine, den Infusionszufluss behindernde, Hebelwirkung bei der Fixation vermieden wird.

Pflege subkutaner Zugänge

- Eine **Kontrolle der Einstichstelle** sollte täglich über eine visuelle Begutachtung der Einstichstelle durch den intakten Transparentverband erfolgen. Das Ergebnis ist zu dokumentieren.
- Ein **Belassen des Einstichstellen-Verbandes** ist erfahrungsgemäß bis zu einer Woche möglich. Bei stark schwitzenden Patienten wird ein Verbandswechsel häufiger notwendig sein. Feste, z.B. tägliche, Wechselintervalle sind dagegen hygienisch gesehen unsinnig.
- Die Zulaufkanülen können belassen werden, so lange die Funktionalität gesichert ist und keine Entzündungszeichen bestehen. Feste **Wechselintervalle** sind auch hier unsinnig.
- Zulaufkanülen sind unverzüglich zu **entfernen**, sobald keine Indikation mehr für die Beibehaltung besteht, wenn die Funktionalität nicht mehr gesichert ist oder wenn Infektionszeichen festgestellt wurden.

Legen, Pflege und Wechsel von Ports

Bei **Ports** (☞ Abb. 11.5 b) handelt es sich um implantierte Katheter, die mit einer unter der Haut gelegenen Zuspritzkammer ausgestattet sind. Die Zuspritzkammer ist mit einer Membran versehen, welche im Bedarfsfall mit einer speziellen Nadel (Huber-Nadel oder Portnadel) punktiert wird. Die Port-Nadel kann für den einmaligen oder für den Dauergebrauch vorgesehen sein und besitzt zur Fixierung auf der Haut bei Dauergebrauch eine selbstklebende Fixierfläche. Das **Einlegen eines Ports** ist ein gefäßchirurgischer Eingriff, der in einem entsprechenden Eingriffsraum in der Klinik oder Praxis vorgenommen wird.

Das **Legen der Portnadel** soll aseptisch mit sterilen Handschuhen nach vorheriger Hautdesinfektion erfolgen. Vor Anbringen der Klebefläche muss das Desinfektionsmittel abgetrocknet sein.

Ein **Wechsel** von dauerhaft verbleibenden Portnadeln ist notwendig, wenn die Fixationsfläche durchfeuchtet, schmutzig oder lose ist oder wenn Entzündungszeichen vorhanden sind. Die Pflegenden beobachten das Hautareal auf evtl. Warnhinweise, dokumentieren dies und setzen sich bei den genannten Zeichen mit dem Arzt in Verbindung. Nach Entfernen der Portnadel wird der Einstich mit einem Wundschnellverband versorgt, der nach einem Tag entfernt werden kann.

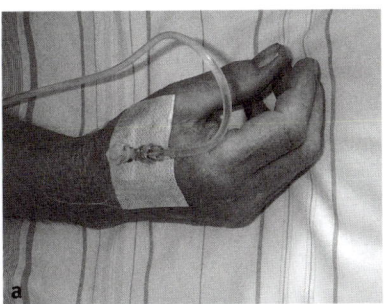 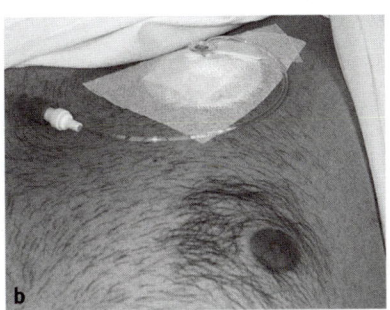 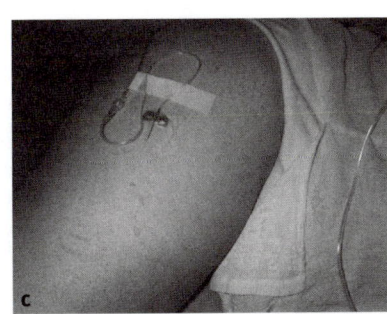

Abb. 11.5: Applikationsarten zur Infusionstherapie [M119]
a) Intravenöse Applikation über eine Venenverweilkanüle
b) Intravenöse Applikation über einen unter der Haut gelegenen Zugang (»Port«), der von außen mit einer Nadel angestochen wird
c) Subkutane Applikation über den Oberschenkel

Hinweis

Der Umgang mit Portkathetern erklärt sich keinesfalls von selbst und verlangt (unabhängig von der Berufsausbildung) eine sorgfältige Einweisung.

11.3.6   Verbandswechsel

Risiken

Bei der Durchführung von Verbandswechseln kann es aus unterschiedlichen Gründen zu Infektionsübertragungen und Keimverschleppungen kommen:
- Bei **direkten Kontakten** werden meist Hautfloraanteile des Personals durch Kontakt der Hand mit der Wunde übertragen.
- Bei **indirekten Kontakten** sind es normalerweise kontaminierte bzw. unzureichend aufbereitete Instrumente, die als Vehikel für Mikroorganismen unterschiedlicher Herkunft dienen. Sekundär können auch kontaminierte Flächen, Pflegeartikel, Lagerungshilfen zu indirekten Kontakten beitragen.
- **Übertragungen über Lösungen und Arzneimittel** finden statt, wenn z. B. über kontaminierte Spülflüssigkeiten, Arzneimittel oder Keime in das Wundgebiet gelangen.
- Eine **aerogene Übertragung** ist durch Atem- oder Speicheltröpfchen möglich, indem z. B. beim Verbandswechsel oder bei einer Wundspülung gesprochen wird.

Prädisponiert sind vor allem alte Menschen mit Störungen des Allgemeinzustandes, z. B. durch Exsikkose, Eiweiß-, Mineral- oder Vitaminmangel. Auch Bewohner mit Stoffwechselstörungen, z. B. Diabetes, oder Durchblutungsstörungen sowie Immuninkompetenz, z. B. bei Krebserkrankungen, sind von vornherein gefährdet.

Erreger

Da Wundsekret oder abgestorbenes Gewebe für eine Vielzahl von Mikroorganismen ein idealer Nährboden ist, sind bei Wundinfektionen und -kolonisationen sehr verschiedene Erreger anzutreffen, die je nachdem, wo sie herstammen,
- zur Hautflora gehören wie Staphylokokken oder Candida-Pilze
- Darmflorabestandteile sind wie Enterokokken und Colibakterien
- die Feuchtigkeit lieben wie Pseudomonaden oder Klebsiellen.

Primäre und sekundäre Wundheilung

Bei Wundheilungsvorgängen muss grundsätzlich zwischen der primären und der sekundären Wundheilung unterschieden werden:
- Bei geplanten (elektiven) operativen Eingriffen ist die **primäre Wundheilung** die Regel und das zu erwartende Ergebnis. Sie erfolgt in den Phasen Exsudation (Sekretion, Schorfbildung), Proliferation (Bildung von neuem Gewebe) und Reparation (Narbenbildung). Die

primäre Wundheilung verläuft verhältnismäßig schnell (2 bis 3 Wochen) und geht mit einer vergleichsweise geringen Narbenbildung einher.

- Eine **sekundäre Wundheilung** findet statt, wenn eine Wunde nicht chirurgisch versorgt werden konnte oder wenn eine Wunde nach einer chirurgischen Versorgung, z. B. auf Grund einer Infektion, wieder eröffnet wurde. Sie dauert verhältnismäßig lange und führt zu einer ausgeprägten Narbenbildung. Eine sekundäre Wundheilung liegt auch bei Unterschenkelgeschwüren (Ulcus cruris) und bei Dekubitus vor. Sekundär heilende Wunden sind häufig mit Hautkeimen kolonisiert und sekretieren; dies ist jedoch nicht mit einer Infektion gleichzusetzen.

Wunddrainagen

Wunddrainagen dienen zur Ableitung von Blut oder Wundsekret aus der Wunde. Man unterscheidet offene Drainagen von geschlossenen.

- Bei **offenen Drainagen** wird das Sekret über einen Mull- oder Gummistreifen bzw. über einen offenen Gummischlauch in den Verband geleitet. Sie findet vor allem bei infizierten Wunden Anwendung. Wichtig ist hierbei, dass ein Durchfeuchten des Verbandes sicher verhindert wird.
- **Geschlossene Drainagen** bestehen aus einem in der Wunde gelegenen Schlauch, welcher mit einem Saugsystem, meist einer Redon, verbunden ist. Hierüber lässt sich z. B. unmittelbar postoperativ Blut und Wundsekret ableiten. Bei diesen Systemen besteht die Gefahr, dass durch Diskonnektionen Keime über die Drainage in die Wundtiefe gelangen.

Maßnahmen der Basishygiene

Eine hygienische Händedesinfektion ist durchzuführen:

- vor Kontakt mit aseptisch zu handhabenden Materialien, also zu Beginn von Vorbereitungsmaßnahmen zu Verbandswechseln, Wundspülungen usw.
- nach jedem Kontakt mit Wundsekreten, Drainagesekreten oder Gegenständen, die mit Wund- oder Drainagesekreten kontaminiert sind
- vor und nach jedem direkten oder indirekten Kontakt mit Wunden und Maßnahmen wie Verbandswechsel, Wundspülung, Fäden- oder Drainageentfernung.

Zur Kontaktvermeidung sind bei Arbeiten, bei denen es zu einem Kontakt mit Wund- oder Drainagesekreten oder entsprechend kontaminierten Gegenständen kommen kann, **Schutzhandschuhe** zu tragen, z. B. zum Entsorgen benutzter Instrumente.

Bei Arbeiten, bei denen es zu einem Kontakt mit der Wunde kommen kann, sind **sterile Handschuhe** zu tragen.

Der Umgang mit Drainagen oder mit stark sezernierenden, infizierten oder kolonisierten Wunden kann Kontaminationen der Bewohnerumgebung und verwendeter Utensilien, z. B. des Verbandwagens, zur Folge haben, was die Einhaltung der **fortlaufenden Desinfektionsmaßnahmen** (☞ Kap. 9.1), einer sachgemäßen **Geräte- und Instrumentenaufbereitung** (☞ Kap. 9.3) und der geregelten **Abfallentsorgung** (☞ Kap. 10.1) notwendig macht.

Vorbereitung von Verbandswechseln

Wenn mehrere Verbände durchzuführen sind, sollen erst primär heilende »aseptische« Wunden, dann sekundär heilende, nichtinfizierte Wunden und zum Schluss sekundär heilende, infizierte bzw. mit multiresitenten Erregern kolonisierte Wunden verbunden werden. Es empfiehlt sich mit Sets und Standards zu arbeiten. Bei umfangreichen Verbandswechseln sollte zu zweit gearbeitet werden, wobei eine Person vorbereitet und anreicht und die andere durchführt.

Ungeachtet des Wundkontaminationsgrades müssen die verwendeten Instrumente, Verbandmaterialien oder Spüllösungen (z. B. physiologische Kochsalzlösung) steril sein. Die Durchführung ist unter Verwendung steriler Handschuhe bzw. Instrumente so zu gestalten, dass die Wunde und in die Wunde gelangende Materialien nicht mit der bloßen Hand berührt werden (No-Touch-Technik).

Zu Beginn der Vorbereitung ist eine hygienische Händedesinfektion durchzuführen. Die Arbeitsfläche soll trocken, frei von Schmutz und desinfiziert sein. Reinigungsarbeiten sind während oder unmittelbar vor dem Verbandswechsel zu unterlassen.

Die benötigten Gegenstände und ein Abwurf werden bereitgestellt, steril zu verwendende Arzneimittel und Lösungen kontaminationsfrei (aseptisch) vorbereitet (☞ Abb. 11.6). Wenn mit einem erhöhten Aufkommen von Wundsekret und entsprechenden Kontaminationen der Umgebung zu rechnen ist, soll eine Prophylaxe durch entsprechende Unterlagen getroffen werden. Nahe am Durchführungsort soll ein Abfallkorb mit Beutel bereitgestellt werden.

Durchführung von Verbandswechseln

Das Ablösen des alten Verbandes erfolgt mit **Schutzhandschuhen.** Manipulationen an der Wunde, Wundspülungen oder das Auflegen steriler Kompressen und weiterer Verbandmaterialien werden mit **sterilen Handschuhen** durchgeführt.

Zur Desinfektion der Wundränder sollten alkoholische-, zur Wundgrund- bzw. Wundflächendesinfektion Wund- bzw. Schleimhautdesinfektionsmittel verwendet werden. Bei primärer Wundheilung sollten Wundränder von innen nach außen, bei kolonisierten bzw. infizierten Wunden von außen nach innen wischdesinfiziert werden.

Nachbereitung von Verbandswechseln

Abfälle wie sekretbehaftete Kompressen oder benutzte Drainagestreifen sollten grundsätzlich sofort in einen bereitgestellten Abfallbeutel als B-Abfall (☞ Kap. 10.1) entsorgt werden. Benutzte Instrumente können in einem kontaminationsgeschützten Behältnis gesammelt und später in einem unreinen Arbeitsraum sachgerecht aufbereitet werden (☞ Kap. 9.3.4). Kontaminierte Wäschestücke sind sofort zu wechseln, kontaminierte Flächen zu desinfizieren.

Abb. 11.6: Flächeneinteilung beim Verbandswechsel [L157]

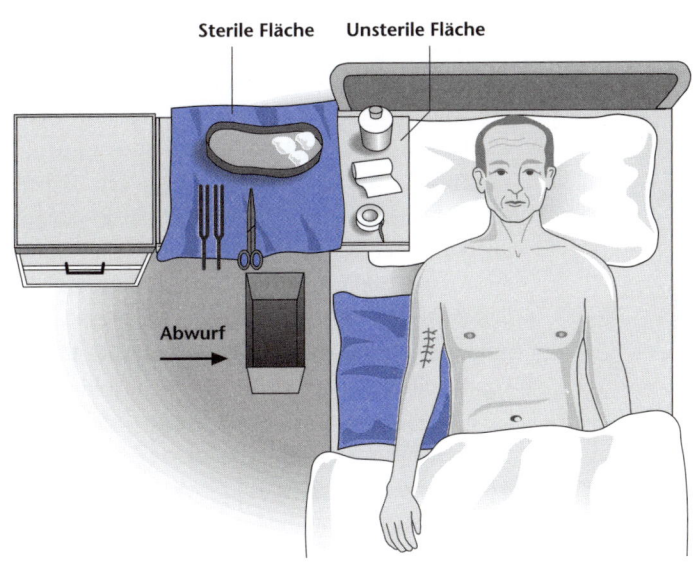

Sterile Fläche Unsterile Fläche

Abwurf

11.3.7 Enterale Ernährung und Umgang mit PEGs

Risiken

Bei der enteralen Ernährung handelt es sich um das Zuführen von Nahrung via transnasaler Sonde oder PEG (perkutane, endoskopisch kontrollierte Gastrostomie). Sie sind notwendig, wenn das Essen und Trinken nicht möglich und eine parenterale Ernährung, d. h. mittels einer Infusion, nicht indiziert ist. Hierbei können sehr unterschiedliche Gefahren, Komplikationen und Probleme auftreten:

- **Fehllagen** transnasaler Sonden durch unsachgemäße Einlegetechnik, fehlende oder unsachgemäße Lagekontrolle und fehlender Lagekennzeichnung an der Sonde

- **Durchfälle** durch unsachgemäße Auswahl und/oder Zusammenstellung und/oder Applikation der Sondennahrung, via Sonde zugeführte Arzneimittel oder Fehllage der Sonde
- **Aspirationen** durch unsachgemäßes Vorgehen bei der Sondierung oder bei der Applikation
- **Druckulzera** an der Sondenaustrittsstelle durch unsachgemäßes Fixieren der Sonde bzw. PEG
- **Infektionen** durch unsachgemäßes Lagern, Vorbereiten und Applizieren von Sondennahrung bzw. unsachgemäße Durchführung von PEG-Verbandswechseln.

Diese Risiken sollen durch eine sachgerechte, hygienische Vorgehensweise minimiert werden. Allerdings müssen die Pflegenden zur verantwortungsvollen Durchführung einer enteralen Ernährung eine Fülle an Fachwissen verfügbar haben, welches durch Schulungen erworben und durch Standards fixiert werden sollte.

> **Hinweis**
>
> Detaillierte Hilfen zu diesem Thema erhalten Sie unter der Internetadresse
> http://www.enterale-ernaehrung.de

Lagerung/Haltbarkeit von Sondennahrung

Verschlossene Behältnisse mit Sondennahrung sollen bei Raumtemperatur und vor direkter Sonneneinstrahlung geschützt und gemäß den Herstellerangaben gelagert werden. Wenn die Behältnisse einmal geöffnet sind, beschriften die Pflegenden diese mit Anbruchsdatum und -uhrzeit. Angebrochene Sondennahrung darf nur bei Kühlschranktemperatur (2 °C bis 8 °C) max. 24 Stunden aufbewahrt werden. Bei Raumtemperatur soll die Lagerung 6 Stunden nicht überschreiten. Verklumpungen und Ausfällungen (Flockenbildung) können ein Anzeichen für Verkeimung sein. Derartige Nahrung darf nicht appliziert werden.

Umgang mit und Applikation von Sondennahrung

- Vor jedem Umgang mit Sondenkost und vor jeder Manipulation am Überleitungssystem ist eine hygienische Händedesinfektion durchzuführen.
- Der Zeitraum zwischen Zubereitung und Gabe der Sondennahrung muss kurz gehalten werden, darf maximal eine Stunde betragen.
- Zur Applikation soll Sondennahrung eine Temperatur von ca. 20 °C haben. Ein Anwärmen von Sondennahrung ist daher nur nach Kühlschranklagerung erforderlich. Dies sollte ggf. im Wasserbad bei ca. 30 °C in einer desinfizierten Waschschale erfolgen. Ein Erwärmen in der Mikrowelle ist auf Grund der ungleichmäßigen Wärmeerzeugung abzulehnen.
- Die Zubereitung pulverförmiger Nahrung soll portionsgerecht, gemäß Herstellerangaben mit abgekochtem Wasser und sauberen Gefäßen erfolgen. Reste müssen verworfen werden.
- Das Befüllen von Applikationsbehältnissen und Anschließen von Überleitungssystemen soll nach erfolgter hygienischer Händedesinfektion möglichst kontaminationsfrei erfolgen. Applikationsbeutel und angebrochene Flaschen müssen mit Datum und Uhrzeit beschriftet werden.
- Überleitungssysteme und Applikationsbeutel, die zur Einmalverwendung bestimmt sind, dürfen max. 24 Std. lang verwendet werden. Bei wieder verwendbaren Applikationsbeuteln muss eine sichere Aufbereitung gemäß den Herstellerangaben sichergestellt sein.
- Vor jeder Applikation muss die korrekte Sondenlage gesichert sein (Markierung beachten).
- Die Bedienung von Ernährungspumpen gestaltet sich je nach Modell unterschiedlich und soll gemäß Medizinproduktebetreiberverordnung nur von eingewiesenen Personen gemäß Bedienungsanleitung erfolgen. Es ist zu beachten, dass für Ernährungspumpen spezielle Überleitungssysteme verwendet werden müssen.

Applikation von Arzneimitteln

Die Applikation von Arzneimitteln über die Sonde kann Probleme mit sich bringen, deswegen sind folgende Grundsätze zu beachten:
- Sollte der Patient in der Lage sein, Arzneimittel trotz Sonde zu schlucken, ist dieser Weg zu bevorzugen. Bei Verabreichung über die Sonde sind flüssige Arzneimittel vorteilhaft.

- Der behandelnde Arzt entscheidet darüber, ob evtl. Arzneimittel zur i.v.-Applikation auch per Sonde appliziert werden und ob feste Arzneimittel via Sonde verabreicht und zu diesem Zweck zerkleinert oder geöffnet werden dürfen. Magensaftresitente Tabletten und Retard-Tabletten dürfen grundsätzlich nicht zerkleinert werden; im Einzelfall sind Informationen über die zuständige Apotheke zu erfragen.
- Dickflüssige und stark konzentrierte Arzneimittel sollen vor allem bei Auftreten von Durchfällen mit abgekochtem und abgekühltem Wasser vor der Applikation verdünnt werden.
- Vor jeder Arzneimittelgabe muss die korrekte Sondenlage gesichert sein. Die Applikation soll kontaminationsfrei erfolgen.
- Arzneimittel dürfen grundsätzlich nicht direkt zur Sondennahrung gegeben werden; statt dessen ist eine Spritze wie folgt zu verwenden:
  - Vor der Arzneimittelgabe ist die Sonde mit 20 ml abgekochtem und abgekühltem Wasser zu spülen.
  - Jedes Arzneimittel muss gesondert mit einer Spritze applizieren werden. Danach Sonde mit 5 ml spülen.
  - Bei Zwischenspülung können während einer Durchführung mehrere Arzneimittel hintereinander mit einer Spritze appliziert werden. Nach max. 12 Std. ist die Spritze zu verwerfen oder gemäß Herstellerangaben aufzubereiten.
  - Nach der Arzneimittel-Applikation erfolgt eine Schlussspülung mit 20 ml abgekochtem Wasser.
  - Spüllösungen sind in der Bilanzierung zu berücksichtigen.

Umgang mit transnasalen Sonden

Das **Einlegen einer transnasalen Sonde** ist ein komplikationsbehafteter Vorgang, der von den Durchführenden eine entsprechende Ausbildung und die geübte Beherrschung einer korrekten, standardisierten Einlegetechnik voraussetzt. Das Sondieren bewusstseinsgestörter Personen sollte grundsätzlich durch den Arzt erfolgen. Pflegende achten darauf, dass bei enteraler Ernährung mehrmals täglich eine sorgfältige **Mundpflege** und gegebenenfalls eine Befeuchtung der Mundhöhle durchgeführt wird. Sie kontrollieren den Mund des Pflegebedürftigen auf Schleimhautveränderungen und Beläge. Das Vorhandensein einer transnasalen Sonde birgt die Gefahr von Druckulzera und weiteren Haut- und Schleimhautschäden, was eine tägliche Beobachtung und eine entsprechende **Nasenpflege** indiziert. Die Pflegenden sollten die Sonde bei Oberkörperlagerung des Pflegebedürftigen zum Erhalt der Sondendurchgängigkeit mit ca. 30 bis 50 ml abgekochtem Wasser durchspülen. Dies ist notwendig:

- vor Nahrungszufuhr
- nach Nahrungszufuhr
- vor Arzneimittelzufuhr
- nach Arzneimittelzufuhr
- nach transluminaler Aspiration von Mageninhalt
- routinemäßig einmal täglich
- nach Sondenwechsel.

Ein **Sondenwechsel** ist indiziert, wenn die Durchgängigkeit der Sonde nicht mehr gegeben oder die Sonde defekt ist. Ebenfalls achten die Pflegenden auf einen Wechsel der Sonde, wenn ein Wechsel auf das andere Nasenloch erfolgen soll, z.B. weil ein Druckulzera entstanden ist. Vor dem Wechsel wird die alte Sonde durchspült, um Magensaftreste zu entfernen. Dann wird sie abgeklemmt oder abgestöpselt, mit Zellstoff nahe der Nase umfasst, zügig herausgezogen, um den Handschuh gewickelt und mit dem Handschuh als B-Abfall (☞ Kap. 10.1.2) entsorgt. Anschließend führen die Pflegenden eine Mundspülung und Nasenpflege durch.

PEG-Verbandswechsel

Der Verbandswechsel an der PEG-Austrittsstelle (☞ Abb. 11.7) ist für die ersten Tage nach Anlage und bei Wundheilungsstörungen täglich notwendig; nach ca. einer Woche genügt es meist, den Verbandswechsel zweimal wöchentlich durchzuführen.

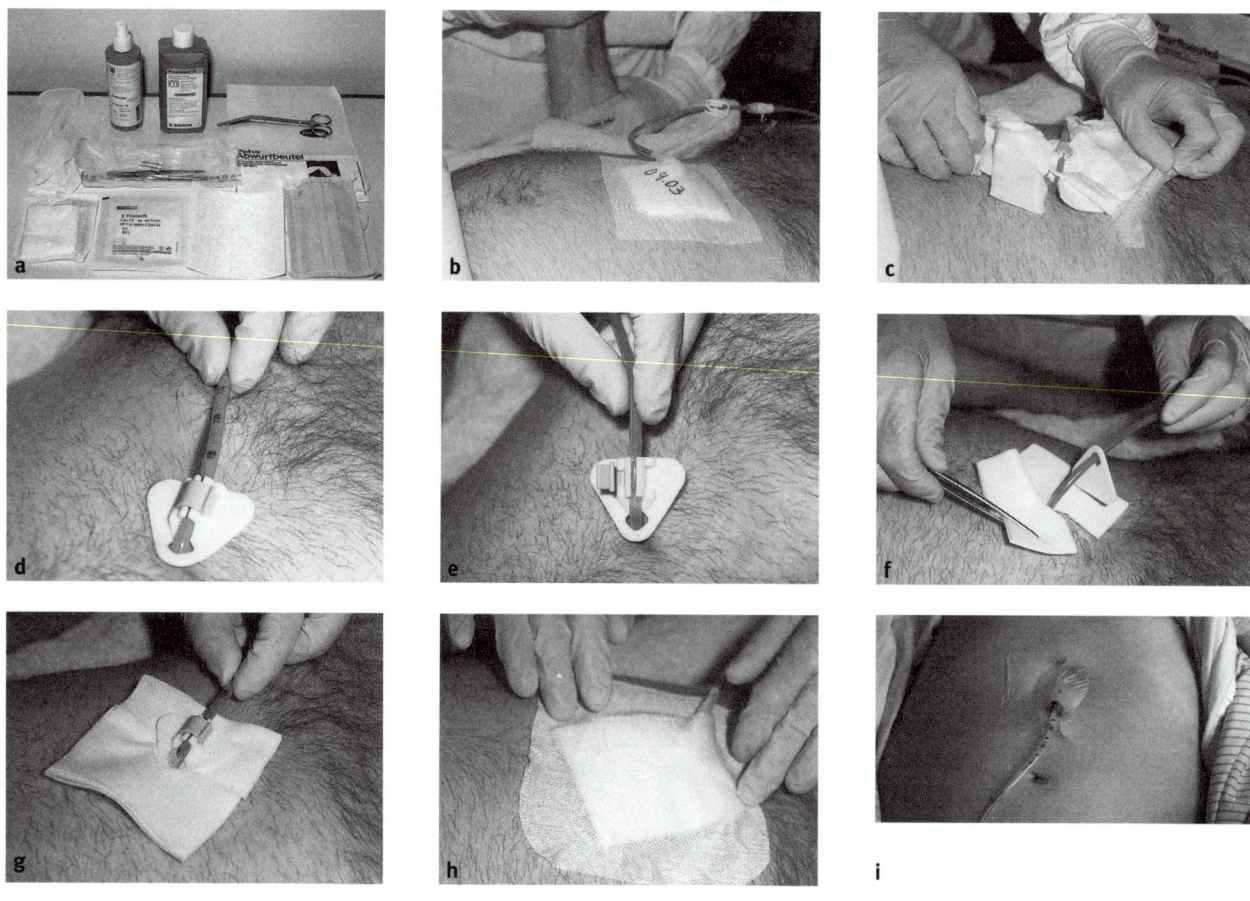

Abb. 11.7: Verbandswechsel bei PEG [A400-M161]

a) Materialien richten.
b) Bewohner bauchdeckenentspannt lagern.
c) Alten Verband vorsichtig und ohne Zug an der Sonde entfernen.
d) Zahlenmarkierung an der Austrittstelle beachten.
e) Klemmbügel lösen, anschließend Sonde aus dem Führungskanal nehmen.
f) Nach Desinfektion von Haut sowie Ober- und Unterseite der Fixierplatte Schlitzkompresse platzieren.
g) Fixierplatte auf die Schlitzkompressse schieben, Sonde in den Führungskanal einlegen und Klemmbügel schließen. Dabei darauf
   achten, dass sich die Lage der Sonde nicht verändert hat (Zahlenmarkierung).
h) Verband mit Fixomull®
i) Alternativ kann eine PEG auch mit einem Folienverband durchgeführt werden. [A400-K183]

Die **Durchführung** des Verbandswechsels erfolgt unter gleichen Rahmenbedingungen wie andere Verbandswechsel auch (☞ Kap. 11.3.6). Die Entfernung des alten Verbandes erfolgt mit Schutzhandschuhen, die weiteren Schritte mit sterilen:

• Die Halteplatte wird gelöst, die Einstichstelle, die Sonde und die Fixationsplatte werden mit Mulltupfern reinigend wischdesinfiziert.

• Um ein Einwachsen der inneren Halteplatte zu verhindern, soll die Sonde ca. 1 cm in Richtung Magen vorgeschoben und etwas gedreht werden. Danach die Sonde leicht bis zum Erreichen eines Widerstandes heranziehen, Wunde mit eingeschnittener Kompresse bedecken, Halteplatte zurückschieben und ohne weiteren Zug fixieren. Lediglich nach Neuanlage soll für 3 bis 4 Tage unter leichtem Zug fixiert werden, da es sonst zum Austritt von Magensaft kommen könnte.

• Über die Einstichstelle und die Halteplatte wird ein steriles Wundpflaster aufgeklebt.

11.3.8   Umgang mit Tracheostoma und Trachealkanülen

Tracheostoma

Als Tracheostoma bezeichnet man die operativ angelegte Öffnung der Luftröhre nach außen. Der hierzu nötige Eingriff (Tracheotomie) wird zum Teil notfallmäßig im Sinne einer kurzzeitigen Überbrückung durchgeführt. Zu den häufigsten Indikationen für diesen Eingriff zählt jedoch die langfristig durchgeführte künstliche Beatmung und der Zustand nach einer Kehlkopfentfernung (Laryngektomie).

Trachealkanüle

Mit einer Trachealkanüle wird das Zuwachsen des Tracheostomas verhindert und somit ein dauerhafter Zugang von außen zur Luftröhre geschaffen. Zur Überbrückung der unmittelbaren postoperativen Phase, bei dauerbeatmeten Bewohnern und bei Bewohnern mit erhöhter Aspirationsgefahr werden so genannte **Cuffkanülen** verwendet, die aus Weichkunststoff bestehen und mittels eines Kunststoffballons (Cuff) die Luftröhre abdichten. Abgesehen davon verwenden Bewohner mit einem dauerhaften Tracheostoma verschieden **geformte Silber- oder Kunststoffkanülen ohne Cuff.**

Die meisten Trachealkanülen bestehen aus einer Innen- und einer Außenkanüle (☞ Abb. 11.8). Diese Konstruktion ermöglicht die Reinigung des Innenlumens, ohne die gesamte Kanüle aus dem Traeostoma entfernen zu müssen. Wenn die Ein- und Ausatmung problemlos möglich und der Kehlkopf erhalten ist, können auch so genannte »Sprechkanülen« verwendet werden, die durch eine spez. Fensterung die Ausatemluft zum Kehlkopf umleiten. Trachealkanülen sind mit einer Halteplatte (Kanülenschild) versehen, die das Verdringen der Kanüle nach innen verhindert. Am Kanülenschild befinden sich Ösen für ein »Kanülenbändchen«, mit dessen Hilfe die Kanüle am Hals befestigt werden kann.

Abb. 11.8a: Trachealkanüle aus Silber mit eingesetzter Innenkanüle [A400-V156]

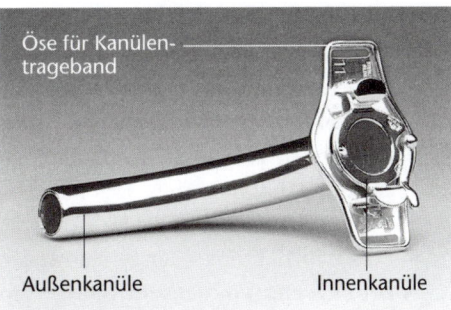

Abb. 11.8b: Kunststoffkanüle mit eingesetzter Innenkanüle [A400-V156]

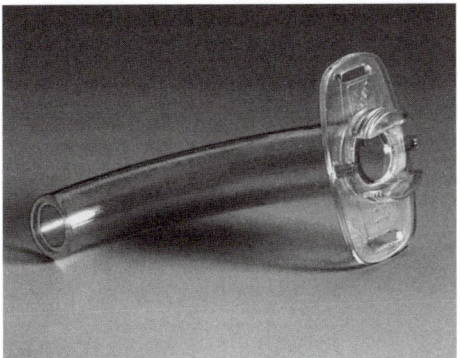

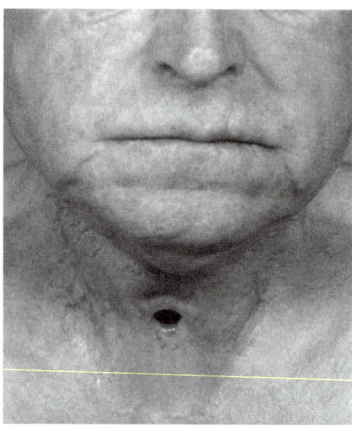

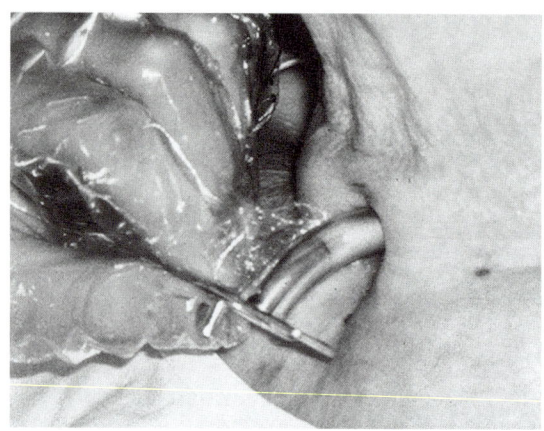

Abb. 11.8c: Patient mit Tracheostoma nach Laryngektomie.
Das Tracheostoma ist vernarbt und bleibt auch ohne eingesetzte Trachealkanüle offen. [A400-M117]

Abb. 11.8d: Einsetzen einer Silberaußenkanüle in das Tracheostoma [A400-T195]

Mögliche Probleme

Bei Vorhandensein eines Tracheostomas und Verwendung einer Trachealkanüle gilt es vor allem, Entzündungen, Druckstellen und Lumenverlegungen zu verhindern. Die Routine und Selbstverständlichkeit eines sich selbst versorgenden Tracheostomaträgers lässt leicht vergessen, dass bei einer Verschlechterung des Allgemein- bzw. Gesundheitszustandes der Umgang und die Pflege des Tracheostomas bzw. der Trachealkanüle dem Pflegepersonal obliegt, welches für diese Situation fachlich gerüstet sein muss. Somit empfiehlt es sich, schon im Vorfeld die in diesem Fall notwendigen Maßnahmen zu schulen und in einem Pflegestandard festzulegen, in welchem auch die folgenden hygienischen Erfordernisse intergriert werden können.

Pflege des Tracheostomas

Ziel der Tracheostomapflege ist es, das Tracheostoma sauber, trocken und entzündungsfrei zu halten und Hautläsionen zu vermeiden:
- Bei einem etablierten, von Hautläsionen oder Entzündungen freien Tracheostoma genügt zur Ablösung evtl. vorhandener Sekretreste, Inkrustierungen etc. die tägliche Reinigung mit seifenfreien Wasser im Rahmen der Grundpflege, möglichst unter Verwendung eines nicht flusenden Einmaltuches. Das Eindringen von jeglichen Flüssigkeiten in das Tracheostoma bei der Tracheostoma- oder Köperpflege muss – z. B. unter Verwendung einer speziellen Schutzvorrichtung – ausgeschlossen werden.
- Im Zuge der Tracheostomapflege erfolgt eine dokumentierte Kontrolle auf Entzündungszeichen und Läsionen.
- Die Verwendung antiseptischer Lösungen sollte nur auf besondere Veranlassung erfolgen.
- Ein Tracheostoma mit Wundanteilen muss wie jede andere Wunde auch aseptisch verbunden werden.

Aufbereitung von Trachealkanülen

Die Trachealkanüle wird regelmäßig aufbereitet bzw. gewechselt, um Inkrustationen bzw. Verlegungen des Innenlumens zu vermeiden und um die mit der Trachealkanüle verbundene Keimbesiedelung zurückzudrängen.
Trachealkanülen sind **semikritische Medizinprodukte**, bei welchen der Hersteller festlegt, ob eine Trachealkanüle aufbereitet werden kann und mit welcher Methodik und unter Verwendung welcher Mittel dies erfolgen soll. Kunststoffkanülen mit Cuff sollen nicht aufbereitet werden, da ein defekter Cuff für den Bewohner mit einer lebensgefährlichen Aspirationsgefahr verbunden sein kann. Bei Trachealkanülen, die aufbereitet werden dürfen, soll das zur Auf-

bereitung verwendete Wasser den Forderungen der Trinkwasserverordnung entsprechen. Sofern die Verwendung von Instrumentendesinfektionsmittel vorgesehen ist, muss durch eine gründliche anschließende Spülung mit Trinkwasser ein Verbleiben von Rückständen ausgeschlossen werden.

Trachealkanülen sind von anderen Gegenständen separat und trocken aufzubewahren. Bei mehreren Bewohnern mit Trachealkanülen, Beatmungen etc. ist sicherzustellen, dass alle hierzu verwendeten Gegenstände strikt personenbezogen verwendet und aufbereitet werden.

Die Innenkanüle wird je nach Bedarf mehrmals täglich nach Angaben des Herstellers gereinigt und wieder eingesetzt. Wie häufig und bei welchen Indikationen die Außenkanüle aus dem Tracheostoma entfernt oder die gesamte Trachealkanüle ausgetauscht werden muss, sollte vom Arzt angeordnet werden.

Weitere Beachtungspunkte

Das **Kanülenbändchen** verschmutzt leicht. Es sollte täglich sowie bei Bedarf gewechselt werden. Dem entsprechend müssen genügend Austauschbändchen vorhanden sein. Zur Aufbereitung genügt eine Reinigung gemäß den Herstellerangaben.

Das Tracheostoma ist ebenso wie die Trachealkanüle stark mit Floraanteilen und fakultativ pathogenen, häufig multiresistenten Krankheitserregern besiedelt. Durch diese und andere Faktoren sind Tracheostomaträger der erhöhten Gefahr einer Atemwegsinfektion ausgesetzt. Darüber hinaus können diese Keime leicht durch direkte und indirekte Kontakte auf andere Personen übertragen werden. Jeglicher manueller Umgang mit diesen Dingen erfordert daher eine disziplinierte Händehygiene: Manipulationen am Tracheostoma oder an der Trachealkanüle werden mit Einmalhandschuhen durchgeführt. Vor und nach Abschluss diesbezüglicher Maßnahmen führen die Pflegenden eine hygienische Händedesinfektion durch.

Vor allem bei einer Kolonisation der Tracheostomas mit multiresistenten Erregern ist es sinnvoll, auch den betreffenden Bewohner und gegebenenfalls weitere betreuende Personen in die Durchführung der hygienischen Händedesinfektion einzuweisen und ihm entsprechende Mittel zur Verfügung zu stellen.

11.3.9 Absaugen von Atemwegssekreten und Umgang mit Absaugsystemen

Beim Absaugen von Atemwegssekreten wird unterschieden:
- **Orales Absaugen** von Sekreten der Mundhöhle (Speichel, Nahrungsreste etc.) und des Rachens (Pharynx) bis zum Kehlkopf über den geöffneten Mund
- **Nasales Absaugen** von Sekreten der Nase und des oberen Rachenanteils über die Nase
- **Endotracheales Absaugen** von Sekreten des unteren Rachenanteils, der Luftröhre (Trachea) und ggf. der Hauptbronchien über den Mund, die Nase oder über ein Tracheostoma bzw. eine Trachealkanüle, oft in Verbindung mit maschineller Beatmung.

> **Hinweis**
>
> Das orale oder nasale Absaugen ist mit weit weniger Gefahren behaftet als das endotracheale. Letzteres sollte daher ausschließlich hierfür ausgebildeten ärztlichen oder pflegerischen Personen vorbehalten sein. Der folgende Text bezieht sich daher auf das orale und nasale Absaugen, welches bei sehr kranken, schwachen oder sterbenden Bewohnern zum Freihalten der Atemwege und zur Steigerung des Wohlbefindens durchgeführt wird.

Infektionsgefahren beim oral-nasalen Absaugen

- Über kontaminierte Absaugkatheter und Spülflüssigkeiten können Infektionserreger auf den abzusaugenden Bewohner übertragen werden.
- Über kontaminierte Hände und Absaug-Utensilien können Floraanteile und Infektionserreger innerhalb der Einrichtung zu anderen Bewohnern verschleppt werden.
- Der Kontakt mit den stark keimhaltigen Sekreten der Mundhöhle und der Atemwege stellt auch für die Pflegenden eine Infektionsgefahr dar, wobei im Verletzungsfall auch hämatogene Übertragungen, z. B. von Hep. C, denkbar sind.

Geräte, Utensilien und Materialen

Absauggeräte in Kliniken, Rehaeinrichtungen etc. bestehen meist aus einem **Zwei-Flaschen-System**, wobei die erste Flasche das abzusaugende Sekret auffängt und die andere Wasser zum Durchspülen des Absaugkatheters enthält (☞ Abb. 11.9 a). Systeme dieser Art sind zum Anschluss an zentrale Druckluft- oder Vakuumanlagen vorgesehen. Alternativ hierzu haben sich für den Heim- und Hausgebrauch **Elektrosaugsysteme** etabliert (☞ Abb. 11.9 b), die an jede Steckdose angeschlossen werden können. Systeme dieser Art bestehen meist aus einem Sogmotor, an welchem eine Sekret-Auffangflasche angeschlossen ist. Für die Spülflüssigkeit muss gegebenenfalls ein separates Behältnis bereitgestellt werden.

Als Wahlmöglichkeit zu den wieder verwendbaren Sekretflaschen gibt es auch **Einmalbehältnisse,** die das Sekret mit einem Beutel auffangen, der nach Füllung mit einem Geliermittel befüllt wird und als Abfall entsorgt werden kann.

Als **Spülwasser** soll steriles Wasser verwendet werden, wobei darauf hinzuweisen ist, dass destilliertes Wasser nicht steril ist. In die Auffangröhre kann zur Vermeidung des Antrocknens zäher Sekrete etwas Desinfektionslösung gegeben werden.

Für den Absaugvorgang verwenden die Pflegenden **Einmal-Absaugkatheter,** die über einen Verlängerungsschlauch mit der Sogflasche verbunden sind. Der Verbindungsschlauch sollte mit einem sog. »Finger-Tip« versehen sein, mit dem der Sog jederzeit unterbrochen werden kann. Die Pflegenden müssen zum Arbeitsschutz während des Absaugens (unsterile) **Schutzhandschuhe** tragen. Da das Absaugen den Bewohner zum Husten reizt, ist auch das Tragen eines **Mund-Nasenschutzes** und einer **Schutzbrille** sinnvoll.

Abb. 11.9: Geräte zum oralnasalen Absaugen. [M119]

a) Die Abbildung zeigt ein in Kliniken gebräuchliches Zwei-Flaschen-Absaugsystem zum Anschluss an einen Druckluft-Wandanschluss.
b) Ein in Alten- und Pflegeheimen gebräuchliches Elektro-Absauggerät

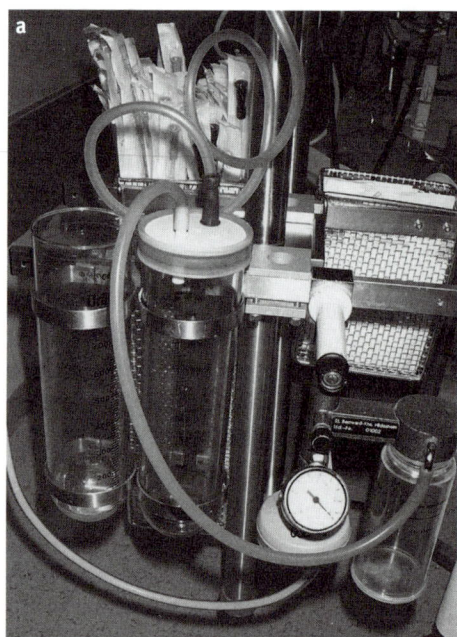
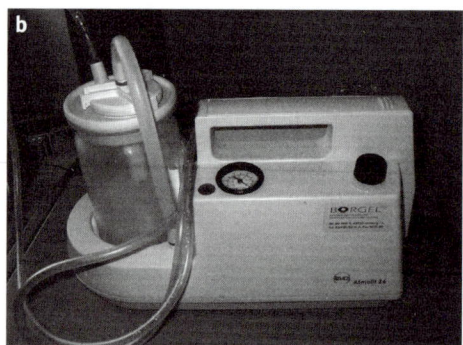

Durchführung

- Nach einer hygienischen Händedesinfektion wird der Absaugkatheter an das Ansatzstück des Verlängerungsschlauches gesteckt, wobei der Katheter zunächst in der geöffneten Packung verbleibt.
- Der durchführende Pflegende zieht sich Schutzhandschuhe an, nimmt den Katheter aus der Packung, stellt den Sog an und führt den Katheter über die Mundhöhle ohne Sog, d. h. mit offenem Finger-Tip, bis zum unteren Rachen ein, ohne den Kehlkopf zu überwinden. Über den Finger-Tip wird Sog aufgebaut. Unter drehenden Bewegungen wird der Katheter unter Sog langsam herausgezogen. Der Vorgang soll maximal 10 Sekunden andauern.
- Der Vorgang kann wiederholt werden, ohne dass jedes Mal ein neuer Katheter genommen werden muss.
- Um Antrocknungen im Verlängerungsschlauch zu vermeiden, wird dieser incl. Finger-Tip durchspült.
- Nach Abschluss der Maßnahme wird der Katheter um die behandschuhte Hand gewickelt. Der Handschuh wird übergestreift und zusammen mit dem Katheter entsorgt.
- Abschließend erfolgt wieder eine hygienische Händedesinfektion.

Aufbereitung

Die Sekretflaschen sollen mind. täglich incl. der Deckel und des Verlängerungsschlauches gegen aufbereitete ausgetauscht werden. Die Sekrete können z. B. in die Steckbeckenspüle oder in die Toilette, nicht jedoch in Hand- oder Spülwaschbecken gekippt werden.

Die Aufbereitung der **Flaschen und Deckel** erfolgt in einem Alten- und Pflegeheim am zweckmäßigsten durch Einlegen in eine materialkompatible, reinigende (Hersteller fragen!) Instrumenten- oder Flächendesinfektionslösung. Hierzu werden die Teile in eine geeignete Schale mit Desinfektionslösung in üblicher Gebrauchskonzentrationen (☞ Kap. 15.6) vollständig eingelegt und über die erforderliche Einwirkzeit (meist eine Stunde) in der Lösung belassen. Anschließend werden die desinfizierten Teile mit Schutzhandschuhen aus der Lösung genommen, mit Leitungswasser, welches Trinkwasserqualität haben muss, abgespült und mit einem frischen Geschirrtuch abgetrocknet. Bei verbliebenen Schmutzrückständen erfolgt vor der Wasserspülung eine manuelle Reinigung in der Desinfektionslösung. Zur Vermeidung von schlecht verdunstender Restfeuchte sollen Flaschen und Deckel getrennt aufbewahrt werden. Gemäß einigen Herstellerangaben lassen sich **Verlängerungsschläuche** ebenfalls aufbereiten. In der Praxis erweist sich jedoch das Durchspülen und vor allem das Trocknen als problematisch, so dass hier Einmalmaterial die bessere Lösung sein kann.

Begehung des Wohn- und Pflegebereichs ☞ Kap. 14.3

Desinfektionsplan Pflegebereich ☞ Kap. 15.1

Dokumentationsblatt für hygienerelevante Geräte ☞ Kap. 15.8

12 Verhalten im Infektionsfall

Das Vorkommen bestimmter einzelner und epidemischer Infektionen stellt in einem Alten- und Pflegeheim eine besondere, wenn nicht beunruhigende Situation dar. Hier ist die Sachkenntnis vor Ort über Forderungen gesetzlicher Vorgaben ebenso wichtig wie das Wissen über effiziente Präventivmaßnahmen.

Auf die rechtlichen Vorgaben und Rahmenbedingungen im Infektionsfall wird in Kapitel 12.1 eingegangen. Welche Hygienemaßnahmen bezogen auf die unterschiedlichen Übertragungswege sinnvoll sind, beschreibt das Kapitel 12.2. Im Verlauf des Kapitels finden häufige Infektionsfälle wie Meningitiden, Durchfallerkrankungen, Kolonisationen oder Infektionen mit oxacillin-resistentem Staphylococcus aureus (ORSA) oder methicillin-resistentem Staphylococcus aureus (MRSA) und Maßnahmen bei Endo- oder Ektoparasitenbefall eine besondere Berücksichtigung.

12.1 Rechtliche Vorgaben und Rahmenbedingungen

Ausgangslage

Das Verhältnis zwischen Bewohner und dem Alten- und Pflegeheim ist im Wesentlichen durch den Heimvertrag geregelt (☞ Kap. 6.3.1), welcher dem Bewohner das Wohnrecht und die Nutzung der Einrichtung sichert. Faktisch stellt das Heim den Lebensraum des Bewohners dar, ähnlich, wie dies auch bei einer Privatwohnung der Fall wäre.

Wenn nun ein Bewohner an einer ansteckungsfähigen Infektionserkrankung erkrankt oder mit multiresitenten, leicht übertragbaren Keimen, z.B. MRSA (☞ Kap. 12.2.5), besiedelt ist, stellt sich die Frage, inwieweit die Selbstbestimmung des Bewohners zum Schutz seiner Mitbewohner, z.B. durch Isolierungsmaßnahmen, eingeschränkt werden kann. Konflikte dieser Art verschärfen sich, wenn es sich um Bewohner in Doppelzimmern handelt.

Im Prinzip muss davon ausgegangen werden, dass das **Selbstbestimmungsrecht** ein so hohes Gut darstellt, dass es einer besonders hohen Indikationslage bedarf, um die Freiheitsrechte des Einzelnen zum Schutz der Allgemeinheit einschränken zu können. Grundlage hierfür ist das Infektionsschutzgesetz (IfSG) und die damit verbundene Interventionsmöglichkeit durch das Gesundheitsamt.

Meldepflicht

Der 3. Abschnitt des Infektionsschutzgesetzes (IfSG § 6 bis § 15) befasst sich mit dem Meldewesen. Es ist u. a. vorgesehen, dass sowohl das Vorkommen bestimmter Krankheiten (§ 6) als auch bestimmter Krankheitserreger (§ 7) dem Gesundheitsamt gemeldet werden müssen. Welche Erkrankungen dies sind und welche Angaben dem Gesundheitsamt in welcher Weise übermittelt werden müssen, geht aus dem amtlichen Meldeformular hervor, welches in jedem Alten- und Pflegeheim verfügbar sein sollte. Meldeformulare zur IfSG-Meldepflicht gibt es beim zuständigen Gesundheitsamt.

Eine Durchsicht der wenigen zu meldenden Erkrankungen zeigt, dass es in der Praxis nur sehr wenige Fälle sein werden, die vorrangig vom feststellenden bzw. leitenden Arzt zu melden sind. Gemäß § 8 Infektionsschutzgesetz sind aber auch examinierte Angehörige von Heil- und Pflegeberufen und Leiter von Pflegeeinrichtungen zur Meldung verpflichtet. Ungeachtet dessen soll die Meldung innerhalb von 24 Stunden, vorzugsweise per Fax, erfolgen.

Unabhängig von der in § 6 geregelten Meldung bestimmter Infektionserkrankungen sind Leiter von Medizinaluntersuchungsämtern und sonstigen privaten oder öffentlichen Untersuchungsstellen verpflichtet, das Auftreten bestimmter Krankheitserreger teilweise namentlich, z.B. bei Legionellen oder Salmonellen, teilweise nichtnamentlich, z.B. bei HIV oder Treponema pallidum, zu melden.

Befugnisse des Gesundheitsamtes

Der 4. Abschnitt des Infektionsschutzgesetzes befasst sich mit der Verhütung übertragbarer Krankheiten. Hier heißt es in § 16 Allgemeine Maßnahmen der zuständigen Behörde: »*Werden Tatsachen festgestellt, die zum Auftreten einer übertragbaren Krankheit führen können, oder ist anzunehmen, dass solche Tatsachen vorliegen, so trifft die zuständige Behörde die notwendigen Maßnahmen zur Abwendung der dem Einzelnen oder der Allgemeinheit hierdurch drohenden Gefahren ...*«

Hiermit ist gemeint, dass das Gesundheitsamt zum Schutz der Allgemeinheit, z. B. bei Vorliegen einer meldepflichtigen Erkrankung und/oder eines epidemischen Geschehens, die Selbstbestimmung und den Datenschutz des Einzelnen einschränken kann (§ 16, Abs. 4 IfSG). Hierzu gehört auch das Grundrecht auf Unverletzlichkeit der Wohnung.

Ebenso kann das Gesundheitsamt Isolierungs-, Desinfektions- und Entwesungsmaßnahmen oder die Vernichtung von Gegenstände veranlassen (§ 17 und 18 IfSG).

Betreiber und Mitarbeiter von Alten- und Pflegeheimen sind ggf. verpflichtet, den Beauftragten des Gesundheitsamtes Zutritt und Einblicke in Dokumentationen zu gewähren und entsprechende Auskünfte zu geben: »Mitwirkungs- und Duldungspflicht«.

> **Hinweis:**
>
> Der Gesetzestext des Infektionsschutzgesetzes kann über die Internetadresse http://www.rp-kassel.de/service/download1.htm heruntergeladen werden.

Empfehlungen

In der Regel wird sich das Gesundheitsamt an den in den **Richtlinien des Robert Koch-Institutes** enthaltenen »Anforderungen der Hygiene an die Infektionsprävention bei Übertragbaren Krankheiten« orientieren. Die hierin enthaltenen Empfehlungen bilden einen umfangreichen Katalog, der, bezogen auf zahlreiche Infektionserkrankungen, u. a. zu Punkten wie Unterbringung, Kontaminationsschutz, Desinfektion, Reinigung und Entsorgung, detailliert Stellung nimmt.

Zur Durchführung von Desinfektionsmaßnahmen wird bei bestimmten Erkrankungen von den Mitteln, Methoden und Einwirkzeiten der Liste der Deutschen Gesellschaft für Hygiene und Mikrobiologie (DGHM-Liste) zugunsten der so genannten »**Robert Koch-Instituts-Liste**« (RKI-Liste) abgewichen. Die hierin gelisteten Desinfektionsverfahren sind mit höheren Konzentrationen und längeren Einwirkzeiten verbunden.

> **Hinweis**
>
> Unter der Internetadresse http://www.rki.de/INFEKT/INFEKT.HTM sind Informationen und Merkblätter über die wichtigsten Infektionskrankheiten einsehbar.

Rechtliche Grundlagen, Regelwerke und Organisation ☞ Kap. 6

12.2 Maßnahmen bei Kolonisationen und Infektionen

Besondere Hygienemaßnahmen sind indiziert, wenn ein Bewohner mit Erregern kolonisiert oder infiziert ist, die für die Mitpatienten, das Personal oder die Besucher eine besondere Gefahr darstellen. Wenn jedoch die geplanten Maßnahmen in einem Alten- und Pflegeheim zur Beschneidung des Selbstbestimmungsrechtes eines Bewohners führen würden, kann die Durchführung nur auf behördliche Anordnung zwingend veranlasst werden (☞ Kap. 12.1). Unabhängig davon ist beim Umgang mit kolonisierten und infizierten Bewohnern auch das Personal einer Infektionsgefährdung ausgesetzt. Dabei ist seitens des Arbeitgebers dafür zu sorgen, dass **werdende und stillende Mütter** vom Kontakt mit infektiösen Bewohnern weitgehend ausgeschlossen sind. Wenn dieser bereits stattgefunden hat, sind vom betriebsärztlichen Dienst entsprechende Maßnahmen abzuklären und ggf. zu veranlassen. Ebenso ist bei bestimmten Erkrankungen, z. B. Mumps, Röteln oder Windpocken, der Immunschutz der mit dem betreffenden Bewohner in Kontakt stehenden Mitarbeiter zu hinterfragen.

Aussagen zur Infektiosität eines Bewohners kann nur der zuständige Arzt bzw. die eingeschaltete Behörde machen. Der Arzt oder die Behörde ist auch für die Information und Unterrichtung der Angehörigen zuständig. Im Regelfall ist hierzu das Einverständnis des Erkrankten notwendig.

Alten- und Pflegeheime sind hinsichtlich der baulichen und personellen Ressourcen nur sehr bedingt auf die Unterbringung und Betreuung von Bewohnern mit ansteckungsfähigen und gefährlichen Infektionserkrankungen ausgerichtet. Gegebenenfalls wird eine Überweisung in ein Krankenhaus angezeigt sein. In diesem Fall muss der Patiententransport- bzw. Rettungsdienst auf die Infektiosität hingewiesen werden. Je nach Sachlage ist eine Scheuer-Wisch-Desinfektion des betreffenden Zimmers incl. der Sanitäreinrichtungen notwendig (»Schlussdesinfektion«). Der Einzelfall kann über eine Anfrage beim beratenden Hygieniker oder Gesundheitsamt geklärt werden.

12.2.1   Hämatogen übertragbare Erkrankungen

Die Verhütung hämatogener Übertragungen, also die Übertragungen durch Blut und andere Körperflüssigkeiten (☞ Tab. 12.1), verlangt eine funktionierende Basishygiene. Eine Übertragungsgefahr ist vor allem im Verletzungsfall gegeben.

Zu den wichtigsten Maßnahmen gehören:
- Beachtung der Indikationen zur hygienischen Händedesinfektion (☞ Kap. 7.4.1)
- Zum Tragen von Schutzhandschuhen und von Schutzkleidung (☞ Kap. 7.3 und 7.4.2)
- Schutz vor Stichverletzungen (☞ Kap. 7.5.2)
- Hygienisch einwandfreie Instrumenten-, Abfall- und Wäscheentsorgung (☞ Kap. 9.3.4, 10.1 und 10.2).

Potentiell hohes Infektionsrisiko	Potentiell geringes Infektionsrisiko*
• Blut und Körperflüssigkeiten mit Blutbeimengungen • Gewebe • Punktate (Liquor-, Synovia- (Gelenkflüssigkeit) oder Pleurapunktat, Peritoneal- oder Amnionflüssigkeit) • Samenflüssigkeit • Vaginalsekret	• Fäces • Urin • Nasensekret, Sputum, Speichel • Schweiß • Tränenflüssigkeit • Erbrochenes * sofern keine Blutbeimengungen vorhanden sind

Tab. 12.1: Risiken hämatogen übertragbarer Infektionen bei Körperflüssigkeiten und Ausscheidungen.

12.2.2   Durch Kontakte übertragbare Erkrankungen

Blut, andere Körperflüssigkeiten und Ausscheidungen sind grundsätzlich als potentiell infektiös zu betrachten, was bei den Maßnahmen der Basishygiene berücksichtigt werden sollte. Direkte und indirekte Kontaktübertragungsmöglichkeiten ergeben sich vor allem im Rahmen medizinisch-pflegerischer Maßnahmen wie Körperwaschungen, Mundpflege, Verbandswechsel, Urinbeutelentleerung usw. Von größter Effizienz ist hier das situationsgerechte Tragen von Schutzhandschuhen und die hygienische Händedesinfektion.

Bei Wundinfektionen mit starker Sekretierung, Atemwegsinfektionen mit hoher Schleimproduktion, Harnwegsinfektionen bei Harninkontinenz usw. können zusätzliche Hygienemaßnahmen notwendig sein:

- Verwendung eines Schutzkittels und von Schutzhandschuhen bei allen pflegerischen und medizinischen Maßnahmen, bei denen es zu Bewohnerkontakten kommt, z. B. beim Betten, Waschen, Hilfe bei der Ausscheidung. Die Schutzkittel sollen mindestens täglich und sofort nach einer Kontamination gegen frische ausgetauscht werden. Die Handschuhe sind als Einmalmaterial zu verwenden. Mit benutzten Handschuhen darf das Zimmer nicht verlassen werden.
- Hygienische Händedesinfektion bei jedem Verlassen des Zimmers.
- Bewohnergebundene Verwendung von Gegenständen wie Waschschalen, Lagerungshilfsmittel, Blutdruckmanschetten
- Häufigerer Wäschewechsel, Verwendung von Einmalwaschlappen, sofortige Entsorgung von Handtüchern nach Gebrauch.
- Eigener Schmutzwäschesack für das betreffende Zimmer und sachgerechte Entsorgung kontaminierter Materialien als B-Abfall. Wäsche und Abfälle sollen nur in verschlossenen Säcken aus dem Zimmer gebracht werden.

12.2.3 Aerogen übertragbare Erkrankungen

Aerogen übertragbaren Erkrankungen wie Erkältungskrankheiten oder Influenza werden wie anderswo auch durch menschliche Kontakte vermittelt. Hier besteht ein ähnliches, schwer zu vermeidendes Risiko wie in anderen Gemeinschaftseinrichtungen. Besondere Regelungen sind nur beim Auftreten besonderer Erkrankungen oder bei epidemischen Geschehen notwendig:

- Die Verhütung aerogen übertragbarer Erkrankungen erfordert prinzipiell die räumliche Absonderung und die Verwendung eines Mund-Nasen-Schutzes (☞ Kap. 7.3.2). Wenn im Zuge der Erkrankung auch Kontaktübertragungen möglich sind, kommen die unter 12.2.2 genannten Maßnahmen hinzu.
- Erkrankungen wie Influenza, Keuchhusten, Mumps, Windpocken, Röteln erfordern eine Abklärung des **Immunstatus** aller mit dem Erkrankten in Kontakt stehenden Personen. Die Pflege solcher Bewohner soll möglichst nur von immunkompetenten Mitarbeitern übernommen werden. Ebenso ist abzuklären, inwiefern Mitbewohner gefährdet sind und Alternativen zu einer Doppelzimmerbelegung angeboten werden müssen.
- Beim Auftreten von **Diphtherie** oder **Meningokokkensepsis** besteht eine Meldepflicht gemäß § 6 Infektionsschutzgesetz. Bewohner mit diesen Erkrankungen werden in der Regel in ein Krankenhaus verlegt. Ggf. muss danach eine Scheuer-Wisch-Desinfektion der näheren Patientenumgebung durchgeführt werden (»Schlussdesinfektion«).
- Ebenfalls meldepflichtig ist das Auftreten einer behandlungsbedürftigen **Tuberkulose**. Eine unerkannte offene Lungentuberkulose kann sich vor allem durch das Aufbrechen einer geschlossenen Tuberkulose ergeben. Dies hat meist die Konsequenz, dass der Bewohner in eine Lungenheilstätte oder in ein dafür ausgerichtetes Krankenhaus verlegt wird. Die Abstimmung der weiteren Maßnahmen sollte mit dem Gesundheitsamt abgesprochen werden. Meist wird behördlicherseits eine so genannte »Umgebungsuntersuchung« veranlasst, bei der die mit dem Erkrankten in Kontakt stehenden Personen erfasst und nach ca. 3 Monaten nachuntersucht werden.

12.2.4   Gastrointestinale Infektionen

Unterscheidung und Meldung

Bei gastrointestinalen, d. h. den Magen-Darm-Trakt betreffenden Infektionen besteht die Möglichkeit, dass die Übertragung durch kontaminierte Lebensmittel bzw. kontaminiertes Wasser (Lebensmittelvergiftung) oder durch die Verschleppung von Fäkalspuren (»Schmierinfektion«) erfolgt (infektiöse Gastroenteritis).

Gemäß § **6 Infektionsschutzgesetz** (IfSG) sind mikrobiell bedingte Lebensmittelvergiftungen und akut infektiöse Gastroenteritiden namentlich meldepflichtig, wenn

- eine Person betroffen ist, die eine Tätigkeit im Lebensmittelbereich ausübt
- zwei oder mehr gleichartige Erkrankungen auftreten, bei denen ein epidemischer Zusammenhang wahrscheinlich ist oder vermutet wird.

Bei Erkrankungen des Personals oder beim epidemischen Auftreten gastrointestinaler Infektionen sollte stets der betriebsärztliche Dienst hinzugezogen werden. Unter Umständen kann es notwendig sein, Beschäftigungseinschränkungen zu erlassen.

> **Hinweis**
>
> Umfangreiche Informationen über lebensmittelbedingte Erkrankungen erhalten Sie unter der Internetadresse http://www.rki.de/INFEKT/INFEKT.HTM

Lebensmittelvergiftung

Die Ursache liegt meistens im falschen Umgang mit Lebensmitteln oder ist in einer schlechten Küchenhygiene zu suchen. Aufgrund dieser Mängel werden mit Bakterien (z. B. Salmonellen, Staphylokokken oder Campylobacter) behaftete Lebensmittel konsumiert. Bei einer Lebensmittelvergiftung (☞ Kap. 10.3.2) erkranken die betreffenden Personen typischerweise nahezu zeitgleich. Dabei beträgt die Inkubationszeit gewöhnlich nur wenige Stunden, wodurch ein Zusammenhang leicht zu erkennen ist. Wenn die Gemeinschaftsverpflegung ursächlich beteiligt war, können sehr viele Personen gleichzeitig erkrankt sein; demgegenüber ist meist nur eine Person betroffen, wenn der Auslöser das mitgebrachte Lebensmittel eines Angehörigen war.

In beiden Fällen begrenzt sich das Infektionsgeschehen auf einen meist wenige Tage umfassenden Zeitraum und wird als »Episode« wahrgenommen. Wenn es innerhalb eines Alten- und Pflegeheimes zu einer Lebensmittelvergiftung mit mehreren Erkrankten kommt, wird neben dem Gesundheitsamt auch das Ordnungsamt aktiv:

- Nach Abklärung der Ursache werden entsprechende Auflagen zur Lebensmittel- und Küchenhygiene erteilt (☞ Kap. 10.3).
- Die räumliche Isolierung betroffener Bewohner ist meist unnötig. Stattdessen muss dafür gesorgt werden, dass die betroffenen Personen für die Zeitdauer einer möglichen Keimausscheidung von der Nutzung von Heim- und Pflegegruppenküchen ausgeschlossen werden. Auch die Zuteilung einer separaten Toilette kann angeordnet werden.
- Ggf. wird eine zeitweilige Modifizierung des Reinigungs- und Desinfektionsplanes angeordnet, wobei einige Reinigungsmaßnahmen, z. B. die des Sanitärbereiches, durch Desinfektionsmaßnahmen ersetzt werden.

Infektiöse Gastroenteritis

Eine infektiöse Gastroenteritis wird meist durch eine Schmierinfektion fäkal-oral übertragen, indem Spuren erregerhaltiger Fäkalien Hände und/oder Gegenstände kontaminieren und wieder zum Mund gelangen. Auslöser sind meist Viren wie Rota-, Adeno- oder Norwalkviren. Epidemiefördernd ist eine schlechte Basishygiene, vor allem eine mangelhafte Händehygiene. Bei Epidemien kommt es meist erst zu vereinzelten, dann nach einigen Tagen Abstand zu massenhaften Infektionsfällen. Bei epidemisch auftretenden infektiösen Gastroenteritiden ist das Gesundheitsamt für die Festlegung der notwendigen Hygienemaßnahmen zuständig. Zu den angeordneten Maßnahmen gehören:

- Alle zur Vermeidung von Kontaktübertragungen geeigneten Maßnahmen, insbesondere penible Händehygiene.
- Evtl. räumliche Absonderung der erkrankten Bewohnern für den Zeitraum der Anstekkungsgefahr, d.h. z.B. dass Doppelzimmer mit gleichartig Erkrankten belegt, Gemeinschaftseinrichtungen – vor allem Heim- und Pflegegruppenküchen – für Erkrankte gesperrt und reservierte Toiletten zugewiesen werden und dass Verlegungen und Neuaufnahmen für den Zeitraum der Ansteckungsgefahr vermieden werden sollen.
- Desinfektion des Sanitärbereiches und weiterer potentiell kontaminierter Flächen.
- Personen, die evtl. Kontakt mit Stuhl oder Erbrochenem eines Erkrankten hatten, sollen für die Dauer der Inkubationszeit und die folgenden 2 Wochen eine besonders gründliche Händehygiene betreiben.

12.2.5 Maßnahmen bei methicillin-resistenten Staphylococcus aureus (MRSA)

Hinweis

Die nachfolgenden Ausführungen sind dem Informationsblatt »Methicillin-resistente Staphylococcus aureus (MRSA) in Alten- und Pflegeeinrichtungen« entnommen, welches 1999 vom Niedersächsischen Landesgesundheitsamt (NLGA) erstellt wurde. Der Einleitungsteil wurde hier modifiziert. Das Dokument kann unter der Internetadresse http://www.nlga.niedersachsen.de/mrsa/mrsa_ho.htm heruntergeladen werden.

Allgemeine Informationen Staphylococcus aureus ist sowohl innerhalb als auch außerhalb des Krankenhauses ein sehr häufiger Erreger von bakteriellen Infektionen, der die Haut und die Schleimhaut von Mensch und Tier kolonisieren kann. Die Kolonisierung bleibt meist unbemerkt und hat zunächst keinen Krankheitswert.

In der Regel geht eine Staphylococcus aureus-Infektion von der eigenen besiedelten Haut oder Schleimhaut des Betroffenen aus, z.B. bei einem Furunkel oder einer Nagelwalleiterung. Insbesondere in Krankenhäusern und Pflegeeinrichtungen werden dagegen 10 bis 20% der Staphylococcus aureus-Infektionen vorwiegend über die Hände des pflegerischen oder ärztlichen Personals übertragen.

Normalerweise ist eine Staphylococcus aureus-Infektion durch Antibiotika gut behandelbar. Auf bestimmte Typen von Staphylococcus aureus trifft dies jedoch nicht zu, da diese gegen die einzusetzenden Arzneimittel umfangreiche Resistenzen gebildet haben. In dieser Hinsicht stellen die beiden Antibiotika Methicillin und Oxacillin eine Art Markierung dar. Wenn ein Staphyloccus aureus gegen Methicillin oder Oxacillin unempfindlich ist, erlaubt dies die Schlussfolgerung, dass dies auch auf die weitaus meisten, normalerweise einsetzbaren Arzneimittel zutrifft. ORSA (Oxacillin resistenter Staphylococcus aureus) und MRSA (Methicillin resistenter Staphylococcus aureus) sind daher nur noch mit wenigen »Reserveantibiotika« wie Vancomycin und Teicoplanin behandelbar. Abgesehen von der besonderen Antibiotikaresistenz unterscheidet sich ORSA/MRSA in keiner Eigenschaft von anderen Staphyloccus aureus Typen.

In Kliniken, speziell auf Intensivstationen kann sich ORSA/MRSA durch die hier durchgeführten invasiven Maßnahmen (z.B. Operationen und Beatmungen), zahlreichen Kontakte und dem hohen Patientendurchsatz schnell verbreiten und kann zu bedrohlichen, da schwer therapierbaren Infektionen führen. Zur Eindämmung dieses Problems werden ORSA/MRSA-Träger räumlich isoliert und die medizinisch-pflegerischen Maßnahmen so gestaltet, dass möglichen direkten und indirekten Kontaktübertragungen entgegengewirkt wird.

Patienten, bei denen keine Hinweise auf eine systemische Infektion mit MRSA vorliegen und die nicht aus anderen Gründen im Krankenhaus behandelt werden müssen, sollen und können baldmöglichst aus dem Krankenhaus in ein Heim entlassen werden. In einem Alten-

und Pflegeheim stellt sich die Sachlage insofern anders dar, als dass hier hochinvasive Maßnahmen nicht durchgeführt werden und die Respektierung des Selbstbestimmungsrechtes sehr viel stärker berücksichtigt werden muss. Dies heißt nicht, dass eine Verbreitung von ORSA/MRSA resignierend akzeptiert werden muss. Vielmehr soll unter Wahrung der Verhältnismäßigkeit organisiert werden, dass

- der notwendige Informationsfluss gesichert und gefördert wird
- die Unterbringung sinnvoll gestaltet wird
- durch allgemeine Hygienemaßnahmen einer Verbreitung eingedämmt werden kann.

Allgemeine Maßnahmen

Das Personal und die behandelnden Ärzte müssen über MRSA informiert sein. Dabei soll nur eingewiesenes, informiertes Personal MRSA-positive Bewohner betreuen.

> **Hinweis**
>
> Die notwendigen Hygiene- und Organisationsmaßnahmen bei ORSA/MRSA sollten geschult und in einem Standard bzw. einer Verfahrensanweisung festgelegt werden.

Informationen über MRSA-Träger

Auf der einen Seite sind Patienten mit MRSA-Nachweis im Krankenhaus den behandelnden Ärzten nachfolgender Einrichtung und dem Hausarzt als solche mitzuteilen. Von den Ärzten sind die entsprechenden Maßnahmen zu veranlassen. Auf der anderen Seite müssen auch Einrichtungen ihrerseits, wenn der Bewohner MRSA-Träger ist und in ein Krankenhaus eingewiesen wird, die behandelnden Ärzte des Krankenhauses informieren. Auch bei der Verlegung von Mitbewohnern eines MRSA-Trägers ist dies zu empfehlen. Genauso ist es notwendig, den Rettungs- und Krankentransportdienst darüber zu unterrichten, dass es sich bei der Verlegung um einen Infektionstransport handelt.

Unterbringung von Bewohnern/Patienten mit MRSA

Prinzipiell ist eine Isolierung von Bewohnern mit MRSA wie in einem Krankenhaus nicht erforderlich. Das bedeutet, dass sich auch MRSA-besiedelte Bewohner ohne offene Wunden und ohne invasive Maßnahmen ein Zimmer mit anderen Bewohnern teilen können, wenn diese ebenfalls keine offenen Wunden haben und an ihnen keine invasiven Maßnahmen durchgeführt werden. Eine Teilnahme am Gemeinschaftsleben ist ohne Einschränkungen möglich. Sie sollten allerdings angeleitet werden, sich gründlich die Hände zu waschen, insbesondere vor dem Essen, nach dem Toilettengang sowie regelmäßig zu duschen bzw. zu baden.

Dagegen werden MRSA-positive Bewohner, die offene Wunden haben, Katheter-, Sonden-, Tracheostomaträger sind oder eine schwere Atemwegsinfektion haben, in einem Einzelzimmer untergebracht. Eine eigene Nasszelle ist nicht nötig, aber von Vorteil. Alle Einrichtungsgegenstände sollen gut desinfizierbar sein. Ist eine Einzelzimmerunterbringung nicht möglich, dürfen sie sich nicht mit Bewohnern ein Zimmer teilen, die für MRSA besonders ansteckungsgefährdet sind. Dies sind Bewohner mit:

- Decubiti, Ulcera, Operations- und andere Wunden
- Bestehenden Atemwegsinfektionen
- Katheter-, Sonden-, Tracheostomaträger.

Ein Zusammenlegen mehrerer MRSA-Träger ist möglich.

Pflegerische Tätigkeiten dürfen nur im Zimmer durchgeführt werden, möglichst nachdem alle anderen Mitbewohner versorgt wurden. Mobile Bewohner können am Gemeinschaftsleben teilnehmen, wenn Hautläsionen/offene Wunden verbunden und abgedeckt sind. Die Harnableitung muss über geschlossene Systeme erfolgen.

Therapie/Sanierung von Bewohnern mit MRSA

In der Regel werden nach der Krankenhausentlassung keine speziellen Therapiemaßnahmen nötig sein. Eine im Krankenhaus begonnene Therapie oder eine Sanierung mit Nasensalbe soll nach genauer Anweisung des Krankenhauses unter ärztlicher Kontrolle zu Ende geführt werden. Sanierungsmaßnahmen wie ein 5-tägiger Sanierungszyklus mit Mupirocin-Nasensalbe (Turixin®), Mundspülungen mit einem Rachendesinfizienz und Körperwäsche mit antiseptischer Seife sind nach Rücksprache mit dem behandelnden Arzt in Hinblick auf eine spätere Krankenhauseinweisung und die Verbreitungsgefahr im Heim empfehlenswert.

Allgemeine Hygiene-maßnahmen

- Alle Mitarbeiter müssen sich strikt an die Grundregeln der Hygiene halten. Händewaschen und Händedesinfektion sind die wichtigsten Maßnahmen.
- Eine hygienische Händedesinfektion ist vor und nach jeder Tätigkeit mit engem körperlichen Kontakt, möglichst bei allen Bewohnern, unbedingt aber bei bekannten MRSA-Trägern nach möglicher Kontamination mit Körpersekreten, Ausscheidungen und nach dem Ausziehen von Einmalhandschuhen sowie vor dem Verlassen des Zimmers durchzuführen.
- Einmalhandschuhe sind bei der Versorgung von Wunden, Tracheostomata und Kathetern und Sonden anzulegen. Sie werden danach sofort – vor weiteren Tätigkeiten im Zimmer – ausgezogen und entsorgt, anschließend ist eine hygienische Händedesinfektion durchzuführen. Beim Waschen der Bewohner müssen, mit Ausnahme des Intimbereiches, keine Einmalhandschuhe getragen werden.
- Schutzkittel oder Einmalschürzen sind bewohnergebunden bei der Wund-, Verweilkatheter-, Sonden- und Tracheostomapflege sowie bei Kontakt mit Körpersekreten und Exkrementen anzulegen. Die Schutzkleidung wird vor dem Verlassen des Zimmers ausgezogen, sie verbleibt im Zimmer, anschließend ist eine hygienische Händedesinfektion durchzuführen. Die Schutzkleidung wird täglich gewechselt, bei sichtbarer Kontamination sofort.
- Pflegehilfsmittel sind möglichst bewohnergebunden zu verwenden und im Zimmer zu belassen oder sie sind vor Anwendung an anderen Bewohnern/Patienten gründlich zu desinfizieren.
- Instrumente, Spritzen, medizinische Abfälle werden in dicht verschließbaren Behältern oder Plastiksäcken im Zimmer gesammelt und wie üblich entsorgt oder wieder aufbereitet.
- Körper- und Bettwäsche sind möglichst bei Temperaturen über 60 °C maschinell aufzubereiten.
- Bestecke, Geschirr, sonstige Abfälle sind wie üblich zu behandeln.

Reinigung des Zimmers

Der Reinigungsdienst muss über die Maßnahmen bei Bewohnern/Patienten mit MRSA unterrichtet werden. Die tägliche Reinigung soll mit jeweils frischen Reinigungsutensilien am Ende eines Durchganges durchgeführt werden. Sie unterscheidet sich nicht von der in anderen Zimmern. Bewohnernahe Flächen sind entsprechend dem Reinigungs-/Desinfektionsplan zu behandeln. Wenn das Zimmer eines MRSA-positiven Bewohners frei wird, ist eine gründliche Schlussdesinfektion aller Flächen und Einrichtungsgegenstände mit einem DGHM-gelisteten Präparat zu veranlassen. Nach der Schlussdesinfektion des Zimmers desinfiziert sich das Reinigungspersonal die Hände.

Weitere Maßnahmen

- Routinemäßige Abstrichkontrollen von Bewohnern oder Personal auf MRSA sind nach Einschätzung der derzeitigen Situation nicht nötig; es sei denn, klinische Gründe sprächen dafür, z. B. bei gehäuft und neu auftretenden Wundinfektionen.
- Bei gehäuftem Auftreten von MRSA in einer Altenpflegeeinrichtung sollten weitere Untersuchungen von Bewohnern und Personal veranlasst werden.
- Mitarbeiter mit chronischen Hautveränderungen, z. B. Ekzemen, Psoriasis oder anderen Hautläsionen, sollen keine MRSA-positiven Bewohner betreuen.
- Wenn sich ein Mitarbeiter als MRSA-Träger erweist, sollte er keine medizinisch-pflegerischen Tätigkeiten, z. B. Wundversorgung oder Katheterpflege, bei Bewohnern durchführen, bis eine Sanierungsbehandlung mit anschließender mikrobiologischer Kontrolluntersuchung nach Rücksprache mit dem behandelnden Arzt abgeschlossen ist.

12.3   Maßnahmen bei Ekto- und Endoparasitenbefall

> **Hinweis**
>
> Unter der Internetadresse http://www.rki.de/INFEKT/INFEKT.HTM sind Merkblätter für Ärzte zu den Themen Kopflausbefall und Krätzmilbenbefall einsehbar.

Organisatorische Maßnahmen

Wenn ein Befall von Läusen, Flöhen, Wanzen und Krätzmilben (Scabies) festgestellt wird, muss zur Verordnung und Einleitung einer adäquaten Therapie der zuständige Arzt benachrichtigt werden. Dem Arzt obliegt auch die Information der Angehörigen, sofern der betreffende Bewohner dem zustimmt. Wenn, wie bei Wanzen, ein umgebungsbezogenes Problem vermutet werden muss, ist die umgehende Hinzuziehung eines Schädlingsbekämpfers unabdingbar. Falls mehrere Bewohner gleichzeitig befallen sind, sollte ein beratender Hygieniker hinzugezogen werden.

Gemäß § 34 Infektionsschutzgesetz (IfSG) sind Mitarbeiter mit Krätzmilben oder Läusebefall von der Betreuung der Bewohner für die Dauer der Ansteckungsgefahr auszuschließen.

Allgemeine Durchführung

- Bei Personen mit starkem Parasitenbefall sollte die Erstversorgung vorzugsweise in einem Badezimmer stattfinden.
- Nach ärztlicher Anordnung erfolgt gegebenenfalls ein Reinigungsbad, eine Rasur oder Haarkürzung an befallenen, behaarten Körperarealen und die Anwendung antiparasitärer Mittel wie Jacutin® oder Goldgeist®. Hier ist zu beachten, dass die Haut zur Applikation trocken und normal temperiert sein soll. Die Informationen des Beipackzettels sind strikt zu beachten. Für die Applikation antiparasitärer Mittel sind Schutzhandschuhe notwendig.
- Die Kleidung des Bewohners wird in Plastiktüten doppelt eingetütet und dicht verschlossen. Die Kleidung sollte, mit Zustimmung des Bewohners, entweder verworfen oder als Kochwäsche (> 60 °C) behandelt werden. Alternativ kann Kleidung auch mit einem dafür vorgesehenen Insektizid behandelt und danach mit niedrigeren Temperaturen gewaschen werden.
- Während der Behandlungszeit bekommt der Bewohner nach jeder Behandlung, mind. aber täglich frische hauseigene Leib- und Bettwäsche. Schmutzwäsche darf das Zimmer nur in verschlossenen Plastiksäcken verlassen.
- Für die Dauer des parasitären Befalls müssen bei Kontakt mit dem Bewohner ein zimmergebundener Schutzkittel und Einmalhandschuhe getragen werden. Ferner sind für diesen Zeitraum medizinisch-pflegerische Materialien und Gegenstände möglichst personengebunden zu verwenden.
- Der Erfolg der antiparasitären Maßnahmen muss nach einem vom Arzt festzulegenden Zeitraum gewissenhaft kontrolliert werden, um einen Neubefall zu verhindern. Ebenso wichtig ist die Beachtung der im Beipackzettel des antiparasitären Mittels angegebenen Behandlungsdauer.
- Desinfektionsmittel sind gegenüber Ektoparasiten unwirksam, sodass nach Abschluss der Entwesungsmaßnahmen lediglich auf eine gründliche Reinigung des Patientenzimmers und des zugehörigen Sanitärbereiches geachtet werden muss.

Besondere Maßnahmen

- Um die im Haar bzw. Haaransatz abgelegten Eier (»Nissen«) von Läusen zu entfernen, sollen die Haare mit lauwarmem Essigwasser (3 Tl. Essig auf 1 Liter Wasser) gewaschen und danach mit einem sehr feinen Kamm (Nissenkamm) ausgekämmt werden.
- Vor allem bei Krätzmilben und Wanzen sollte mit dem Schädlingsbekämpfer abgeklärt werden, ob die Matratze oder nichtwaschbare Kissen einer Entwesungsmaßnahme unterzogen werden müssen.
- Einen Sonderfall stellen Krätzmilben der Gruppe Scabies Crustosa (früher S. norwegica) dar, welche die Bildung hochinfektiöser Hautschuppen hervorrufen. Schon bei Verdacht

sollte umgehend der Kontakt mit dem Gesundheitsamt und einem beratenden Hygieniker aufgenommen werden. Auf behördliche Anordnung kann für die Zeit einer möglichen Absonderung von infektiösen Hautschuppen auch eine separate räumliche Unterbringung der Erkrankten notwendig sein.

12.4 Maßnahmen bei epidemischem Auftreten einzelner Erreger oder Infektionen

Jedes epidemische Auftreten von bestimmten Erregern oder Infektionen sollte die Entscheidungsträger des Heimes veranlassen, unverzüglich Kontakt mit dem Gesundheitsamt und mit beratenden Experten wie Krankenhaushygienikern, Hygienefachkräften, Schädlingsbekämpfern aufzunehmen. Wichtig ist auch die Beachtung der Meldepflicht gemäß § 6 Infektionsschutzgesetz (☞ Kap. 12.1).

Mit Unterstützung durch die hinzugezogenen Fachleute sind folgende Ermittlungen zu treffen, nach denen die Hygienemaßnahmen ausgerichtet werden sollen:

- Die Infektionserreger müssen anhand mikrobiologischer Untersuchungen identifiziert werden.
- Es sind Daten über betroffene und nicht betroffene Personen zu sammeln sowie zeitliche und örtliche Zusammenhänge abzuklären.
- Bezüglich der betreffenden Bewohner ist zu ermitteln, welche Grundkrankheiten sie hatten, welche Therapiemaßnahmen ergriffen und welche invasiven und nichtinvasiven medizinisch-pflegerische Maßnahmen durchgeführt wurden.
- Bezüglich der Ermittlung möglicher Erregerreservoire und Übertragungswege ist abzuklären, ob ein exogener oder endogener Infektionsweg vermutet werden muss (☞ Kap. 2.2.1 und 2.2.2) und ob belebte (z. B. Mitbewohner) oder unbelebte Keimreservoire (z. B. Nahrung, Abfälle) ermittelt werden können, die mit dem Infektionsgeschehen in Einklang zu bringen sind.
- Während und nach Abschluss der Ermittlungen soll eine gewissenhafte Dokumentation der Durchführungen und der entsprechenden Ergebnisse eine Reproduzierbarkeit und eine Kontrolle gegenlenkender Maßnahmen ermöglichen.

13 Ergänzende Themen

Abschließend ist über einige Sonderthemen zu berichten, die in Altenpflegeeinrichtungen relevant sein können. So widmet sich Kapitel 13.1 eventuell notwendigen Impfungen der Heimbewohner. In Kapitel 13.2 wird zur Haltung von Haustieren Stellung genommen und das Kapitel 13.3 erläutert den hygienisch korrekten Umgang mit Verstorbenen.

13.1 Impfungen für Heimbewohner

Lang- und kurzzeitige Aufenthalte in Alten- und Pflegeheimen sind für den Bewohner mit einer gewissen Infektionsgefahr verbunden, die sich auch aus dem Kontakt mit anderen Bewohnern und aus den durchzuführenden medizinisch-pflegerischen Maßnahmen ergibt. Vor der Aufnahme in ein Alten und Pflegeheim sollte neben der obligatorischen **Bescheinigung auf Tuberkulosefreiheit** (§ 36 Infektionsschutzgesetz) auch eine Überprüfung und ggf. eine Ergänzung des **Impfstatus** erfolgen. Sinnvoll ist ein entsprechender Impfschutz gegen Tetanus, Diphtherie, Pneumokokken und Influenza. Während des Heimaufenthaltes ist an entsprechende Auffrischimpfungen zu denken.
Aktive und passive Impfung ☞ Kap. 2.2.3

Tetanusimpfung

Tetanus (Wundstarrkrampf) ist eine lebensbedrohliche Infektionskrankheit, die durch im Erdreich lebende, sehr umgebungsresistente, giftabsondernde Bakterien im Zusammenhang mit Verletzungen übertragen wird. Insofern ist bei jeder Verletzung der Schutz gegen Tetanus abzuklären.
- Im Verletzungsfall werden bei nicht ausreichendem Impfschutz eine aktive und eine passive Impfung gegeben.
- Wenn keine Verletzung vorliegt, aber ein Schutz aufgebaut werden soll, wird lediglich eine aktive Impfung verabreicht.
- Die aktive Impfung wird nach 4 bis 8 Wochen (2. Impfung) sowie nach 6 bis 12 Monaten (3. Impfung) wiederholt und soll alle 10 Jahre aufgefrischt werden.

Diphtherieimpfung

Diphtherie ist eine schwere, ebenfalls durch bakterielle Gifte verursachte Infektionserkrankung, die mit lokalen und allgemeinen (systemischen) Auswirkungen einhergehen kann. Lokal ist die Schleimhaut der Mandeln, des Rachens, der Nase und der Augenbindehaut entzündlich verändert. Systemisch können das Herz, die Leber sowie die Nieren und Nebennieren geschädigt sein. Zum Schutz gegen Diphtherie gibt es eine aktive Impfung, die alle 10 Jahre aufgefrischt werden soll. Es besteht die Möglichkeit, einen Kombinationsimpfstoff (Tetanus- und Diphtherie) zu verwenden.

Pneumokokkenimpfung

Pneumokokken sind Bakterien, die zur Gruppe der Streptokokken gehören (☞ Kap. 3.2.5) und die in der Lage sind, vor allem bei alten und abwehrgeschwächten Menschen Lungenentzündungen, Hirnhautentzündungen und Blutvergiftungen verursachen können. Für Menschen über 60 Jahre wird daher eine aktive Impfung gegen Pneumokokken empfohlen, die alle 6 Jahre aufgefrischt werden muss.

Grippeschutzimpfung

Bei der Influenza handelt es sich um eine virale Infektionskrankheit, die aerogen durch Atemtröpfchen übertragen wird. Die verursachenden Viren können sehr unterschiedlich sein und verändern sich fortlaufend. Daher sind auch die Auswirkungen schwer kalkulierbar. Im ungünstigsten Fall droht eine schwere Atemwegsinfektion, die vor allem für alte Menschen lebensbedrohlich sein kann.

Von der Weltgesundheitsorganisation (WHO) wird jährlich ermittelt, bei welchen Virenstämmen eine epidemische Weiterverbreitung einkalkuliert werden muss. Demgemäß wird ein aktiver Impfstoff produziert, der einen Schutz gegen die betreffenden Viren aufbaut. Die Impfung wird meist im Herbst angeboten und bietet nur einen saisonalen Schutz, so dass sie jedes Jahr wiederholt werden sollte. Sie bietet keinen Schutz gegen bakterielle grippale Infekte.

13.2 Haltung von Haustieren

Infektionsgefährdung durch Haustiere

Grundsätzlich ist in Einrichtungen der Altenpflege das Halten von Tieren unter bestimmten Voraussetzungen möglich, was über den Heimvertrag geregelt werden sollte. Die Tierhaltung hat unbestritten einen positiven Effekt auf die Gesundheit der Bewohner, beinhaltet aber auch Gefahren wie Infektionsübertragungen und Allergieauslösungen. Im Vordergrund stehen allergische Reaktionen (z. B. auf Katzenhaare), die Übertragung von Endoparasiten (z. B. Echinokokken, ☞ Kap. 4.3.3), Ektoparasiten (z. B. Flöhe, ☞ Kap. 4.3.2), Toxoplasmose (☞ Kap. 3.4.2) und Hautmykosen (☞ Kap. 3.3.5).

Tierhaltung im Alten- und Pflegeheim

- Bei der Tierhaltung müssen für das Tier eine artgerechte **Haltung**, Pflege, ausreichende Bewegung, Auslauf, ein zugewiesener Schlaf- und Fressplatz sowie eine geregelte Fütterung gewährleistet sein. Ebenso muss die regelmäßige Säuberung von Käfigen, Katzentoiletten usw. gesichert werden. Es ist also abzuklären, ob die notwendigen Rahmenbedingungen vorhanden sind oder geschaffen werden können und wie zu verfahren ist, wenn der betreffende Bewohner das Tier nicht oder irgendwann nicht mehr versorgen kann.
- Probleme ergeben sich, wenn **Mitbewohner** allergisch sind und/oder sich von dem Tier bedroht fühlen. Grundsätzlich ist daher zu fordern, dass die Tiere sauber, gepflegt, gutmütig und gut erzogen sein sollen; darüber hinaus sind individuelle Lösungen zu treffen.
- Vor Aufnahme eines Tieres muss dieses von einem **Tierarzt** untersucht und adäquat geimpft worden sein. Beim Hund soll eine so genannte »Vierfachimpfung« gegen Hundestaupe, Hepatitis, Leptospirose und Tollwut durchgeführt werden; bei Katzen gegen Tollwut, Panleukämie und so genannten »Katzenschnupfen«. Nachfolgend soll mindestens einmal jährlich eine tierärztliche Untersuchung und im Zuge dessen eine Wurmkur und eine Ektoparasitenkontrolle stattfinden. Ebenso soll die tierärztliche Versorgung im Erkrankungsfall gesichert sein.
- Bewohner und Angehörige sollten ggf. im Rahmen des **Aufnahmegespräches** auf Infektionsgefahren in Zusammenhang mit Haustieren hingewiesen werden, die z. B. beim Küssen oder beim Kontakt mit Exkrementen entstehen können.
- Das **Personal** soll nach jedem Kontakt mit Tieren, nach Reinigen von Käfigen, Fressnäpfen etc. eine hygienische Händedesinfektion durchführen.
- Tiere dürfen sich nicht in Küchen, Lagerräumen für Lebensmittel oder Essräumen aufhalten.
- Bei **ungeklärten fieberhaften Erkrankungen** müssen vor allem bei Tierhaltern und Mitbewohnern durch Tiere übertragbare Erkrankungen (Zoonosen) in die Diagnostik einbezogen werden.

13.3 Umgang mit Verstorbenen

Von Verstorbenen geht grundsätzlich keine andere Infektionsgefahr aus, als dass dies bei lebenden Bewohnern der Fall wäre. Wenn eine besondere Vorgehensweise mit Verstorbenen gepflegt wird, erfolgt dies eher aus ethischen Gründen.

Leichenaufbewahrungs-räume

Für Zwischenlagerung Verstorbener sind ggf. Leichenaufbewahrungsräume einzurichten, die über folgende **Ausstattung und Beschaffenheit** verfügen sollten:

- Der Raum soll von außen nicht einsehbar sein und abseits vom Durchgangsverkehr liegen. Die Wegeführung für Bestattungsinstitute soll eindeutig vorgegeben sein.
- Die Lüftung kann über eine raumlufttechnische Anlage (RLT-Anlage) erfolgen, über welche auch gekühlt werden kann. Alternativ kann auch über das Fenster gelüftet werden, wobei es jedoch mit einem Fliegengitter ausgestattet sein sollte.
- Fußböden, Wandflächen und Einrichtungen sollen baulich intakt und desinfizierbar sein. Bodenabläufe müssen einen Geruchsabschluss haben.
- Der Raum muss über einen vollständig ausgestatteten Handwaschplatz verfügen (☞ Kap. 8.1.2). Es müssen Abwurfmöglichkeiten für Wäsche und Schutzkleidung sowie für B-Abfälle vorhanden sein. Ferner sollte ein angemessener Vorrat für Schutzkittel, flüssigkeitsdichte Schürzen und Schutzhandschuhe eingerichtet werden.

Der Leichenaufbewahrungsraum und seine Einrichtung muss in das Schädlingsmonitoring integriert und in den Reinigungs- und Desinfektionsplan einbezogen werden.

Hygieneregeln im Umgang mit Verstorbenen

- Bei einem Sterbefall soll die Abholung durch das **Bestattungsunternehmen** möglichst rasch erfolgen. Eine über Stunden hinausgehende Zwischenlagerung Verstorbener darf nur in dafür vorgesehenen Räumen stattfinden (siehe oben).
- Das **Waschen und Einkleiden Verstorbener** erfolgt im Prinzip analog zur unter Kap. 11.1 beschriebenen Körperwaschung. Es empfiehlt sich jedoch schon zu Beginn der Maßnahme mit flüssigkeitsdichter Schürze und Schutzhandschuhen zu arbeiten. Wie bei der Körperwaschung auch wird am Ende eine hygienische Händedesinfektion durchgeführt.
- Die bei der Waschung und Einkleidung anfallenden **Abfälle** und die **Schmutzwäsche** wird wie gewohnt entsorgt (☞ Kap. 10.2). Auch die den Angehörigen mitgegeben Kleidungsstücke des Verstorbenen müssen im Normalfall nicht gesondert behandelt werden.
- Wenn es sich bei dem Verstorbenen um einen mit ansteckungsfähigen Erregern **infizierten oder kolonisierten** Menschen handelt, sind beim Umgang mit dem Verstorbenen Schutzkittel, Handschuhe und bei aerogen übertragbaren Krankheiten auch ein Mund-Nasen-Schutz zu tragen. Das Bestattungsunternehmen muss im Vorfeld über die Infektiosität informiert werden. Das betreffende Bewohner- bzw. Patientenzimmer, die betreffenden Einrichtungsgegenstände incl. Sanitärbereich sowie die Transportbahre müssen ggf. durch eine Scheuer- Wischdesinfektion aufbereitet werden.

13.4   Umgang mit Besuchern

Besucher sind selbstverständlich willkommen und sollten möglichst keine Einschränkungen oder Reglementierungen erfahren. Insofern gibt es nur wenige Punkte, die beachtet und in einem Gespräch mit dem Besucher geklärt werden müssen:

- Vor allem in reinen Pflegebereichen sollte auf die notwendige Basishygiene, speziell auf die Händehygiene hingewiesen werden (☞ Kap. 7.4).
- Bestimmte mitgebrachte Lebensmittel wie Feinkostsalate, Wurst und Käse ohne Etikettierung, Eierspeisen, Creme- oder Sahnekuchen stellen stets ein für das Alten- und Pflegeheim schwer kalkulierbares Risiko dar. Ein gangbarer Kompromiss besteht darin, mit den Besuchern zu vereinbaren, dass übrig gebliebene mitgebrachte Lebensmittel nicht innerhalb des Alten- und Pflegeheimes gelagert werden.
- Erkrankte Besucher können Bewohner infizieren. Dies trifft vor allem auf aerogen übertragbare Erkrankungen wie grippale Infekte und Halsentzündungen, aber auch durch Schmierinfektion übertragbare Durchfallerkrankungen zu. Nach § 34 Abs. 1 Infektionsschutzgesetz (IfSG) dürfen Kinder unter 6 Jahren, die an einer infektiösen Gastroenteritis erkrankt oder dessen verdächtig sind, Gemeinschaftseinrichtungen nicht besuchen.

- Umgekehrt ist es auch möglich, dass erkrankte oder kolonisierte Bewohner neben den Mitbewohnern auch Besucher und Angehörige infizieren können. In diesen (eher seltenen) Fällen obliegt es dem behandelnden Arzt die Angehörigen entsprechend zu informieren.

Ein spezielles Problem stellen Besucher dar, die mehrere infizierte oder kolonisierte Bewohner einer Einrichtung besuchen, z. B. Mitarbeiter einer Kirchengemeinde. Durch diese Personen besteht ähnlich wie beim Pflegepersonal die Möglichkeit, dass Infektionserreger (z. B. MRSA) von Bewohner zu Bewohner weitergegeben werden. Auch in diesem Fall ist ein klärendes Gespräch über die Notwendigkeit einer Händedesinfektion oder des situativen Tragens von Schutzkleidung notwendig.

14 Begehungskatalog

14.1 Analysekategorien

Dieser Katalog soll es Ihnen ermöglichen, den Hygienestatus Ihrer Einrichtung in allen Teilaspekten umfassend zu ermitteln. Deshalb werden ab Kapitel 14.2 für die hier aufgezählten 7 Kategorien Formulare zur Verfügung gestellt, die als Kopiervorlage gedacht sind.

1) Betriebliche Organisation
Formulare zur Ermittlung
- der personellen Zuständigkeiten sowie die personelle Zusammensetzung des Hygiene-Arbeitskreises (sofern vorhanden)
- des Vorhandenseins von innerbetrieblichen Plänen und Standards sowie von übergeordneten Regelwerken in Ihrem Hause
- der durchgeführten Fortbildungsveranstaltungen zum Thema »Hygiene«.

2) Begehung des Wohn- und Pflegebereiches
Formulare zur Begehung der verschiedenen Stationen des Wohn- und Pflegebereiches Ihres Hauses. Es ist zweckmäßig, diese Begehung zusammen mit der pflegerischen Leitung der betreffenden Bereiche durchzuführen und zur Beobachtung der Arbeitsläufe jeweils eine Ihnen gut bekannte Pflegeperson auszuwählen. Beurteilen Sie hierbei mit Hilfe der beigefügten Formulare die
- Räumlichkeiten
- hygienerelevanten Einrichtungen und Geräte
- Organisation und die Arbeitsabläufe dieser Stationen.

3) Begehung der Zentralküche
4) Begehung der Wohn- und Pflegegruppenküche
Formulare zur Begehung der Zentralküche und ggf. von Wohn- und Pflegegruppenküchen Ihres Hauses. Wenn Sie von einer Großküche beliefert werden, sollten Sie um eine entsprechende Besichtigung und Führung bitten. Es ist zweckmäßig, die Begehung zusammen mit einer Leitungsperson durchzuführen. Beurteilen Sie hierbei mit Hilfe der beigefügten Formulare die
- Räumlichkeiten
- hygienerelevanten Einrichtungen und Geräte
- Organisation und die Arbeitsabläufe.

5) Begehung der Wäscherei
Formulare zur Begehung der Wäscherei bzw. der Waschküche Ihres Hauses. Bei Belieferung durch eine Großwäscherei sollten Sie um eine entsprechende Besichtigung und Führung bitten. Es ist zweckmäßig, die Begehung zusammen mit einer Leitungsperson durchzuführen. Beurteilen Sie hierbei mit Hilfe der beigefügten Formulare die
- Räumlichkeiten
- hygienerelevanten Einrichtungen und Geräte
- Organisation und die Arbeitsabläufe.

14.2 Analyse der betrieblichen Organisation

14.2.1 Personelle Zuständigkeiten

Hygienebereich	Name/ggf. Firma	Telefon	Beruf bzw. Funktion
Wohn- und Pflegebereich			
Hausreinigung			
Haustechnik			
Gerätetechnik			
Küche/Lebensmittel			
Abfall			
Wäsche			
Arbeitssicherheit			
Betriebsärztlicher Dienst			
Apotheker			
Ärztliche Ansprechpartner			
Schädlingsbekämpfer			

14.2.2   Hygiene-Arbeitskreis

besteht nicht ( )   besteht seit: _____   Satzung: vorhanden ( ) nicht vorhanden ( )

Name	Zuständigkeitsbereich																		

14.2.3 Innerbetriebliche Regelwerke

Thema	nicht vorhanden	unnötig	vorhanden (Ort des Aushangs bzw. der Verfügbarkeit)
Desinfektionsplan Wohn- und Pflegebereich			
Desinfektionsplan Küche			
Desinfektionsplan Wäscherei			
Abfall- und Wäscheentsorgungsplan			
HACCP-Konzept Zentralküche			
HACCP-Konzept Wohn- & Pflegegruppenküche			
Schädlingsbekämpfungsplan			

14.2.4 Hygieneplan und Standards/Standardthemen

Thema	vorhanden	nicht vorhanden	unnötig
Äußeres Erscheinungsbild			
Berufs- und Schutzkleidung			
Händehygiene			
Enterale Ernährung			
Dekubitusprophylaxe (incl. Umlagerungspläne)			
Exsikkoseprophylaxe (incl. Bilanzierungspläne)			
Umgang mit Magensonden und PEGs			
Umgang mit künstlicher Harnableitung			
Durchführung von Injektionen			
Durchführung von Infusionstherapien			
Umgang mit Tracheostoma und Trachealkanülen			
Durchführung von oral-nasalen Absaugungen			
Aufbereitung von Medizinprodukten/Instrumenten			
Umgang mit Arzneimitteln			
Umgang mit Haustieren			
Umgang mit Verstorbenen			
Verhalten und Maßnahmen im Infektionsfall (allgemein)			
Verhalten und Maßnahmen bei MRSA			
Verhalten und Maßnahmen bei Endo- und Ektoparasitenbefall			

14.2.5   Hygieneplan und Standards/Ergänzende und geplante Themen

Thema	vorhanden	geplant bis

Der Hygieneplan ist an folgenden Orten vorhanden und offen einsehbar:

Ort	Vollständig, aktuell und offen einsehbar vorhanden	Notizen

14.2.6   Vorliegende übergeordnete Regelwerke

Titel	liegt vor (Orte nennen)	nicht vorhanden	unnötig
Heimgesetz			
Sozialgesetzbuch XI			
Pflegequalitätssicherungsgesetz			
Infektionsschutzgesetz (incl. Meldeformulare)			
Unfallverhütungsvorschriften für den Gesundheitsdienst			
RKI-Richtlinien für Krankenhaushygiene und Infektionsprävention			
Medizinproduktebetreiberverordnung			
Lebensmittelhygieneverordnung			
Trinkwasserverordnung			
Desinfektionsmittelliste der DGHM			
MDK Prüfanleitungen			
Hygieneverordnungen der jeweiligen Bundesländer			

14.2.7 Hygiene-Fortbildungen (der letzten 3 Jahre)

Datum	Thema	Adressaten	Referent

14.3 Begehung des Wohn- und Pflegebereiches

14.3.1 Räumlichkeiten

Für jeden Bereich bitte ein gesondertes Blatt anlegen. Bei Beanstandungen und Bemerkungen bitte Zahlen in die Felder eintragen und auf gesondertem Blatt erläutern.

Wenn keine Beanstandungen vorliegen: √
Wenn unnötig: Ø
Wenn nötig aber nicht vorhanden: NV

Bereichsbezeichnung: _____

Wohnbereich ( ) Pflegebereich ( ) Kombination ( )

Raum	Besonderheiten	R = Rein U = Unrein N = Neutral	Bauliche Substanz	Ordnung/ Sauberkeit Entsorgung	Hand- waschplatz

Begehung am: durch:

14.3.2 Hygienerelevante Einrichtungen und Geräte

Für jeden Bereich bitte ein gesondertes Blatt anlegen. Bei Beanstandungen und Bemerkungen bitte Zahlen in die Felder eintragen und auf gesondertem Blatt erläutern.

Wenn keine Beanstandungen vorliegen: √

Wenn unnötig: ∅

Wenn nötig aber nicht vorhanden: NV

Bereichsbezeichnung: _____

Wohnbereich ( ) Pflegebereich ( ) Kombination ( )

Bezeichnung	Standort	Zustand	ggf. Betriebsmittel	Wartung/Überprüfung durch ... Wartungsintervalle
Steckbeckenspüle				
Desinfektionsmittelzumischgerät				
Pflegearbeitswagen				
Kühlschrank (Thermometer?)				
Arzneimittelschrank				

Ermittlung am: **durch:**

14.3.3 Organisation/Arbeitsabläufe

Für jeden Bereich bitte ein gesondertes Blatt anlegen. Bei Beanstandungen und Bemerkungen bitte Zahlen in die Felder eintragen und auf gesondertem Blatt erläutern.

Wenn keine Beanstandungen vorliegen: √

Wenn nicht ermittelt: Ø

Bereichsbezeichnung: _____

Wohnbereich ( ) Pflegebereich ( ) Kombination ( )

Beobachtete Person: _____ Ausbildung: _____

Handlung bzw. Sachverhalt	Situationsgerecht	Fachgerecht	Standard vorhanden/ bekannt	Material vorhanden
Äußeres Erscheinungsbild				
Hygienische Händedesinfektion				
Benutzung von Handschuhen				
Tragen und Gebrauch von Berufs- und Schutzkleidung				
Umgang mit Medikamenten				
Umgang mit Abfällen und Schmutzwäsche (Recapping!)				

Bei allen nach dem 1.1.2001 aufgenommenen Bewohnern liegen **Zeugnisse gemäß § 36 IfSG** vor ( ) Ja / ( ) Nein

Beobachtung am: **durch:**

14.4 Begehung der Zentralküche

14.4.1 Räumlichkeiten

Bei Beanstandungen und Bemerkungen bitte Zahlen in die Felder eintragen und auf gesondertem Blatt erläutern.

Wenn keine Beanstandungen vorliegen: √

Wenn unnötig bzw. irrelevant: Ø

Raum (Funktion)	Besonderheiten der Einrichtung (Hygienerelevante Geräte)	R = Rein / U = Unrein / N = Neutral	Allgemeine Ordnung & Sauberkeit	Fußboden (Intaktheit, Gitter, Roste)	Wände/Decken (u.a. Schimmel, Kondenswasser)	Türen & Fenster (u.a. Fliegengitter)	Arbeitsflächen (Intaktheit, Schmutz)	Belüftung / Temperatur	Beleuchtung	Entsorgung	Handwaschplatz (Spender)

Begehung am: **durch:**

14.4.2 Hygienerelevante Einrichtungen und Geräte

Bei Beanstandungen und Bemerkungen bitte Zahlen in die Felder eintragen und auf gesondertem Blatt erläutern.

Wenn keine Beanstandungen vorliegen: √

Wenn unnötig bzw. irrelevant: Ø

Bezeichnung	Standort(e)	Zustand	Berücksichtigung im Desinfektionsplan	Wartungsintervalle Wartung/Überprüfung durch ...
Aufschnittmaschinen				
Gargeräte				
Abzugshauben				
Hackklötze				
Schneidebretter				
Zerkleinerer				
Kühleinrichtungen				
Abfalleinrichtungen und -behälter				
Transportwagen bzw. -behälter				
Spülmaschinen				
Spülbecken				
Fettabscheider				
Insektengitter				
Klimatechnische Anlage				

Begehung am: durch:

1/2

14.4.3 Organisation/Arbeitsabläufe

Bei Beanstandungen und Bemerkungen bitte Zahlen in die Felder eintragen und auf gesondertem Blatt erläutern.

Wenn keine Beanstandungen vorliegen: √

Wenn unnötig bzw. irrelevant: Ø

Sachverhalt	Ja	Nein	?	irrelevant
Haben alle KüchemitarbeiterInnen eine Bescheinigung gemäß §43 IfSG?				
Werden die Vorgaben des HACCP-Konzeptes befolgt bzw. sind die Kontrolllisten entsprechend geführt?				
Findet eine regelmäßige Kontrolle der Einhaltung des HACCP-Konzeptes statt? ( ) Nein / ( ) Ja, durch: Intervall:				
Werden Rückstellproben zurückbehalten?				
Werden Rückstellproben sachgemäß gelagert?				
Ist der Küchenbereich abgetrennt von anderen Bereichen?				
Ist unbefugten Personen und Tieren der Zutritt verwehrt?				
Werden die Räume und Einrichtungen (z. B. Handwaschbecken) ausschließlich gemäß Ihrer Zweckbestimmung genutzt?				
Wird die Bereichstrennung eingehalten?				
Ist die Bereichstrennung erkennbar?				
Ist sicher, dass Transport- und Umverpackungen, Holzpaletten, Blumen, Topfpflanzen usw. nicht in reine Zonen gelangen?				
Findet eine Trennung gemäß den Kontaminationsgraden der Lebensmittel bei der Lagerung statt?				
Findet eine Trennung gemäß den Kontaminationsgraden der Lebensmittel bei der Verarbeitung statt?				
Erfolgt der Umgang mit Auftauflüssigkeiten sachgemäß, so dass diese weder mit Lebensmitteln, noch mit Arbeitsflächen und Geräten in Berührung kommen?				
Sind Abwasseranlagen so ausgelegt, dass Lebensmittel nicht geschädigt werden können?				

Begehung am: durch:

14.4.3   Organisation/Arbeitsabläufe

Bei Beanstandungen und Bemerkungen bitte Zahlen in die Felder eintragen und auf gesondertem Blatt erläutern.

Wenn keine Beanstandungen vorliegen: √

Wenn unnötig bzw. irrelevant: Ø

Sachverhalt	Ja	Nein	?	irrelevant
Sind genügend und sachgemäß ausgestattete Personaltoiletten vorhanden?				
Sind genügend und sachgemäß ausgestattete Personalumkleiden vorhanden?				
Entspricht das Erscheinungbild den Vorgaben (Kleidung, Handschmuck usw.)?				
Wird die Händereinigung und -desinfektion situationsgerecht und sachgemäß durchgeführt?				
Werden Schutzhandschuhe situationsgerecht getragen?				
Erfolgt nach dem Ausziehen von Schutzhandschuhen eine Händedesinfektion?				
Wird dem Rauch- und Essverbot Folge geleistet?				
Wird dem Desinfektionsplan Folge geleistet?				
Werden die Maschinen zur Reinigung und Desinfektion wenn nötig demontiert?				
Wird nach der Reinigung und Desinfektion von Lebensmittel verarbeitenden Geräten auf eine ggf. notwendige Nachspülung geachtet?				
Werden Spül- und Putztücher täglich frisch verwendet?				
Findet ein fachlich betreutes, regelmäßiges Schädlingsmonitoring statt?				
Wurden die Ergebnisse des Schädlingsmonitorings sachgemäß dokumentiert?				
Werden Rohwaren bedarfsgerecht verarbeitet?				
Werden Essensreste unverzüglich aus dem Produktbereich entfernt?				
Wird ausgeschlossen, dass Lebensmittel nicht mit Desinfektions- bzw. Schädlingsbekämpfungsmitteln Kontakt haben?				

Begehung am: **durch:**

14.5 Hygieneanalyse Begehung der Wohn- und Pflegegruppenküche

14.5.1 Räumlichkeiten, hygienerelevante Einrichtungen und Personalhygiene

1/2

Bei Beanstandungen und Bemerkungen bitte Zahlen in die Felder eintragen und auf gesondertem Blatt erläutern.

Wenn keine Beanstandungen vorliegen: √

Wenn unnötig bzw. irrelevant: ∅

Standort: _____ Betreuung und Zuständigkeit: _____

Sachverhalt	Ja	Nein	?	unrelevant
Ist der Küchenbereich abgetrennt von anderen Bereichen?				
Ist die Bausubstanz, sind Schränke, Arbeitsflächen usw intakt?				
Ist an Wänden, Decken und anderen Flächen kein Schimmel, kein Kondenswasser vorhanden?				
Besteht eine ausreichende Belüftung?				
Sind die Fenster mit Fliegengittern versehen?				
Stehen geeignete Kochutensilien und Gerätschaften zur Verfügung (kein Holz)?				
Ist die Küche sauber und ordentlich?				
Stehen für die Küchenarbeit Schutzkittel bzw. -schürzen zur Verfügung?				
Werden bei der Küchenarbeit Schutzkittel bzw. -schürzen situativ getragen?				
Entspricht das Erscheinungsbild des in der Küche tätigen Personals den Vorgaben (Kleidung, Handschmuck usw.)?				
Wird die Händereinigung und -desinfektion situationsgerecht und sachgemäß durchgeführt?				

14.5.2   Hygieneorganisation und Umgang mit Lebensmitteln

Bei Beanstandungen und Bemerkungen bitte Zahlen in die Felder eintragen und auf gesondertem Blatt erläutern.

Wenn keine Beanstandungen vorliegen: √

Wenn unnötig bzw. irrelevant: ∅

2/2

Sachverhalt	Ja	Nein	?	irrelevant
Ist ein HACCP-Konzept vorhanden?				
Werden die Vorgaben des HACCP-Konzeptes befolgt bzw. sind die Kontrolllisten entsprechend geführt?				
Findet eine regelmäßige Kontrolle der Einhaltung des HACCP-Konzeptes statt? ( ) Nein / ( ) Ja, durch: Intervall:				
Hängt ein Reinigungs- und Desinfektionsplan aus?				
Hängt ein Abfall- und Wäscheentsorgungsplan aus?				
Wird der Abfall täglich entfernt?				
Ist Tieren und infizierten Bewohnern der Zutritt zur Küche verwehrt?				
Ist die Bereichstrennung (rein und unrein) erkennbar?				
Wird die Bereichstrennung eingehalten?				
Ist sicher, dass Transport- und Umverpackungen, Blumen, Topfpflanzen usw. nicht in die Küche gelangen?				
Werden Lebensmittel im Kühlschrank sachgerecht und separat von Arzneimitteln, Kühlelementen usw gelagert?				
Erfolgt die Kühlschranklagerung bei 4 °C?				
Findet eine regelmäßige, dokumentierte Kontrolle des Kühlschrankes statt?				
Wird auf die Lagerung und Verarbeitung leicht verderblicher Lebensmittel (z. B. Mett) verzichtet?				
Wird auf die Lagerung von Tiefkühlkost verzichtet?				
Wird auf die Speisenerhitzung in der Mikrowelle verzichtet? (Erwärmung ist kein Problem)				
Erfolgt die Zwischenlagerung bereits zubereiteter Speisen sachgerecht?				
Erfolgt das Aufwärmen bereits zubereiteter Speisen sachgerecht?				
Ist sicher, dass kühlpflichtige Speisen innerhalb der nächsten 2 Stunden nach dem Servieren verbraucht werden?				
Wird ausgeschlossen, dass Lebensmittel nicht mit Desinfektions- bzw. Schädlingsbekämpfungsmitteln Kontakt haben?				
Werden Spül- und Putztücher täglich frisch verwendet?				
Findet ein fachlich betreutes, regelmäßiges Schädlingsmonitoring statt?				
Wurden die Ergebnisse des Schädlingsmonitorings sachgemäß dokumentiert?				

Begehung am: **durch:**

14.6 Hygieneanalyse Begehung der Wäscherei

14.6.1 Räumlichkeiten

1/3

Bei Beanstandungen und Bemerkungen bitte Zahlen in die Felder eintragen und auf gesondertem Blatt erläutern.

Wenn keine Beanstandungen vorliegen: √

Wenn unnötig: Ø

Wenn nötig aber nicht vorhanden: NV

Raum	Besonderheiten	R = Rein U = Unrein N = Neutral	Bauliche Substanz	Ordnung/Sauberkeit Entsorgung	Handwaschplatz

Begehung am: durch:

2/3

14.6.2   Hygienerelevante Einrichtungen und Geräte

Bei Beanstandungen und Bemerkungen bitte Zahlen in die Felder eintragen und auf gesondertem Blatt erläutern.

Wenn keine Beanstandungen vorliegen: √

Wenn unnötig: Ø

Wenn nötig aber nicht vorhanden: NV

Bezeichnung	Standort	Zustand	ggf. Betriebsmittel	Wartung/Überprüfung durch ... Wartungsintervalle

Begehung am: **durch:**

14.6.3 Organisation/Arbeitsabläufe

Bei Beanstandungen und Bemerkungen bitte Zahlen in die Felder eintragen und auf gesondertem Blatt erläutern. Wenn keine Beanstandungen vorliegen: √

Sachverhalt	Ja	Nein	?
Findet eine bauliche Trennung in reine und unreine Bereiche statt?			
Findet eine funktionelle, d.h. von den MitarbeiterInnen eingehaltene Trennung in reine und unreine Bereiche statt?			
Ist ein Reinigungs- und Desinfektionsplan vorhanden und einsehbar?			
Wird die Händereinigung und -desinfektion situationsgerecht und sachgemäß durchgeführt?			
Wird nach einem genormten Waschverfahren gewaschen?			
Sind Standards zum Umgang mit Schmutz- und Frischwäsche vor Ort vorhanden (z. B. UVV Wäscherei)?			
Ist sicher, dass keine bereits gesammelt Schmutzwäsche nachsortiert wird?			
Sind genügend und sachgemäß ausgestattete Personaltoiletten vorhanden?			
Sind genügend und sachgemäß ausgestattete Personalumkleiden vorhanden?			

Ermittlung am: durch:

15 Anhang

15.1 Desinfektionsplan Pflegebereich

Desinfektionsplan Pflegebereich				
Maßnahme	**Indikation und Häufigkeit**	**Ausführung ggf. Durchführungsort**	**Mittel**	**Konzentration Einwirkzeit Ausführende**
Händereinigung und -desinfektion				
Allgemeine Haut- und Handpflege	Mehrmals tägl.	Hände einkremen	Hautpflege-mittel	Personen vor Ort
Hände waschen	• Vor Arbeits-beginn • Bei Verunrei-nigung • Mehrmals tägl.	• Hände waschen • Mit Einmaltuch abtrock-nen	Waschlotion	• Gebrauchs-fertig • Personen vor Ort
Hygienische Händedes-infektion	• Vor und nach Pflegearbei-ten • Nach Kontakt mit konta-miniertem Material • Nach Entsor-gungs- und Reinigungs-maßnahmen	• Hände müssen vor Des-infektion trocken sein • 3 ml Desinfektionsmittel in der Hand verreiben, bis Hände trocken sind • Fingerkuppen, Nagelfalze sind mit einzubeziehen • Bei Verschmutzung Hän-de vorher mit desinfekti-onsmittelgetränktem Einmalhandtuch reinigen und nach Desinfektion waschen	Alkoholisches Händedesin-fektionsmittel (DGHM-Liste)	• Gebrauchs-fertig • 30 Sekunden • Pflegeperso-nen
Haut- und Schleimhautdesinfektion				
Hautdesin-fektion	Vor Injektio-nen, Schutzim-pfungen und Blutentnahmen	• Haut mit Desinfektions-mittel einsprühen • Haut im Bereich der Ein-stichstelle sorgfältig mit Tupfer abreiben • Für i.m.-Injektionen ste-rile, für s.c.-Injektionen sterilisierte Tupfer ver-wenden	Alkoholisches Hautdesinfek-tionsmittel (DGHM-Liste)	• Gebrauchs-fertig • 15 Sekunden • Ausführendes Personal
Schleim-hautanti-septik	Vor trans-urethralem Katheterismus	• Schleimhaut vollständig mit sterilem Tupfer be-netzen • Nicht nachtrocknen	Wässrige PVP-Jodlö-sung	• Gebrauchs-fertig • 2 Minuten* • Ausführendes Personal

Desinfektion von Einrichtungen und Inventar				
Arbeitsflächen	• Täglich bzw. • Nach Kontamination	• Flächen frei machen • Mit Lappen desinfizierend reinigen • Nicht nachtrocknen • Schutzhandschuhe tragen!	Aldehydfreies Flächendesinfektionsmittel (DGHM-Liste)	• 0,5 %* • Benutzung nach Abtrocknen möglich • Personal vor Ort
Pflegearbeits- oder Transportwagen und anderes mobiles Inventar	• Wöchentlich bzw. • nach Kontamination	• Flächen frei machen • Mit Lappen desinfizierend reinigen • Nicht nachtrocknen • Schutzhandschuhe tragen!	Aldehydfreies Flächendesinfektionsmittel (DGHM-Liste)	• 0,5 %* • Benutzung nach Abtrocknen möglich • Pflegepersonal
Badewannen	Nach Benutzung	• Wasser ablassen und Wanne mit Dusche ausspülen • Mit Lappen desinfizierend reinigen • Lösung belassen, nicht nachspülen • Nach 5 Min. Einwirkzeit Wanne mit Dusche gründlich ausspülen • Schutzhandschuhe tragen!	Nichtalkoholisches, aldehydfreies Flächendesinfektionsmittel (DGHM-Liste)	• 2 %* • 5 Min.* • Reinigungspersonal
Kühlschrank	• Außen wöchentlich • Innen monatlich • Bei Verschmutzung sofort	• Außen abwischen • Zur Innenreinigung leerräumen • Nach Innenreinigung Reinigungslösung wegkippen	Flächenreiniger	• 1 %* • Reinigungspersonal
Personenungebundene Pflegeutensilien (z. B. Nieren- oder Waschschalen)	Nach Benutzung	• Abwischen oder einlegen • Nach erfolgter Einwirkzeit mit Leitungswassser nachspülen und trocknen lassen • Durchführung im Spülraum	Aldehydfreies, materialverträgliches Flächendesinfektionsmittel (DGHM-Liste)	• 0,5 %* • Pflegepersonal
Personengebundene Pflegeutensilien (z. B. Nieren- oder Waschschalen)	Nach Benutzung	• Abwischen oder ausspülen • Mit Leitungswasser nachspülen • Trocknen lassen • Durchführung im Bewohnerzimmer	Materialverträgliches Reinigungsmittel	• 1 %* • Pflegepersonal
Arzneimittelbecher Dispenser	Arzneimittelbecher nach Benutzung Dispenser (personengebunden) monatlich	• In Geschirrspüler geben		Pflegepersonal

* Die Angaben sind als Beispiele zu verstehen und richten sich in der Realität stets nach den Herstellerangaben.

15.2 Desinfektionsplan Physiotherapie

Desinfektionsplan Physiotherapie				
Maßnahme	**Indikation und Häufigkeit**	**Ausführung ggf. Durchführungsort**	**Mittel**	**Konzentration Einwirkzeit Ausführende**
Händereinigung und -desinfektion				
Allgemeine Haut- und Handpflege	Mehrmals tägl.	Hände einkremen	Hautpflege-mittel	Personen vor Ort
Hände waschen	• Vor Arbeits-beginn • Bei Verunrei-nigung • Mehrmals tägl.	• Hände waschen • Mit Einmaltuch abtrock-nen	Waschlotion	• Gebrauchs-fertig • Personen vor Ort
Hygienische Händedes-infektion	• Nach Kontakt mit kontami-niertem Ma-terial oder mit infizierten Bewohnern • Nach Entsor-gungs- und Reinigungs-maßnahmen	• Hände müssen vor Des-infektion trocken sein • 3 ml Desinfektionsmittel in der Hand verreiben, bis Hände trocken sind • Fingerkuppen, Nagelfalze sind mit einzubeziehen • Bei Verschmutzung Hän-de vorher mit desinfekti-onsmittelgetränktem Einmalhandtuch reinigen und nach Desinfektion waschen	Alkoholisches Händedes-fektionsmittel (DGHM-Liste)	• Gebrauchs-fertig • 30 Sekunden • Personen vor Ort
Desinfektion von Einrichtungen und Inventar				
Arbeits-flächen, Inventar, Duschen, Wannen, Matten, Sprossen-wände	• Täglich • Bei Kontami-nation oder Kontakt mit infektiösen Personen Desinfektion notwendig	• Flächen frei machen • Mit Lappen reinigen • Schutzhandschuhe tragen!	Materialver-trägliches Reinigungs-mittel bzw. Sanitärreini-ger	• 1,5 % • Reinigungs-dienst
Kontami-nierte Ar-beitsflä-chen, Inven-tar, Matten, Sprossen-wände	• Sofort nach Kontamina-tion	• Flächen frei machen • Mit Lappen desinfizie-rend reinigen • Nicht nachtrocknen • Schutzhandschuhe tragen!	Aldehydfrei-es, material-verträgliches Flächendesin-fektionsmittel (DGHM-Liste)	• 0,5 %* • Benutzung möglich, wenn Flächen trocken • Personal vor Ort

Kontaminierte Wannen oder Duschen	• Sofort nach Kontamination	• Wasser ablassen und Wanne mit Dusche ausspülen • Mit Lappen desinfizierend reinigen • Lösung belassen, nicht nachspülen • Nach 5 Min. Einwirkzeit Wanne mit Dusche gründlich ausspülen • Schutzhandschuhe tragen!	Aldehydfreies, reinigendes, materialverträgliches Flächendesinfektionsmittel (DGHM-Liste)	• 2 %* • 5 Min.* • Personal vor Ort
Sitzbänke, Behandlungsliegen	• Täglich • Sofort nach Kontamination	• Flächen frei machen • Mit Lappen desinfizierend reinigen • Nicht nachtrocknen • Schutzhandschuhe tragen!	Aldehydfreies, materialverträgliches Flächendesinfektionsmittel (DGHM-Liste)	• 0,5 %* • Benutzung möglich, wenn Flächen trocken • Personal vor Ort
Fußboden »Schuhzone«, Sanitäreinrichtungen	Täglich	Mit frischen Lappen wischen	Fußboden- bzw. Sanitärreiniger	• 1,5 %* • Reinigungsdienst
Fußboden, »Barfußzone«	• Täglich • Sofort nach Kontamination	Mit frischen Lappen desinfizieren Schutzhandschuhe tragen!	Aldehydfreies Flächendesinfektionsmittel (DGHM-Liste)	• 1,5 %* • Reinigungsdienst
Bewegungsbad	Halbjährlich	• Wasser ablassen • Reinigung der Beckenwände und des -bodens	Spezialreinigungsmittel	• 2 %* • Wartungsdienst

* Die Angaben sind als Beispiele zu verstehen und richten sich in der Realität stets nach den Herstellerangaben.

15.3   Desinfektionsplan Zentralküche

Desinfektionsplan Zentralküche				
Maßnahme	**Indikation und Häufigkeit**	**Ausführung ggf. Durchführungsort**	**Mittel**	**Konzentration Einwirkzeit Ausführende**
Händereinigung und -dekontamination				
Allgemeine Haut- und Handpflege	• Vor Pausenantritt • Nach Arbeitsende	Hände einkremen	Hautpflegemittel	Personal vor Ort
Hände waschen	• Vor Arbeitsbeginn • Nach Niesen, Husten, Schneuzen, Toilettenbesuch • Nach Umgang mit Rohwaren** • Bei Wechsel von unreinen zu reinen Küchenbereichen	• Hände waschen • Mit Einmaltuch abtrocknen	Desinfizierende Waschlotion (DGHM-Liste)	• Gebrauchsfertig • Küchenpersonal
Desinfektion von Einrichtungen und Inventar des Kochbereiches				
Arbeitsflächen	• Sofort nach der Verarbeitung von Rohwaren** • Nach Beendigung eines Arbeitsablaufes • Bei starker Verschmutzung • Am Ende eines Arbeitstages	• Flächen frei räumen • Grobe Verschmutzungen mit Wischlappen und Wasser beseitigen, danach trocknen, Lappen entsorgen • Saubere Flächen mit Küchendesinfektionsreiniger abwischen und trocknen lassen	Küchendesinfektionsreiniger (DVG-Liste)	• 1,5 %* • 30 Min. • Küchenpersonal
Universalküchenmaschine, Fleischwolf, Mixer, Aufschnittmaschine	Nach Benutzung	• Maschine gemäß Herstellerangaben demontieren • Wenn möglich Einzelteile thermisch in Spülmaschine desinfizieren • Anderenfalls Teile in Wanne oder Becken mit Desinfektionslösung einlegen, nach erfolgter Einwirkzeit reinigen, mit Trinkwasser abspülen und abtrocknen • Geräteblock desinfizierend abwischen	Küchendesinfektionsreiniger (Angaben des Geräteherstellers beachten) (DVG-Liste)	Spülmaschine bzw. • 1,5 %* • 30 Min. • Küchenpersonal

Geschirr, Besteck, Töpfe, Schüsseln, Bretter	Nach Benutzung	• Benutzte Gegenstände umgehend aufbereiten (Antrocknen vermeiden) • In Maschine so einsortieren, dass keine Spülschatten entstehen	Spezielle maschinengeeignete Reinigungs- und Wasserenthärtungsmittel	• Spülmaschine • Küchenpersonal
Herd, Backofen, Konvektomat, Mikrowelle	Nach Benutzung am Ende eines Arbeitstages	Innen und außen abwischen	Flächenreiniger für Lebensmittelbereich	• 1,5 %* • 30 Min. • Küchenpersonal
Fußboden, Türen, Wände	Am Ende eines Arbeitstages	Wischen	Flächenreiniger für Lebensmittelbereich	• 1 % • Reinigungspersonal
Desinfektion von Einrichtungen und Inventar des Kühl- und Lagerbereiches				
Kühltruhe	• Außen täglich • Nach jedem Abtauen • Bei Verschmutzung sofort	• Außen abwischen • Zum Abtauen und zur Innenreinigung leer räumen • Nach Innenreinigung Reinigungslösung wegkippen	Flächenreiniger für Lebensmittelbereich	• 1 % • Küchenpersonal
Kühlschrank	• Außen täglich • Innen monatlich • Bei Verschmutzung sofort	• Außen abwischen • Zur Innenreinigung leer räumen • Nach Innenreinigung Reinigungslösung wegkippen	Flächenreiniger für Lebensmittelbereich	• 1 % • Küchenpersonal
Fußboden, Türen, Wände	• Wöchentlich • Bei Verschmutzung sofort	Wischen	Flächenreiniger für Lebensmittelbereich	• 1 % • Reinigungspersonal
Desinfektion von Einrichtungen und Inventar des Spülbereiches				
Abräumzone	Nach Beendigung einer Abräumphase	• Scheuernde Reinigung, mit reichlich Wasser nachspülen • Danach Reinigungslösung wegkippen • Täglich Bürsten in Spülmaschine aufbereiten	Flächenreiniger für Lebensmittelbereich	• 1 % • Küchenhilfen
Spülmaschine	Täglich	Außen abwischen	Flächenreiniger für Lebensmittelbereich	• 1 % • Küchenhilfen
Abfallbehältnisse	Täglich	• Deckel in Spülmaschine aufbereiten • Behältnisse außen abwischen • Ausspülen der Reste aus den Behältnissen mit Hilfe eines Wasserschlauches vor der Fußbodenreinigung, zum Trocknen stehen lassen	Flächenreiniger für Lebensmittelbereich	Küchenhilfen

* Die Angaben sind als Beispiele zu verstehen und richten sich in der Realität stets nach den Herstellerangaben

** Zusammenfassender Begriff für Fleisch, Fisch, Geflügel, Wurstware, Frischgemüse

15.4   Desinfektionsplan Heim- und Pflegegruppenküche

Desinfektionsplan Heim- und Pflegegruppenküche				
Maßnahme	**Indikation und Häufigkeit**	**Ausführung ggf. Durchführungsort**	**Mittel**	**Konzentration Einwirkzeit Ausführende**
Händereinigung und -dekontamination				
Allgemeine Haut- und Handpflege	Mehrmals täglich	Hände einkremen	Hautpflegemittel	Personal
Hände waschen	• Vor Arbeitsbeginn • Nach Niesen, Husten, Schneuzen, Toilettenbesuch • Nach Umgang mit Rohwaren** • nach Spülarbeiten	• Hände waschen • Mit Einmaltuch abtrocknen	Desinfizierende Waschlotion (DGHM-Liste)	• Gebrauchsfertig • Alle Küchenbenutzer
Desinfektion von Einrichtungen und Inventar				
Arbeitsflächen	• Sofort nach der Verarbeitung von Rohwaren** • Bei starker Verschmutzung • Vor Verlassen der Küche	• Flächen freiräumen • Grobe Verschmutzungen mit Wischlappen und Wasser beseitigen, danach trocknen, Lappen entsorgen • Saubere Flächen mit Küchendesinfektionsreiniger abwischen und trocknen lassen	Küchendesinfektionsreiniger (DVG-Liste)	• 1,5 %* • 30 Min. • Betreuendes Personal oder Bewohner
Mixer, Aufschnitt- und Brotschneidemaschine	Nach Benutzung	• Maschine gemäß Herstellerangaben demontieren • Wenn möglich Einzelteile thermisch in Spülmaschine desinfizieren • Anderenfalls Teile in Wanne oder Becken mit Desinfektionslösung einlegen, nach erfolgter Einwirkzeit reinigen, mit Trinkwasser abspülen und Abtrocknen • Geräteblock desinfizierend abwischen	Küchendesinfektionsreiniger (Angaben des Geräteherstellers beachten) (DVG-Liste)	Spülmaschine bzw. • 1,5 %* • 30 Min. • Personal
Geschirr, Besteck, Töpfe, Schüsseln, Bretter	Nach Benutzung	• Benutzte Gegenstände umgehend aufbereiten (Antrocknen vermeiden) • In Maschine so einsortieren, dass keine Spülschatten entstehen	Spezielle maschinengeeignete Reinigungs- und Wasserenthärtungsmittel	• Spülmaschine • Betreuendes Personal oder Bewohner

Herd, Back-ofen, Mikro-welle	Nach Benut-zung	Innen und außen desinfi-zierend abwischen	Flächen-reiniger für Lebensmittel-bereich	• 1, 5 %* • 30 Min. • betreuendes Personal
Fußboden, Türen, Wände	Täglich	Wischen	Flächen-reiniger für Lebensmittel-bereich	• 1% • Reinigungs-personal
Kühlschrank	• Außen täglich • Innen monat-lich • Bei Ver-schmutzung sofort	• Außen abwischen • Zur Innenreinigung leer räumen • Nach Innenreinigung Reinigungslösung weg-kippen	Flächen-reiniger für Lebensmittel-bereich	• 1% • Reinigungs-personal
Fußboden, Türen, Wände	• Wöchentlich • Bei Ver-schmutzung sofort	Wischen	Flächen-reiniger für Lebensmittel-bereich	• 1% • Reinigungs-personal
Spülmaschi-ne	Täglich	Außen abwischen	Flächen-reiniger für Lebensmittel-bereich	• 1% • Personal vor Ort
Abfallbe-hältnisse	Wöchentlich	• Innenbeutel verwenden • Behältnisse und Deckel außen abwischen	Flächen-reiniger für Lebensmittel-bereich	Personal vor Ort

* Die Angaben sind als Beispiele zu verstehen und richten sich in der Realität stets nach den Hersteller-angaben

** Zusammenfassender Begriff für Fleisch, Fisch, Geflügel, Wurstware, Frischgemüse

15.5   Checkliste Desinfektionsmittel-Eigenschaften

Eigenschaften	soll	ist	Notizen
Wirkungsspektrum			
Vegetative Bakterien und Pilze			
Tuberkel			
Hep. B-, Hep. C, HIV-Viren			
Hep. A-Viren			
Rotaviren			
Adenoviren			
Norwalk-like-Viren			
Anwendungsgebiete			
Haut			
Schleimhaut			
Fläche klein			
Fläche groß			
Medizinisch-technische Geräte			
Wannen/Sanitär			
Metallinstrumente			
Verarbeitung			
Sprühen			
Einlegen			
Wischen/Scheuern			
Automatengeeignet			
Parameter			
Konzentration			
Einwirkzeit			
Standzeit			
Kosten			
Erwünschte Eigenschaften			
Schmutzlösend			
Reinigend			
Kunststoffverträglich			
Metallverträglich			
Hautverträglich			
Schleimhaut- und wundverträglich			
Aldehydkompatibel			
Alkylaminkompatibel			
DGHM gelistet			
DVG gelistet			
Unerwünschte Eigenschaften			
Eiweißfehler			
Seifenfehler			
Sensibilisierend/allergisierend			
Unangenehmer Geruch			
Klebrige Rückstände			

15.6 Dosiertabelle

Gebrauchs-lösung	Gebrauchskonzentration					
	0,5 %	1 %	1,5 %	2 %	3 %	5 %
1 Liter	5 ml	10 ml	15 ml	20 ml	30 ml	50 ml
2 Liter	10 ml	20 ml	30 ml	40 ml	60 ml	100 ml
3 Liter	15 ml	30 ml	45 ml	60 ml	90 ml	150 ml
4 Liter	20 ml	40 ml	60 ml	80 ml	120 ml	200 ml
5 Liter	25 ml	50 ml	75 ml	100 ml	150 ml	250 ml
6 Liter	30 ml	60 ml	90 ml	120 ml	180 ml	300 ml
7 Liter	35 ml	70 ml	105 ml	140 ml	210 ml	350 ml
8 Liter	40 ml	80 ml	120 ml	160 ml	240 ml	400 ml
9 Liter	45 ml	90 ml	135 ml	180 ml	270 ml	450 ml
10 Liter	50 ml	100 ml	150 ml	200 ml	300 ml	500 ml
15 Liter	75 ml	150 ml	225 ml	300 ml	450 ml	750 ml
20 Liter	100 ml	200 ml	300 ml	400 ml	600 ml	1,0 Liter
25 Liter	125 ml	250 ml	375 ml	500 ml	750 ml	1,25 Liter
30 Liter	150 ml	300 ml	450 ml	600 ml	900 ml	1,5 Liter
40 Liter	200 ml	400 ml	600 ml	800 ml	1,2 Liter	2,0 Liter
50 Liter	250 ml	500 ml	750 ml	1,0 Liter	1,5 Liter	2,5 Liter

Bitte beachten:

Erst Wasser (Zimmertemperatur) einfüllen und erst dann das Desinfektionsmittel zugeben. Die Wassermenege errechnet sich, indem man die Menge des Mittels von der Menge der fertigen Gebrauchslösung abzieht. Beispiel: 10 Liter 3 % = 9,7 Liter Wasser + 300 ml Mittel.

15.7 Abfall- und Wäsche-Entsorgungsplan

Abfallstoffe	Beispiele	Sammelbehälter
A Hausmüllähnliche Abfälle		
Papier, Pappe	Zeitungen, Zeitschriften, Kartonagen, Papierverpackungen	Gelbe Papiersammelkiste
Grüner-Punkt-Abfall (Duales System)	Konservendosen, Aluminium, Folien, Kunststoffe (z.B. Infusions- und Spüllösungsflaschen aus Plastik), Styropor, Verbundverpackungen (z.B. Sterilgutverpackungen, Tablettenträger), saubere Schlauchsysteme	Gelber Sack Nicht für kontaminierte oder verletzungsgefährdende Abfälle (z.B. Infusionsbestecke mit Blutrückständen, Kanülen)!
Glas	Weissglas, Buntglas, Infusions- und Injektionsflaschen, Medikamentenflaschen	Blaue Glassammelkiste Keine Kanülen stecken lassen!
Nassmüll	Essenreste, Blumen etc.	Grauer Bioeimer
Restabfall	Benutzte Handschuhe oder Schürzen, (sofern nicht mit Sekreten behaftet) Küchenabfälle, Kaffeefilter	Blauer Sack
B Kontaminierte Abfälle		
Kontaminierte Abfälle ohne Verletzungsgefahr	Mit Blut, Sekreten oder Exkrementen behafteter Abfälle (z.B. alte Wundverbände, Einmal-Krankenunterlagen, benutzte Katheter, gebrauchte Handschuhe)	Abwurf in kleine Abfallbeutel, geschlossene Beutel in blauen Sack (Doppelverpackung)
Kontaminierte Abfälle mit Verletzungsgefahr	Spitze und scharfe Gegenstände wie Kanülen oder Blutzucker-Lanzetten	Durchstichfeste Behälter (Kanüleneimer, leere Plastikkanister) Volle Behälter in blauen Sack
C Sonderabfälle		
Altmedikamente		Zurück an Apotheke
Batterien	Trockenbatterien, Knopfzellen	Zurück an Hausmeister
Neonröhren		Zurück an Hausmeister
D Schmutzwäsche		
Bewohnerwäsche	Privatkleidung der Bewohner	Weißer Sammelsack
Patientenwäsche	Vom Haus gestellte Bewohner- und Bettwäsche	Gelber Sammelsack
Berufskleidung	Hosen, Kasaks, Kittel und textile Schutzkleidung	Grüner Sammelsack (in der Umkleide)
Anti-Thrombose-Strümpfe		bewohnerbezogenes Sammelnetz
Verschmutzte Inletts	Bettdecken- oder Kopfkisseninletts, Wolldecken	direkt in die Waschküche geben

15.8 Dokumentationsblatt für hygienerelevante Geräte

Datenblatt für hygienerelevante Geräte

Stammdaten

Registriernummer	
Gerätebezeichnung	
Hersteller	
Baujahr	
Standort	
Verwendungswecke	

Betriebsmittel

Bezeichnung	Zuordnung	Dosierung	Bemerkungen

Mittel zur Geräteaufbereitung und -pflege

Bezeichnung	Zuordnung	Dosierung	Bemerkungen

Wartung

Durchführende(r)	Intervalle

Hygieneüberprüfung

Durchführende(r)	Methode	Intervalle

Notizen

15.9   Hygieneplaninhalte

Die nachfolgende Aufstellung von Themen und Inhalten eines Hygieneplanes für ein Alten-
und Pflegeheim ist als Anregung gedacht und erhebt keinen Anspruch auf die unabdingbare
Notwendigkeit oder Vollständigkeit einzelner Punkte. Es wird davon ausgegangen, dass keine
besonderen Einrichtungen, z. B. eine Bäderabteilung, vorhanden sind.

Themen und Inhalte	siehe Kap.
Hygieneorganisation	
Allgemein • Inhaltsverzeichnis des Hygieneplanes • Formular zum Unterschreiben der Kenntnisnahme des Hygieneplanes • Listung der im Hause vorhandenen Regelwerke (incl. Aufbewahrungsort) • Begehungsplan bzw. -katalog	6.1 und 6.4.3
Personelle Organisation • Listung der Kompetenzen und Zuständigkeiten relevanter Personen bzw. der Mitglieder des Hygienearbeitskreises • Aufgabenkatalog bzw. Stellenbeschreibung des Hygienebeauftragten • Listung externer Ansprechpartner (z. B. Schädlingsbekämpfer, betriebsärztlicher Dienst)	6.4.2
Personalhygiene	
Stellungnahmen zum erwünschten Erscheinungsbild, zum Zustand der Hände und zur Schmuckfrage	7.2
Berufs- und Schutzkleidung • Listung, für welche Personen, welche Berufskleidung vorgesehen ist • Regeln zum Umgang, zur Entsorgung und zum Wechsel von Berufskleidung • Ausführungen zu den Indikationen und Regeln zum Tragen von Schutzkleidung	7.3
Händehygiene • Indikationen zur Händewaschung • Indikationen, Durchführung und Mittel zur hygienischen Händedesinfektion • Indikationen und Regeln zum Gebrauch von Schutz- und sterilen Handschuhen • Regeln zur Handpflege	7.4
Infektionsschutz am Arbeitsplatz • Entsorgung von spitzen, scharfen Gegenständen • Verhalten im Verletzungsfall • Konsequenzen bei vorhandenen Hautläsionen • Organisation der Hepatitis B-Impfung	7.5
Umgebungshygiene	
Wartung und Überprüfung haustechnischer Einrichtungen und Geräte • Listung der Überprüfungsmaßnahmen mit den entsprechenden Intervallen und Nennung der Durchführenden • Durchführungsanweisungen bezogen auf die jeweiligen Einrichtungen (z. B. raumlufttechnische Anlagen) und Geräte (z. B. Steckbeckenspülen)	8.1.3
Wasserhygiene • Regeln zum Umgang mit Trinkwasser • Durchführung von Wasseruntersuchungen (Nennung der Intervalle und Zuständigkeiten)	8.2
Schädlingsbekämpfung • Plan zum Schädlingsmonitoring • Verhalten beim Auftreten von Schädlingen	4.2

Themen und Inhalte	siehe Kap.
Haustiere • Festlegung bzw. Regelung, ob und unter welchen Umständen Haustiere von Bewohnern gehalten werden dürfen • Regelung der tierärztlichen Betreuung • Regeln für das Personal im Umgang mit Haustieren	13.2
Reinigung und Desinfektion	
Reinigungs- und Desinfektionspläne für alle hygienerelevanten Bereiche wie Pflegestationen, Küche, Wäscherei usw., die in laminierter Ausführung an den jeweiligen Orten aushängen	Anhang
Listung der im Hause verwendeten Desinfektionsmittel mit Nennung der Anwendungsgebiete	5.3.2
Hausreinigung • Beschreibung des Reinigungsauftrages (Reinigungsplan) mit Bezug auf Intervalle, Umfang, Mittel, Methoden, Durchführungsregeln und Zuständigkeiten • Entsorgung und Aufbereitung der Reinigungsutensilien	9.1
Beschreibung der routinemäßigen Bettenaufbereitung mit Nennung der Intervalle und Zuständigkeiten	9.2
Aufbereitung von Medizinprodukten • Verfahrensbeschreibungen zur Aufbereitung bestimmter medizinisch-technischer Geräte (z. B. Absauggeräte, Inhalatoren, Atemtrainer) mit Erläuterung der Durchführung und Nennung der Mittel und Zuständigkeiten. • Verfahrensbeschreibung zur Aufbereitung kritischer Medizinprodukte (Pinzetten, Scheren, Klemmen usw.) • Verfahrensbeschreibung zum Umgang mit dem Sterilisationsgerät mit Nennung der Zuständigkeiten und Beschreibung der Überprüfungsmaßnahmen • Lagerung von kritischen Medizinprodukten	9.3 und 5.4.4
Abfall und Wäsche	
Tabelle zur Abfalleinteilung und -entsorgung (Abfallplan), der in laminierter Ausführung an den relevanten Orten aushängt	10.1
Wäschever- und -entsorgung • Tabelle zur Wäscheeinteilung und -entsorgung (Wäscheplan, der sich erübrigt, wenn diese Punkte im Abfallplan integriert sind) • Regeln zur Arbeit im Wäschereibetrieb • Regeln zur Lagerung und zum Transport von und zum Umgang mit Frischwäsche	10.2
Küchenhygiene	
Personalhygiene • Sicherung und Organisation der Belehrung im Sinne des Infektionsschutzgesetzes • Verwendung von Berufs- und Schutzkleidung in der Küche (Kleiderordnung) • Händehygiene für das Küchenpersonal	10.3.4
Handbuch zum Eigenkontrollkonzept mit Unterpunkten wie: • Warenannahme, Anlieferung • Lagerhaltung • Temperaturkontrolle • Sicherung von Rückstellproben • Schädlingsbekämpfung	10.3.3
Umgebungshygiene • Anweisungen und Regeln zur Aufbereitung von Küchenmaschinen und -zubehör • Standard zur Wartung und zum Betrieb der Geschirrspülmaschine • Regeln zur Abfallbeseitigung in der Küche	10.3.4

Themen und Inhalte	siehe Kap.
Umgang mit Lebensmittel auf Wohn- und Pflegestationen • Regeln zum Transport, zur Lagerung (bzw. Zwischenlagerung) und zur Verteilung von Lebensmitteln • Festlegung, welche Personen von der Benutzung stationseigener Küchen auszuschließen sind • Zweckbestimmung von Kühlschränken	10.3.5
Arzneimittelversorgung	
Sicherstellung einer ordnungsgemäßen Arzneimittelversorgung • Listung mit Nennung der Lagerungsorte, und -temperaturen gängiger Arznei-mittel • Regeln zum Umgang mit Tabletten, Tropfen, Zäpfchen etc. • Regeln zum Umgang mit Parenteralia (Injektionen, Infusionen)	10.4, 11.3.4 und 11.3.5
Medizinisch-pflegerische Maßnahmen	
Hygiene- bzw. Pflegestandards* zu Themen wie: • Körperpflege • Mund- und Zahnpflege • Inhalation • Transurethrale Katheterisierung • Umgang mit suprapubischen Drainagen • Umgang mit Harnableitungssystemen • Durchführung von s.c.- und i.m.-Injektionen • Durchführung von Infusionstherapien • Durchführung von Verbandswechseln • Durchführung der enteralen Ernährung • Umgang mit PEGs • Umgang mit Tracheostomen und Trachealkanülen • Durchführung des oral-nasalen Absaugens und Umgang mit Absaugsystemen Aus diesen Standards sollte hervorgehen, unter welchen Rahmenbedingungen (notwendige personelle Qualifikation, Zuständigkeit, Grad der Asepsis, anzule-gende Schutzkleidung usw.) und in welcher Weise die jeweiligen Maßnahmen vorbereitet, durchgeführt und nachbereitet werden.	11
Umgang mit Verstorbenen • Standard zur Versorgung Verstorbener • Regeln zum Umgang mit infizierten Verstorbenen	13.3
Verhalten im Infektionsfall	
Regelung der Meldepflicht • Aufstellung darüber, welche inner- und außerhäusigen Personen im Infek-tionsfall welche Kompetenzen und Aufgaben haben • Erläuterungen zur Meldepflicht gemäß § 6 des Infektionsschutzgesetzes	12.1

Themen und Inhalte	siehe Kap.
Standards zur Vorgehensweise bei Infektionserkrankungen: • Hämatogen übertragbare Erkrankungen (z.B. HIV oder Hepatitis B) • Durch Kontakte übertragbare Erkrankungen (z.B. Wundinfektionen) • Aerogen übertragbare Erkrankungen • Lebensmittelvergiftung • Infektiöse Gastroenteritis • MRSA-Kolonisation oder -Infektion • Ekto- oder Endoparasitenbefall Aus diesen Standards sollte hervorgehen, welche Konsequenzen im Infektionsfall hinsichtlich der Unterbringung, der Schutzkleidung, der Modifizierung von Reinigungs- und Desinfektionsmaßnahmen und der Entsorgung von Abfällen und Wäsche zu ziehen sind. Zu berücksichtigen sind auch Punkte wie interner- und externer Transport, Informationsweitergabe, Dokumentation und Umgang mit Besuchern.	12.2.2, 12.2.3, 12.2.4, 12.2.5 und 12.2.6

* Standards zur Regelung medizinisch-pflegerischer Dienstleistungen müssen nicht zwangsläufig Bestandteil eines Hygieneplanes sein, wenn beispielsweise in den Ausführungen des hausinternen Pflegehandbuches die Hygieneaspekte integriert sind.

Quellen

Arbeitskreis Instrumentenaufbereitung: Instrumentenaufbereitung richtig gemacht, Vertrieb über Arbeitskreis Instrumentenaufbereitung, 6. Ausgabe 1997

Asmussen-Clausen, M./Becker, S./Elsner, H./Menche, N./Bazlen, U./Kommerell, T.: Pflege heute, Urban und Fischer Verlag, 2. Auflage

Beck, G./Schmidt, P.: Hygiene Präventivmedizin, Enke Verlag, 2. Auflage,1996

Bergen, P.: Primärprävention im Krankenhaus, Brigitte Kunz Verlag, 1. Auflage 1997

Basiswissen Krankenhaushygiene, Brigitte Kunz Verlag, 1. Auflage 1998

Hygiene-Baustein Desinfektion, in: Heim und Pflege 04, 2003

Berufsgenossenschaft für Gesundheitsdienst und Wohlfahrtspflege:

BGV A1 Allgemeine Vorschriften in der Fassung vom März 2000

BGV C8 Unfallverhütungsvorschriften Gesundheitsdienst in der Fassung vom Januar 1997

GUV 613 Unfallverhütungsvorschriften Wäscherei in der Fassung vom Januar 1997

Bode Chemie: Senio QM, ein Hygieneplan als EDV Programm, Vertrieb: Fa. Bode-Chemie Hamburg

Bodenschatz, W.: Desinfektion Rechtsvorschriften und Materialien, Behr's Verlag, Sammelwerk

Brandis, H./ Köhler, W./Eggers, H.J./Pulverer, G.: Lehrbuch der Medizinischen Mikrobiologie, Gustav Fischer Verlag, 7. Auflage, 1994

Daschner, F. (Hrsg.): Praktische Krankenhaushygiene und Umweltschutz, Springer Verlag, 2. Auflage 1997

Deutscher Caritasverband (Hrsg.): Lebensmittel Hygiene-Handbuch, Lambertus Verlag, 1. Auflage 1998

Deutsche Gesellschaft für Hygiene und Mikrobiologie (DGHM): Desinfektionsmittelliste der DGHM, mhp Verlag, Stand 04.02.2002

Deutsche Gesellschaft für Krankenhaushygiene (DGKH): Leitlinie «Ausbildung von Hygienebeauftragten in Pflegeeinrichtungen», 2001

Deutsche Veterinärmedizinische Gesellschaft (DVG): Desinfektionsmittelliste der Deutschen Veterinärmedizinischen Gesellschaft für den Lebensmittelbereich, Stand: Februar 1999

Fresenius Kabi:
Medikamentengabe über Sonde
Praxis der enteralen Ernährung
Pflegestandard zur enteralen Ernährungstherapie (Broschüren der Fa. Fresenius Kabi)

Frühwald Th.: Ist die subkutane Infusion eine praktische Alternative in der Geriatrie?, in: Journal für Ernährungsmedizin 3, 2001

Gesetz zur Verhütung und Bekämpfung von Infektionskrankheiten beim Menschen (Infektionsschutzgesetz – IfSG) in der Fassung vom Juli 2000

Heimgesetz in der Fassung vom November 2001

Heimmindestbauverordnung in der Fassung vom September 1990

Kampf, G. (Hrsg.): Hände-Hygiene im Gesundheitswesen, Springer Verlag, 1. Auflage 2003

Kienzle, T.: Das Recht in der Heilerziehungs- und Altenpflege, Kohlhammer Verlag, 3. Auflage 2002

Kwiatkowski, B.: MRSA-Kolonisation, Infektion in Einrichtungen der stationären Altenpflege, in: Die Schwester, Der Pfleger 5, 2002

Lauber, A./Schmalstieg, P.: Pflegerische Interventionen, Thieme Verlag, 1. Auflage 2003

Lebensmittelhygieneverordnung in der Fassung vom Februar 1998

Lutz W.: Lehrbuch der Reinigungs- und Hygienetechnik, Eigenverlag, 2. Auflage 1989

Medizinproduktegesetz in der Fassung vom August 2002

Medizinproduktebetreiberverordnung in der Fassung vom Dezember 2001

Niedersächsisches Landesgesundheitsamt (NLGA):
Merkblatt: Norwalk-like Virus Infektionen 2002
Merkblatt zur Niedersächsischen Verordnung zur Verhütung übertragbarer Krankheiten (Hygiene-Verordnung) 2001
Informationsblatt: Methicillin-resistente Staphylococcus aureus (MRSA) in Alten- und Pflegeeinrichtungen 2003
(alle Dokumente zum Downloaden unter www.nlga.de oder direkt über das Niedersächsische Landesgesundheitsamt)

Robert Koch-Institut (RKI): Richtlinie für Krankenhaushygiene und Infektionsprävention, Gustav Fischer Verlag, Sammelwerk
Informationen zum Management von Ausbrüchen durch Norwalk-like-Viren: in: Epidemiologisches Bulletin Nr. 47, 2002

Panknin, H.T.: Infektionsprävention im häuslichen Umfeld; in: Geriatrie Praxis 9,1998

Sozialgesetzbuch XI in der Fassung vom Januar 2002

Ständige Impfkommission am Robert Koch Institut (STIKO): Empfehlungen der Ständigen Impfkommission (STIKO), Stand: Juli 2002

Steuer, W./Junghannß, U.: Hygiene und Infektionsverhütung in Alten- und Pflegeheimen, der Rehabilitation und Sozialstationen, Gustav Fischer Verlag, 1. Auflage 1995

Trinkwasserverordnung in der Fassung vom Mai 2001

Index